河南省卫生健康委员会立项资助项目

跟张仲景学经方

张海燕　李青雅　主　编

河南科学技术出版社

· 郑州 ·

图书在版编目（CIP）数据

跟张仲景学经方/张海燕，李青雅主编. ––郑州：河南科学技术出版社，2024.7
ISBN 978-7-5725-0827-1

Ⅰ.①跟… Ⅱ.①张… ②李… Ⅲ.①经方–汇编 Ⅳ.①R289.2

中国版本图书馆CIP数据核字（2022）第214424号

出版发行：河南科学技术出版社
　　　　　地址：郑州市郑东新区祥盛街27号　　　邮编：450016
　　　　　电话：（0371）65788629
　　　　　网址：www.hnstp.cn
责任编辑：邓　为
责任校对：王晓红
封面设计：中文天地
责任印制：徐海东
印　　刷：河南新华印刷集团有限公司
经　　销：全国新华书店
开　　本：720 mm×1020 mm　1/16　印张：20.25　字数：300千字
版　　次：2024年7月第1版　　2024年7月第1次印刷
定　　价：78.00元

《跟张仲景学经方》
编写人员名单

主　编　张海燕　李青雅

副主编　高　松　程传浩

　　　　冯　刚　王亚楠

前　言

　　很多人都想学好经方、用好经方，希望把医圣仲景的学术思想发扬光大。编者从事仲景学术研究以来，读《伤寒杂病论》深感其言语凡凡，义奥且深，效如桴鼓；深感传承仲景任务之艰，使命光荣。

　　对没有中医功底的人来说，读懂伤寒是吃力的。如果有一套解读张仲景学术思想的科普丛书，用现代人的思维方式将《伤寒杂病论》完整展示出来，易于西学中医师、中医爱好者研读，是再好不过了。幸运的是，这个想法得到了河南科学技术出版社的支持，经过编写团队的反复讨论，确定了丛书名。丛书从诊断、临证、经方、用药、养生等方面将仲景的学术精髓铺陈开来，侧重不同的视角和应用场景，引导读者更立体地去体会、领悟仲景奥义。这套丛书也更具备实用性，无论是外感病、妇科病、内科杂病、肿瘤等各科医护人员，都可找到对应的仲景临床科普内容。

　　《跟张仲景学经方》是其中一册。该册收录了仲景的50首方剂，28首为国家中医药管理局发布《古代经典名方目录（第一批）》中的所有仲景经方，其余22首为已被市场开发、临床应用广泛的经方。本书中方剂的排列以首字拼音为序，每首方从方源、方歌、功用、主治、方解、名家医案、名家方论、现代用量参考、现代应用、现代药理研究等十个方面展开介绍。

　　一、方源

　　方源即方的出处，一般为《伤寒杂病论》首次记录的地方。已被《古代经典名方目录（第一批）》收录的28首经方方源引用该目录记载。其余22首经方方源参考引用1956年人民卫生出版社《金匮要略方论》、2010年中医古籍出版社《金匮玉函经》。

　　二、方歌

　　方歌主要参照现行《方剂学》教材相关内容；未被教材收录的参考刘渡舟编写的《新编伤寒论类方》相关内容。

三、功用

已被《古代经典名方目录（第一批）》收录的28首经方功用引用该目录记载。其余22首经方功用参照现行《方剂学》教材相关内容。

四、主治

主要参照现行《方剂学》教材与《古代经典名方目录（第一批）》相关内容。

五、方解

主要参照现行《方剂学》教材相关内容。

六、名家医案

本节收录的医案一般为明清医家以及现代国医大师、全国名中医等公开发表的医案。个别医案较长，择重缩取，以不影响对方剂的理解为原则。医案后附按语，以加强对经方临床应用的解读。

七、名家方论

本节依据《古代经典名方中药复方制剂说明书撰写指导原则（试行）》，精选出与功能主治直接相关、能有效指导临床应用、最具代表性的清代及之前医籍中对该方的相关评述内容。一般收录5~6条。

八、现代用量参考

主要参照现行《方剂学》教材、《王绵之方剂学讲稿》相关内容。

九、现代应用

本节依据公开发表的相关学术文献，主要介绍了经方在现代疾病治疗中的临床应用。以疾病为题目，先述病历，后附按语。根据编写要求，对病历与按语进行了缩取和提炼。

十、现代药理研究

本节首先介绍方剂的药理作用，再分别阐述每味药的药理作用，最后描述方剂的毒副作用或不良反应。

书中所言，皆有迹可循，有据可考，但由于编写时间有限，才识驽下，力有不逮，书中可能仍存在主观片面之词、挂一漏万之处，烦请读者不吝指正，以臻完善。

编　者

2022 年 6 月

目 录

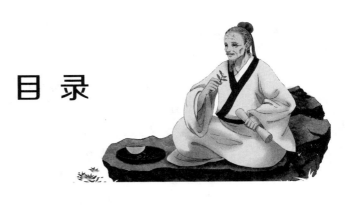

一、白虎汤

【方源】《伤寒论》第176条：伤寒脉浮滑，此以表有热，里有寒，白虎汤主之。

《伤寒论》第219条：三阳合病，腹满身重，难以转侧，口不仁，面垢，谵语遗尿。发汗则谵语；下之则额上生汗，手足逆冷。若自汗出者，白虎汤主之。

《伤寒论》第350条：伤寒，脉滑而厥者，里有热，白虎汤主之。

知母六两，石膏一斤（碎），甘草二两（炙），粳米六合。

上四味，以水一斗，煮米熟，汤成去滓。温服一升，日三服。

【方歌】白虎膏知粳米甘，清热生津止渴烦；气分热盛四大症，益气生津人参添。

【功用】清热生津。

【主治】阳明气分热盛。症见壮热面赤，烦渴饮引，大汗恶热，脉洪大有力或滑数。

【方解】方中重用石膏辛甘大寒，主入肺胃二经，善能清阳明气分大热，并能止渴除烦，用为君药。臣以知母苦寒质润，寒可助石膏清肺胃之热，润可助石膏生津止渴除烦。君臣相须为用，清热除烦生津之力尤强。粳米、炙甘草益胃生津，亦可防止大寒伤中之弊，均为佐药。炙甘草兼以调和诸药为使。四药配伍，共奏清热生津之效。

【名家医案】

1. 许叔微医案

有市人李九妻，患腹痛，身体重，不能转侧，小便遗失。或作中湿治。予曰：非是也，三阳合病证。仲景云：见阳明篇第十证。三阳合病，腹满身重难转侧，口不仁、面垢，谵语，遗尿。不可汗，汗则谵语，下则额上汗出，手足逆冷，乃三投白虎汤而愈。

按语：三阳合病，治从阳明，惟宜清散，以顺接内外。汗、下之均非本证所宜，临证谨记。

2. 李士材医案

吴光禄患伤寒，头痛腹胀，身重不能转侧，口内不和，语言谵妄。有云表里俱有邪，宜以大柴胡下之。李曰：此三阳合病也，误下之，决不可救。乃以白虎汤连进两服，诸症渐减。更加花粉、麦冬，两剂而安。

按语：本案为三阳合病，阳明经热偏重证。《伤寒论》说：三阳合病，腹满身重，难以转侧，口不仁，面垢，谵语遗尿。发汗则谵语，下之则额上生汗，手足逆冷。若自汗出者，白虎汤主之。患者头痛似太阳经病，身重不能转侧，似少阳经病，语言谵妄，为阳明经病，故曰三阳合病。但病为阳明经热偏重，未入于腑，里无燥屎，故不可下；而又里热炽甚，虽略兼太少表症，复不可汗，汗则津液更伤，邪热益炽，谵妄更甚；如误下，则阴从下亡，阳无所附而上越，则必发生头汗肢冷等变证。众医未能见病知源，笼统认为有表里证，欲以大柴胡汤下之，是知其一而不知其二，皮相之论也。李氏辨证精确，一语破的，曰此三阳合病也，误下之，决不可救，以白虎汤连进两服而病减。方用知母为君，性味苦寒，解热生津；石膏辛寒为臣，清热泻火，解渴除烦；甘草、粳米之甘平，以和胃气，继进原方两剂，又加花粉之甘寒，以生津止渴；麦冬之甘寒，以滋阴润燥，则白虎之力更强，故病即平安。

3. 缪仲醇医案

治章衡阳。患热病，头痛壮热，渴甚且呕；鼻干燥，不得眠，其脉洪大而实。一医曰：阳明证也，当用葛根汤。仲醇曰：阳明之药，表剂有二，一为葛根汤，一为白虎汤。不呕吐而解表，用葛根汤。今吐甚，是阳明之气逆升也，葛根升散，用之非宜。乃与大剂白虎汤加麦冬、竹叶。医骇药太重。仲醇曰：房荆非六十万人不可，李信二十万则奔还突。别后进药，天明遂瘥。

按语：本案属阳明经热症。患者烦渴，脉洪大而实，壮热呕吐，虽有头痛，非葛根汤之辛温发汗所宜，经热已炽，表里俱病，而以里热为重，故用白虎汤以清热保津。加竹叶者，以其性味甘寒，佐石膏以清烦热也；加麦冬者，甘寒能生津润燥也。白虎得之，则威力益大，故服药天明遂瘥，可谓药到病除，不烦再剂也。

4. 陆渊雷医案

欧阳宝宝初诊壮热烦渴，四五日不已。大便不行，小便赤。脉滑数，舌苔不厚。生石膏21g（碎），杏仁9g，蒌仁9g（研），粳米一撮，肥知母9g，象贝

9g，炙草 3g。二诊热退脉静。大便仍未行，夜寐不安，皆胃不和所致。谷、麦芽各 9g，原钗斛 9g，炙甘草 3g，陈皮 6g，赤、白芍各 4.5g，麻仁丸 9g，桂枝 4.5g（后下）。

按语： 前医与药多辛热。身热大炽。渊师以白虎加味矫之。1 剂即脉静身凉。

5. 刘渡舟医案

孙某，女，3 岁。出麻疹后，高热不退，周身出汗，一身未了，又出一身，随拭随出。患儿口渴唇焦，饮水不辍，视其舌苔薄黄，切其脉滑数流利。辨为阳明气分热盛充斥内外，治急当清热生津，以防动风痉厥之变。处方：生石膏 30g，知母 6g，炙甘草 6g，粳米一大撮。服 1 剂即热退身凉，汗止而愈。

按语： 阳明"四大热证"俱备，故用白虎汤一剂而瘥。

6. 岳美中医案

友人裴某之第三女患疟，某医投以柴胡剂二帖，不愈。余诊其脉洪滑，询之月经正常，未怀孕。每日下午发作时，热多寒少，汗大出，恶风，烦渴喜饮。思此是"温疟"，脉洪大，烦渴喜饮，白虎汤证；汗出恶风是桂枝汤证。即疏白虎加桂枝汤：生石膏 48g，知母 18g，炙甘草 6g，粳米 18g，桂枝 9g，水 4 盅，煮米熟汤成，温服。1 剂病愈大半，2 剂疟不发作。足见迷信柴胡或其他疟疾特效而不知灵活以掌握之者，殊有失中医辨证论治之规律。

按语： 据《素问·疟论》所载，温疟以先热后寒，热多寒少为特，得之于冬中风寒之邪，至春阳气大发，温热外引而发病。以本案临床表现，当属表证未罢，而邪传阳明，非邪在半表半里之柴胡也，故用白虎加桂枝汤取效。足见中医辨证论治之重要性。

7. 刘景祺医案

武某，男，51 岁。8 年前因受精神刺激，意识障碍，郁闷少言。半年前因生气加重，不知大小便，终日不语，百问不答，若痴若呆，喜冷饮，失眠。曾服中西药无效，并用电休克治疗亦无效，且越来越重。苔黄白，脉滑有力。辨证：肝气郁滞，脾气不升，痰蒙心神，阳明燥热。治则：清热润燥，通窍安神。处方：石膏 60g，知母 18g，甘草 12g，粳米 18g，石菖蒲 12g，夜交藤 30g，炒枣仁 30g。服 30 剂，意识清楚，大小便能自理，并能做一般家务劳动。又服 15 剂，恢复工作。

【名家方论】

1. 明·许宏《金镜内台方议》：《活人书》云，白虎汤唯夏至后可用，何耶？

答曰：非也，古人一方对一证，若严冬之时，果有白虎证，安得不用石膏？盛夏之时，果有真武汤证，安得不用附子？若老人可下，岂得不用硝黄？壮人可温，岂得不用姜附？此乃合用者必需之，若是不合用者，强而用之，不问四时，皆能为害也。

2. 明·方有执《伤寒论条辨》：知母石膏，辛甘而寒，辛者金之味，寒者金之性，辛甘且寒，得白虎之体焉。甘草、粳米，甘平而温，甘取其缓，温取其和，缓而且和，得伏虎之用焉。饮四物之成汤，来白虎之嗥啸。阳气者，以天地之疾风名也。汤行而虎啸者，同气相求也，虎啸而风生者，同声相应也。风生而热解者，物理必至也。抑尝以此合大小青龙、真武而论之，四物者，四方之通神也，而以命方，盖谓化裁四时，神妙万世，名义两符，实自然而然者也。

3. 清·尤在泾《伤寒贯珠集》：方用石膏，辛甘大寒，直清胃热为君，而以知母之咸寒佐之，人参、甘草、粳米之甘，则以救津液之虚，抑以制石膏之悍也。曰白虎者，盖取金气彻热之义云耳。

4. 清·王子接《绛雪园古方选注》：白虎汤，治阳明经表里俱热，与调胃承气汤为对峙，调胃承气导阳明腑中热邪，白虎泄阳明经中热邪。石膏泄阳，知母滋阴，粳米缓阳明之阳，甘草缓阳明之阴。因石膏性重，知母性滑，恐其疾趋于下，另设煎法，以米熟汤成，俾辛寒重滑之性得粳米、甘草载之于上，逗留阳明，成清化之功。名曰白虎者，虎为金兽，以明石膏知母之辛寒，肃清肺金，则阳明之热自解，实则泻子之理也。

5. 清·张锡纯《医学衷中参西录》：方中重用石膏为主药，取其辛凉之性，质重气轻，不但长于清热，且善排挤内蕴之热息息自毛孔达出也。用知母者，取其凉润滋阴之性，既可佐石膏以退热，更可防阳明热久者之耗真阴也。用甘草者，取其甘缓之性，能逗留石膏之寒凉不至下趋也，用粳米者，取其汁浆浓郁，能调石膏金石之药使之与胃相宜也，药止四味，而若此相助为理，俾猛悍之剂归于和平，任人放胆用之，以挽回人命于垂危之际，真无尚之良方也。何犹多畏之如虎而不敢轻用哉？

【现代用量参考】石膏 30g，知母 9g，炙甘草 3g，粳米 9g。

【现代应用】

1. 治疗胃炎

刘某，男，51 岁。胃脘隐痛，胀满，纳呆已 3 年，有时恶心，呕吐，嗳气，腹胀，饭后更多发，口燥咽干，口渴喜冷饮，倦怠无力，头晕目眩。屡服中西药无效。胃镜检查：肥厚性胃炎。舌苔黄厚，脉洪滑有力。诊断：胃脘痛。辨证：阳明燥热，火邪伤阴。治则：清热润燥。处方：石膏48g，知母18g，甘草12g，粳米18g，石斛15g。服80剂，诸症消失。胃镜检查：胃黏膜未见异常。

按语：*阳明气分实热，壅滞胃脘，气机不利，而致胃脘疼痛，故伴有口渴饮冷，舌苔黄厚，脉洪滑有力等阳明气分热盛之证。又见头晕目眩，倦怠乏力，口燥咽干，恐有热盛之象，故用白虎汤辛寒清热同时，加石斛以养胃阴。*

2. 治疗大叶性肺炎

傅某，男，28岁。突然高热，寒战，头痛，咳嗽，胸痛，吐粉红色痰，入院体检：体温39.7℃，急性病重病容，表情痛苦，呼吸急迫，鼻翼动，唇周有疱疹，肺部右侧呼吸运动受限制，听诊右肺呼吸音减。实验室检查：白细胞25 000/mm^3，单核细胞95%，痰液涂片发现肺双球菌（＋）。X线检查：右肺中叶区显示一大片密度一致的混浊影像，上缘界整齐，侧位所见影像相同。治疗：白虎汤原方水煎内服。68小时后体温降至正常，白细胞5天内恢复正常，其他症状7天内全部消失，共住院12天，痊愈出院。

按语：*大叶性肺炎，属中医"风温"范畴，多由肺卫不固，复感温邪，或风寒入里化热而成。本案脉证实为热壅肺胃之候，故用白虎汤清透肺胃、泻热达邪而愈。*

3. 治疗头痛

陈某，男，35岁。头痛3年余，反复发作，经X线摄片、脑血流图、脑电图检查，未发现异常，诊为肌肉收缩性头痛。症见：头痛以前额为甚，外则皮肤紧束，内则闷胀而痛，终日昏昏沉沉，记忆力减退，甚则心烦意乱，难以成寐，寐则噩梦纷纭，唇干口燥，但不欲饮，舌质红、苔薄黄，脉浮数。证属热郁阳明经脉所致。治宜清热为主，佐以辛散止痛。方用白虎汤加味：生石膏30g，知母12g，炙甘草6g，粳米15g，白芷9g。药进3剂，头痛著减，余症随之好转。原方再进3剂。头痛愈。为巩固疗效，上方又服2剂，半年后随访，头痛未发作。

按语：*头痛起因繁杂，本案头痛以前额为甚，乃病在阳明也，以阳明胃经"循发际，至额颅"之故。热郁阳明，循经上攻，故头痛。其心烦不寐、唇干口燥、舌红之症，均为阳明内热之象，故用辛寒之白虎汤以清阳明郁热。又观其证，口干欲饮，舌苔薄黄，脉浮，似有表不解之象，所以加白芷以解表散邪，同时又可引诸药直达病所，可谓一举两得。*

4. 治疗磋牙

林某，男，24 岁。于 5 岁时出现磋牙，经当地医院以"驱蛔灵"药品治之而愈，并大便排出蛔虫。7 岁时磋牙发作但服用驱蛔灵无效，大便未见蛔虫排出，粪检亦未找到寄生虫卵。迭经多方治疗，磋牙始终未获一效。一晃 17 年，至 1987 年 10 月来诊时，患者形瘦面垢，磋牙频剧，声音响亮，上下齿比常人短 3/5，齿坚未落。平时口渴多饮，手足心时有汗出，二便正常，纳可。粪检未见虫卵。舌红苔薄黄，脉弦滑。余思此病者既非虫积为患，又无肾虚之象，当属阳明经热上蒸使然。予白虎汤清阳明热邪。处方：生石膏 15g（先煎），知母 10g，生甘草 5g，粳米一撮。药进 5 剂，磋牙明显减轻。再服 5 剂，磋牙停止。病者自配 5 剂以巩固，未再复发。

按语：足阳明胃经"入上齿中"，手阳明大肠经"入下齿中"。热郁阳明，循经上炎，则齿磋不安。径用白虎汤以清阳明经热。辨证准确，用药得当，获效当在情理之中。

【**现代药理研究**】现代药理研究证明，白虎汤有抑制细胞因子释放、调节机体免疫功能、促进肠蠕动、降低内生性致热原和中枢致热介质、拮抗自由基损伤等作用。临床用于治疗高热、炎症热、癌性热、糖尿病等。

知母具有抗炎、抗病毒、抑制血小板聚集、降血糖、降血脂等作用，常用于治疗肿瘤、风湿、老年痴呆、糖尿病、失眠、围绝经期综合征等。

石膏具有退热、抗炎消肿、镇痛、抑菌等作用。临床可用于治疗小儿肺炎、急性呼吸窘迫综合征、糖尿病、急性痛风性关节炎、急性病毒性心肌炎及小儿发热等。

甘草具有良好的调节免疫和抗病毒的功效，可用来抗心律失常、预防肿瘤、抗菌消炎、抗病毒、调节免疫、保护心血管。同时，甘草具有镇痛、解痉、抗惊厥作用，同时能兴奋下丘脑－腺垂体－肾上腺皮质轴而产生肾上腺皮质激素作用，从而提高了机体内分泌调节能力，使神经、内分泌功能恢复平衡，起到"扶正固本"的治疗作用。

粳米米糠层中含有粗纤维分子，有助于胃肠蠕动，对便秘、痔疮等疗效很好。粳米中的蛋白质、脂肪、维生素含量比较高，能提高人体免疫功能，促进血液循环。常吃粳米能降低胆固醇，降低心脏病发作和中风的概率；还能预防糖尿病、脚气病、老年斑等。

白虎汤无显著毒副作用，未报道有显著不良反应。

二、百合地黄汤

【方源】《金匮要略·百合狐惑阴阳毒病证治第三》：百合病，不经吐、下、发汗，病形如初者，百合地黄汤主之。

百合七枚（擘），生地黄汁一升。

上以水洗百合，渍一宿，当白沫出，去其水，更以泉水二升，煎取一升，去滓，内地黄汁，煎取一升五合，分温再服。中病，勿更服，大便当如漆。

【方歌】不经汗下吐诸伤，形但如初守太阳。地汁一升百合七，阴柔最是化阳刚。

【功用】养阴清热，补益心肺。

【主治】百合病之心肺阴虚内热证。治百合病，阴虚内热，神志恍惚，沉默寡言，如寒无寒，如热无热，时而欲食，时而恶食，口苦，小便赤。

【方解】本方证乃是心肺阴虚内热，百脉失和，使心神不安及饮食行为失调所致。方中百合色白入肺，养肺阴而清气热；生地黄色黑入肾，益心营而清血热；泉水清热利小便，诸药合用，心肺同治，阴复热退，百脉因之调和，病可自愈。本方具有清、轻、平、润的特点，能滋津血，益元气，使五脏真元通畅，内热无以留存而外泄，失调之机得以恢复。

【名家医案】

1. 魏之琇医案

一人病昏昏默默，如热无热，如寒无寒，欲卧不能卧，欲行不能行，虚烦不耐，若有神灵，莫可名状，此病名百合。虽在脉，实在心肺两经，以心合血脉，肺朝百脉故也。盖心藏神，肺藏魄，神魄失守，故见此证。良由伤寒邪热，失于汗下和解，致热伏血脉而成。用百合一两，生地汁半盏，煎成两次服，必俟大便如漆乃瘥。

按语：该病虽在脉，实在心肺两经，以心合血脉，肺朝百脉故也。盖心藏神，肺藏魄，神魄失守，故见此证。良由伤寒邪热，失于汗下和解，致热伏血脉而成。论曰：百合病者，百脉一宗，悉致其病也。意欲食复不能食，常默默，欲卧不能卧，欲行不能行，饮食或有美时，或有不用闻食臭时，如寒无寒，如热无热，口苦，小便赤，诸药不能治，得药则剧吐利，如有神灵者，身形如和，其脉微数。

2. 刘渡舟医案

赵某，女，42岁。因患病而停止工作已半年多。诊时证见心中燥热而烦，手足心热，口苦而干但不欲饮。小腹发冷，或下肢觉凉，或晨起半身麻木，体乏肢软，月经量较多，大小便基本正常。先服温经汤，反增烦躁，夜寐不安。其人多言善语，精神呈亢奋状态，如有神灵所作。脉细数，舌苔中黄。

按语：既然用温经散寒的温经汤经治未效，刘渡舟遂转换思路，处方生地黄16g，百合12g。患者服药3剂后，疗效顿显，燥热得安，其余各种症状也有所改善。又服3剂，燥热亢奋现象得到控制，夜能安寐，他证也消除了，患者喜不自禁。后用百合地黄汤加柴胡、黄芩各10g调理，恢复了正常工作。此例百合病病机为邪热在于心肺，心肺有热，从而耗伤了气血。气血内伤，不能奉养心神，则心不能为神明之主，所以见证皆如神明所作。此证符合百合地黄汤所主治病机。

3. 丰广魁医案

患者周身乏力、腰膝酸软1年余。平素形体偏瘦，1年余前感精神欠佳，周身乏力，不耐劳累，活动后易汗出，伴有恶寒，腰膝酸软，口干心烦，自诉虽晚间能正常入睡，但日间仍困倦，头晕明显。家属代诉患者晚间频有手足乱动情况，致配偶频有受伤。纳谷一般，大便偏干，小便调，舌质红、苔少，脉弦细。中医诊断：虚劳。病机为肝肾阴虚，虚火扰神。治拟滋养肝肾，泻火宁神。方选滋水清肝饮合百合地黄汤加味。处方：当归12g，白芍15g，酸枣仁15g，栀子12g，柴胡12g，山药15g，茯苓12g，丹皮10g，泽泻10g，山萸肉12g，百合30g，生地20g，怀牛膝12g，杜仲10g，生黄芪15g。6剂，水煎服，每日1剂，分两次服用。二诊：诸症有所减轻，但仍不耐劳累，长时间行走后仍易乏力，汗出仍明显，畏寒，舌质红、苔薄，脉细。调整方药为桂枝加附子汤以调和营卫，振奋机能，方药：桂枝12g，白芍12g，炙甘草6g，生姜3片，大枣15g，炙附子9g。三诊：患者畏寒好转，汗出消失，面部稍感灼热，乏力感明显减轻，精神较前明显改善，舌质仍偏红，苔较前增多，脉细。嘱其服用六味地黄丸两个月以平补肝肾，后未再复诊。

按语： 该患者年近六旬，形体偏瘦，乏力，不耐劳累和腰膝酸软。结合舌脉，知其根源在于肝肾，肝藏血，肾藏精，精血同源。年近六旬，肾气渐衰，精血不足，则肝血无以化生，水不涵木，致肝之疏泄失常而发生郁滞，同时肝肾阴虚，阴虚阳亢，甚可化火，灼烧津液，而出现口干、头晕、心烦等症。滋水清肝饮本为六味地黄丸与丹栀逍遥散的合方，被称为地道的养肝肾阴之方。另肝肾为母子之脏，若肾水滋养心脉受阻，肝阴不能敛君位之相火，致夜间手足乱动、躁扰不安。故用滋水清肝饮以滋养肝肾之阴，另配合百合地黄汤加强滋阴安神之效。《金匮要略》云："百合病者，百脉一宗，悉致其病……诸药不能治，得药则剧吐利，如有神灵者。"

【名家方论】

1. 清·周杨俊《金匮玉函经二注》：若不经发汗吐下，未有所治之失，病情如初者，但佐之生地黄汁，补血凉血，凉则热毒清，补则新血生，蕴积者行，而自大便出如黑漆矣。

2. 清·张璐《千金方衍义》：百合病若不经发汗、吐、下，而血热自汗，用百合为君，安心补神，能去中热，利大小便，导涤痰积；但佐生地黄汁以凉血，血凉则热毒解而蕴结自行，故大便当去恶沫也。

3. 清·尤在泾《金匮要略心典》：百合色白入肺，而清气中之热，地黄色黑入肾，而除血中之热，气血同治，百脉俱清，虽有邪气，亦必自下，服后大便如漆，则热除之验也。

4. 清·吴谦《医宗金鉴》：百合病不经吐下发汗，病形如初者，是谓其病迁延日久，而不增减，形证如首章之初也。以百合地黄汤通其百脉，凉其百脉。中病勿更服，恐过服生地黄，大便常如漆也。

【现代用量参考】 百合 24g，生地黄汁 1L。

【现代应用】

1. 治疗不寐

刘某，男，43岁。患者近 1 周来彻夜不眠，神志恍惚，坐卧不安，曾用中、西药镇静安神，其效甚微。观其神态，不是辗转不安，就是沉默寡言。舌质红、苔薄黄，脉弦细数。投以百合地黄汤、滑石代赭汤加减。百合 20g，生地 15g，滑石 12g，知母 10g，麦冬 12g，茯神 12g，枣仁 18g，甘草 3g，7 剂。1 周后，每晚可睡三四小时，心烦不安减轻，继守前方 5 剂，小便已清，脉细，舌稍红，每晚睡眠可达四五小时。前方去知母、滑石、麦冬，加扁豆、陈皮理脾健胃，10剂。前后经1个月调治，诸症悉平。

按语： 所见之证，乃心肺阴虚火旺，神魄不得内藏所致，故以百合地黄、滑石代赭之剂，以养心润肺，安神定魄，待心肺润养，神魄得以敛藏，则不寐、恍惚自愈。

2. 治疗脑卒中后抑郁症

黄某，男，21岁。患者因"左侧肢体麻木伴言语含糊"就诊于当地医院，诊断为脑干梗死。出院后遗留左侧肢体活动功能障碍，情绪容易失控，经常出现痛哭流涕。现症见：神志清，精神疲，左侧肢体活动功能障碍，言语含糊，消瘦，周身乏力，口干，偶有胸闷心悸，夜间经常咳嗽咳痰，无恶寒发热、恶心呕吐、四肢抽搐。夜尿多，纳多，眠差，大便干，舌红苔少，脉弦。处方：百合30g，生地15g，知母12g，郁金9g，当归尾5g，酸枣仁30g，远志9g，生龙骨30g，生牡蛎30g，清半夏9g，陈皮9g，茯苓9g，瓜蒌仁30g，炙甘草15g。14剂后，诸症减轻，仍诉肢体乏力，上方去清半夏、陈皮及茯苓，加黄芪50g，仙鹤草50g，服10剂后复诊，情绪基本能控制。效不更方，原方续服10剂。

按语： 脑卒中后抑郁症，属中医"百合病"范畴。患者中风后七情郁结，由于肺经心经阴虚燥热，扰乱心神，使心神不宁，行为失调。方中百合色白入肺，养肺阴而清气热；生地黄色黑入肾，益心营而清血热。诸药合用，心肺同治，阴复热退，百脉因之调和，病可自愈。

3. 治疗围绝经期综合征

林某，女，51岁。患者半年来月经延迟，经量少，午后潮热，多汗，失眠。现面颧红，汗流浃背，心烦热，性情急躁，手足心红赤，耳鸣，常失眠，每晚最多睡2小时，有时终夜不眠，噩梦多，口苦口干，少饮，纳少，大便结，3天1次，质硬，小便短赤，唇舌红、舌中央有裂纹、少苔，脉细数，血压135/90mmHg。处方：百合15g，生地12g，玄参12g，麦冬12g，黄柏10g，知母10g，银柴胡10g，女贞子12g，五味子10g，白芍15g，玉竹12g，地骨皮10g。日煎服1剂。5天后二诊，诉诸症均减轻。守上方去黄柏、知母、银柴胡，加山茱萸10g。服15剂后，电告一切正常。

按语： 中医认为妇女在绝经前后，肾气渐衰，天癸将竭，冲任脉虚，脏腑功能也逐渐衰退，机体阴阳失于平衡，因此本病主要责于肾。《傅青主女科》曰："经水出诸肾。"肾阴虚是致病之本。本例患者颧红、唇舌红、手足心红赤、心烦热、失眠、耳鸣、潮热、多汗、大便干结、小便短赤、脉细数，为肾阴亏损可知，以滋肾养阴治本为主，以百合地黄汤养肾阴，清虚热，润燥除烦，肾阴复，虚火降，神安病复。

4. 治疗甲状腺功能亢进症

黄某，女，56岁。患者半年前无明显诱因自觉体重下降，半年来下降10余斤，易出汗，口渴稍多饮，在当地医院检查后诊断为甲状腺功能亢进症。现症见：神志清，精神疲，轻微胸闷心悸，运动后稍气促，消瘦，易出汗，口渴稍多饮，纳可眠差，大便干结，小便正常。舌质红、苔薄白，脉细数。处方：百合30g，生地15g，麦冬15g，南沙参15g，炙甘草15g，大枣20g，浮小麦30g，瓜蒌仁15g，西洋参15g（另炖）。水煎服，每日1剂，共服10剂。二诊症状减轻，效不更方，再服10剂。三诊偶有胸闷心悸，睡眠仍差。上方加生牡蛎30g，生龙骨30g，服10剂。之后，上方去生地，服20剂，病情大为改观。

按语： 甲状腺功能亢进症患者素体阴亏，阴虚内热，耗伤津液，故见消瘦口渴、便秘。阴虚内热，扰乱心神，则见心悸、多汗、失眠。方中百合润肺清心除烦，生地、麦冬、南沙参养阴清热，西洋参补气养阴，炙甘草、大枣养心气以宁神，补脾土以生血。"汗为心液"，浮小麦入心经，甘凉止汗。诸药合用，宁心养营，养胃生津，诸症缓解。

【现代药理研究】 百合地黄汤具有改善睡眠、改善焦虑、缓解抑郁等作用。多用于治疗老年皮肤瘙痒症、围绝经期综合征、情志病、肺系疾病、失眠等。

百合具有抗肿瘤、抗炎、抗氧化、增强免疫、降血糖、抗真菌、抗抑郁等作用。

生地黄具有抗氧化、抗抑郁、调节血糖和血脂、增强免疫、促进造血、抗肿瘤及促进间充质干细胞增殖等作用。

百合地黄汤无显著毒副作用，未报道有显著不良反应。

三、半夏厚朴汤

【方源】《金匮要略·妇人杂病脉证并治第二十二》：妇人咽中如有炙脔，半夏厚朴汤主之。

半夏一升，厚朴三两，茯苓四两，生姜五两，干苏叶二两。

上五味，以水七升，煮取四升，分温四服，日三夜一服。

【方歌】半夏厚朴与紫苏，茯苓生姜共煎服。痰凝气聚成梅核，降逆开郁气自舒。

【功用】行气散结，降逆化痰。

【主治】梅核气。咽中如有物阻，咯吐不出，吞咽不下，或咳或呕，舌苔白润或白滑，脉弦缓或弦滑。

【方解】方中半夏辛温入肺胃，化痰散结，降逆和胃，为君药。厚朴苦辛性温，下气除满，为臣药。二药相合，化痰结，降逆气，痰气并治。茯苓健脾渗湿，湿去则痰无由生；生姜辛温散结，和胃止呕，且制半夏之毒；苏叶芳香行气，理肺疏肝，助厚朴以行气宽胸，宣通郁结之气，共为佐药。诸药合用，共奏行气散结、降逆化痰之功。

【名家医案】

1. 孙文垣医案

孙文垣治张溪亭乃眷，喉中哽哽有肉如炙脔，吞之不下，吐之不出，鼻塞头晕，耳常啾啾不安，汗出如雨，心惊胆怯，不敢出门，稍见风则遍身疼痛，小腹时痛，小水淋沥而疼，脉两尺皆短，两关滑大，右关尤搏指。孙曰：此梅核气也。以半夏四钱，厚朴一钱，苏叶一钱，茯苓一钱三分，姜三片，水煎，食后服。每用此汤调理多效。

按语： 梅核症，乃郁怒忧思，七情大伤，乃成此病。案中所叙，无非木燥火炎之候，乃以燥克之剂成功。

2. 刘渡舟医案

王某，女，37 岁。患者性格内向，素日寡言少语，喜独处而不善与人交往。因家庭琐事烦思忧虑，导致情绪不稳，时悲时恐，悲则欲哭，恐则如人将捕之状。更为痛苦者，自觉有一胶冻块物哽噎咽喉，吐之不出、咽之不下。心慌，胸闷，头目眩晕，失眠，食少，恶心呕吐，大便日行两次，舌苔白，脉沉弦而滑。辨为肝胆气机不疏，痰气交郁于上之梅核气病。治当疏肝解郁，化痰开结。方用柴胡半夏厚朴汤：柴胡 16g，黄芩 6g，半夏 15g，生姜 10g，党参 8g，炙甘草 8g，大枣 7 枚，厚朴 14g，紫苏 8g，茯苓 20g。服药 7 剂，咽喉哽噎消失，情绪逐渐稳定，诸症渐愈。继服逍遥丸疏肝补血，以善其后。

按语：梅核气以咽中如物哽噎，咯吐不出、吞之不下为主症。《金匮要略》形容为：咽中如有炙脔。此病得于七情郁气，痰涎而生。张仲景所创半夏厚朴汤对此证有独特疗效。主药半夏，一用三举：一者降气；二者和胃；三者化痰开结。余药则为之佐助，如厚朴助半夏降气；茯苓助半夏化痰；生姜助半夏和胃；紫苏理肺疏肝，芳香行行，使肝者左升，肺者右降。又因本病起于气机郁滞，以开郁为先务，常合小柴胡汤疏肝利胆，疗效更佳。

3. 刘殿青医案

王某某，女，32 岁。月经闭止，两个月未至。患者原有慢性肝炎病史，近两年来，身体渐胖，月经也先后不一，近两个月月经未至。平素自觉胸脘闷胀不舒，泛恶少食，口淡无味，时有头眩心悸，肢倦无力，白带增多，苔薄白微腻，脉濡滑（妇检已排除妊娠）。证属痰湿内闭，阻塞胞脉，气机失调，治宜燥湿化痰，行气调经，拟方半夏厚朴汤加减。制半夏 10g，川厚朴 10g，云茯苓 10g，老苏梗 10g，苍术 10g，制香附 10g，陈皮 5g，藿香、木香各 10g，玫瑰花 5g。服上方 5 剂后，症状有所好转，胸闷胀满减轻，食欲增加，以上方加益母草 15g，月季花 5g，又服 5 剂，月经来潮。经后，嘱用苍术 10g，川朴 10g，煎汤送服妇科调经片，巩固两个月，至今月经正常。

按语：经闭之因，不外血亏、血滞、气阻、痰结。此证乃痰湿内闭，胞脉被阻，气机郁滞，故选半夏厚朴汤化痰湿，宽胸理气，配苍术、陈皮、木香，取苍附导痰汤意加强理气宽中、燥湿化痰之功，更佐以藿香、玫瑰花以化湿健脾助运，故诸药合用，收效较速。经至再以苍术、川朴煎汤，送服妇科调经片以巩固两个月，更有肃清余邪，启宫开闭之效。

4.赵三立医案

姚某某，26 岁。婚后 6 年未孕。自述婚后不久，正值经期，因与人争吵而昏厥，经行即止。其后常觉头晕目眩，胸胁胀满，咽中有异物感，吐之不出，咽之不下，月经延期，经行腹痛。脉沉弦，苔薄白。某医学院诊断为双侧输卵管不通，屡治鲜效。此乃肝气郁滞，痰湿内停，予半夏厚朴汤去生姜，加当归 15g，枳壳、香附各 10g，柴胡、红花、甘草各 6g。以上方为基础，调治 3 个月，诸症基本消失，月经恢复正常，于同年 8 月怀孕。

按语：妇人杂病多因虚、积冷、结气三因所致，而结气尤为诸恙之本。肝气郁结，痰湿内生，阻滞经脉，气血不行，病及冲任，则月经不按时而至，或闭止，故不孕。多见胸胁胀满，头晕目眩，咽有异物感，吐之不出，咽之不下，经期腹痛，月经不调，婚后久不孕育，脉多沉弦，舌苔薄白等症，治拟顺气散结，可试用半夏厚朴汤。

【名家方论】

1. 清·徐彬《金匮要略论注》：气为积寒所伤，不与血和，血中之气溢而浮于咽中，得水湿之气而凝结难移。妇人血分受寒，多积冷结气，最易得此病，而男子间有之。药用半夏厚朴汤，乃二陈汤去陈皮、甘草，加厚朴、紫苏、生姜也。半夏降逆气，厚朴兼散结，故主之；姜、苓宣至高之滞而下其湿；苏叶味辛气香，色紫性温，能入阴和血而兼归气于血，故诸失血以赤小豆和丸服，能使血不妄行，夏天暑伤心阴，能下暑郁，而炙𦜝者用之，则气与血和，不复上浮也。

2. 清·尤在泾《金匮要略心典》：此凝痰结气，阻塞咽嗌之间。半夏、厚朴、生姜，辛以散结，苦以降逆；茯苓佐半夏利痰气；紫苏芳香，入肺以宣其气也。

3. 清·吴谦《医宗金鉴》：咽中如有炙𦜝，谓咽中有痰涎，如同炙肉，咯之不出，咽之不下者，即今之梅核气病也。此病得于七情郁气，凝涎而生。故用半夏、厚朴、生姜，辛以散结，苦以降逆；茯苓佐半夏以利饮行涎；紫苏芳香，以宣通郁气，俾气舒涎去，病自愈矣。此证男子亦有，不独妇人也。

4. 清·黄元御《金匮悬解》：湿土埋塞，浊气上逆，血肉凝涩，结而不消，则咽中如有炙𦜝。半夏厚朴汤茯苓泄湿而消瘀，朴、半、姜、苏降逆而散滞也。

5. 清·陈修园《金匮方歌括》：盖妇人气郁居多，或偶感客邪，依痰凝结，窒塞咽中，如有炙𦜝状。即《千金》所谓咽中贴贴状，吞之不下，吐之不出者，今人名曰梅核气是也。主以半夏厚朴汤者，方中以半夏降逆气，厚朴解结气，茯苓消痰，尤妙以生姜通神明，助正祛邪，以紫苏之辛香散其郁气。郁散气调，而凝结焉有不化者哉？后人以此汤变其分两，治胸腹满闷呕逆等症，名七气汤，以治七情之病。

6. 清·高学山《高注金匮要略》：妇人心境逼窄，凡忧思愤闷，则气郁于胸分而不散，故咽中如有炙脔，嗳之不得出，咽之不得下者，留气之上塞横据而不降不散之候也。故以降逆之半夏为君，佐以开郁之厚朴、宣郁之生姜，加渗湿之茯苓，以去郁气之依辅；散邪之苏叶，以去郁气之勾结。则下降旁散，而留气无所容矣。

7. 清·张秉成《成方便读》：半夏、茯苓化痰散结，厚朴入脾以行胸腹之气，紫苏达肺以行肌表之气，气顺则痰除。故陈无择《三因方》以此四味而治七情郁结之证。《金匮》加生姜者，亦取其散逆宣中，通彻表里，痰可行而郁可解也。

8. 民国·曹颖甫《金匮发微》：湿痰阻滞，咽中气机不利，如有物梗死，吐之不出，咽之不下，仲师于无可形容之中，名之曰如有炙脔，即俗所称梅核气也。方用姜、夏以去痰，厚朴以宽胸膈，苏叶以升肺，茯苓以泄湿。务令上膈气宽，湿浊下降，则咽中出纳无阻矣。

【现代用量参考】半夏12g，厚朴9g，茯苓12g，生姜15g，苏叶6g。

【现代应用】

1. 治疗梅核气

某女，38岁。患者平素多疑善虑，两年前偶感咽中不适，后渐觉咽中有异物梗阻，咯之不出，咽之不下，伴胸胁痞闷，食纳不振，大便溏薄，小便清利。食管镜检查无异常发现，曾用草珊瑚含片、咽炎片等治疗，症仍如前。诊见舌质淡、苔白腻，脉弦滑。证属肝郁脾虚，气滞痰阻。方用半夏厚朴汤（厚朴易厚朴花，苏叶易苏梗）加党参、苍术、白术、陈皮、香橼皮、炒山甲、神曲、大枣。服药两剂后，咽中异物感明显减轻。继服前方10剂后诸症均愈，随访1年未复发。

按语：梅核气为气滞痰阻之患，故治以半夏厚朴汤为主。但肝郁易伤脾，病久多兼脾气亏虚，故加人参、白术等补气健脾之品，以助运化。以苏梗、厚朴花易苏叶、厚朴，乃取其轻宣理气而不温燥之意。

2. 治疗多寐

某女，23岁，1992年8月6日来诊。患者于1个月前与他人争吵，郁而伤感，始发本病。症见面容憔悴，抑郁不欢，体倦肢重，胸胁满闷，口淡无味，不思饮食，嗜睡不已，呼之方醒，醒而复寐，时而烦恼叹息，默默懒言，舌苔厚腻，脉弦滑。证属气机壅郁，痰湿困脾，方用半夏厚朴汤去生姜、苏叶，加苏梗、枳实、郁金、藿香、苍术、薏苡仁、菖蒲。5剂后，其症大减，思眠有度，苔转薄腻，但有时感觉轻微头昏；继服3剂，诸症皆除。

按语：多寐者因情志不畅，气机郁滞，脾失健运，又兼时值长夏多湿，故湿浊困脾而发病。方用半夏厚朴汤配枳实、郁金以行气开郁、燥湿化痰，加藿香、薏苡仁、苍术、菖蒲芳香化浊开窍。气机畅，痰湿除，清窍明，诸症自除。

3. 治疗咳喘

某男，52岁。宿有咳喘之疾，近因情志不畅，感凉而发。诊见咳嗽气急，痰多色白而黏，胸中痞闷，不思饮食，舌苔白腻，脉弦细而滑。证属暴感新凉，痰湿犯肺，方拟半夏厚朴汤加苏梗、陈皮、杏仁、旋覆花、甘草。3剂后，气急大减，胸闷亦除。原方再进3剂，咳喘已平。惟纳谷不振，继以健脾和胃，予香砂六君子汤善后，数剂告愈。

按语：外感风寒，引动痰湿，上渍于肺，肺气不得宣降，而为咳喘。半夏厚朴汤方中诸药可入肺脾二经，降气化痰，苏叶、生姜尤能宣散风寒；加入旋覆花、杏仁助夏、朴降逆化痰，止咳平喘；陈皮、甘草合半夏、茯苓乃二陈汤，功擅燥湿化痰。外邪得去，痰湿渐化，气逆得平，则咳喘自愈。

4. 治疗胃脘痛

黄某，男，45岁，2004年10月12日就诊。间断性上腹胃脘部胀满疼痛4年余，近半个月加重。既往有慢性浅表性胃炎，经中、西医治疗效果不明显。上腹胃脘部胀满疼痛，恶心，嗳气，口淡无味，早饱（稍食即感饱胀），舌质淡、苔薄白，脉细弦。胃镜检查示慢性浅表性胃炎。中医诊断为胃脘痛。证属脾胃虚寒，胃失和降。方用半夏厚朴汤加味。药用半夏15g，厚朴20g，茯苓15g，干姜10g，紫苏10g，炙甘草10g，枳壳30g，白术20g，佛手15g，花椒10g，延胡索20g。每日1剂，水煎，分3次服。服10剂后上腹胃脘部胀满疼痛、嗳气、口淡无味、早饱等症状明显好转，偶有胃脘部不适。原方去花椒、延胡索，加槟榔15g。再服1个月，症状消失，1年后随访未复发，胃镜检查病灶基本消失。

按语：《临证指南医案·胃脘痛》谓："胃痛久而屡发，必有凝痰聚瘀。"胃脘痛病机为中焦气机不利，脾胃升降失常。治当温中散结，理气止痛，益气补虚。半夏厚朴汤加味方中半夏、茯苓、干姜温中散寒散结、降逆化痰止呕，厚朴、枳壳、紫苏、佛手宽中理气、消除胀满，生白术、炙甘草益气补虚，花椒、延胡索行气止痛。诸药合用，共奏温中散寒、理气止痛、益气补虚之功，故效果较好。

5. 治疗眩晕

张某，女，40岁，2010年1月6日就诊。近日因为与邻居发生口角，出现头晕，视物旋转，不能站立，伴有恶心、呕吐、汗出，用西药治疗效果欠佳。头目胀痛，胸膈满闷，恶心呕吐，不思饮食，肢体沉重，口苦心烦，舌苔白腻干，脉濡滑。证属肝气郁结，脾失健运。治以疏肝解郁，理气降逆，化痰散结。药用半夏厚朴汤合四逆散加减。姜半夏15g，柴胡15g，厚朴10g，茯苓15g，生姜3片，紫苏梗10g，炙甘草5g，栀子10g，连翘12g，黄芩10g，枳壳20g，葛根30g，合欢皮30g。每日1剂，水煎，分3次服。服3剂后眩晕减轻，精神好转，呕吐消失，能进食，仍有轻度恶心、乏力。原方去栀子、连翘、黄芩，再服4剂，症状消失，半年后随访未复发。

按语： 患者因恼怒郁闷，气郁化火，损伤脾胃，脾失健运，水谷运化失常，湿聚而生痰，痰阻中焦使清阳不升、浊阴不降而发眩晕。治当疏肝解郁，理气降逆、化痰散结。半夏厚朴汤合四逆散加减，方中半夏、茯苓降逆化痰、止呕散结，厚朴、枳壳、紫苏、柴胡、葛根、合欢皮疏肝解郁、宽中理气、消除胀满，栀子、连翘、黄芩清除肝脏郁热，并防止半夏、厚朴药物燥热。诸药合用，共奏疏肝解郁、理气降逆、化痰散结之功，故效果较好。

【**现代药理研究**】半夏厚朴汤具有镇呕止吐、改善胃肠功能、镇静催眠、抗抑郁等作用，可以治疗分泌性中耳炎，加味治疗卒中相关性肺炎、咽神经官能症和慢性咽喉炎等疾病。

半夏具有抑制腺体分泌、镇咳、解毒、降血压、抗肿瘤、消痞散结等作用。临床常用于治疗室上性心动过速、病毒性心肌炎、急慢性化脓性中耳炎、食管癌、慢性宫颈炎、疟疾、牙痛等疾病。

厚朴具有调整胃肠功能、促进消化液分泌、抗溃疡、保肝、抗菌、抗病毒、抗炎、镇痛等作用，可用于治疗病毒性肝炎、急性胰腺炎。

茯苓具有利尿、保肝、抗肿瘤、增强免疫功能、调节胃肠运动功能的作用，临床用于水肿、失眠、腹泻、精神分裂症等的治疗。

生姜能促进消化液分泌、保护胃黏膜，具有抗溃疡、保肝、利胆、抗炎、解热、抗菌、镇痛、镇呕作用，其醇提物能兴奋血管运动中枢、呼吸中枢、心脏。姜辣醇、姜辣烯酮具有解热、镇静、镇痛、抗惊厥作用。生姜挥发油注射液用于治疗风湿性关节炎、类风湿关节炎，以及关节、软组织伤痛等症。此外，生姜对伤寒杆菌、霍乱弧菌、金黄色及白色葡萄球菌、沙门菌、肺炎球菌、链球菌、铜绿假单胞菌、痢疾杆菌均有显著抑制作用。

紫苏叶具有止血、抑菌、抗肿瘤、止痒，以及抗肾小球膜细胞增殖等作用，临床上用于治疗风寒感冒、腹泻、呕吐、子宫出血、鞘膜积液、寻常疣、鱼蟹中毒等。

本方药味苦辛，性温燥，属阴亏津少或阴虚火旺者，慎用。

四、半夏泻心汤

【方源】《伤寒论》第 149 条：伤寒五六日，呕而发热者，柴胡汤证具，而以他药下之，柴胡证仍在者，复与柴胡汤。此虽已下之，不为逆，必蒸蒸而振，却发热汗出而解。若心下满而硬痛者，此为结胸也，大陷胸汤主之；但满而不痛者，此为痞，柴胡不中与之，宜半夏泻心汤。

半夏半升（洗），黄芩三两，干姜三两，人参三两，甘草三两（炙），黄连一两，大枣十二枚（擘）。

上七味，以水一斗，煮取六升，去滓，再煎取三升。温服一升，日三服。

【方歌】半夏泻心黄连芩，干姜甘草与人参，大枣和之治虚痞，法在降阳而和阴。

【功用】寒热平调，散结除痞。

【主治】寒热互结之痞证。心下痞，但满而不痛，或呕吐，肠鸣下利，舌苔腻而微黄。

【方解】方中以辛温之半夏为君，散结除痞，又善降逆止呕。臣以辛热之干姜温中散寒，以苦寒之黄芩、黄连泄热开痞。君臣相伍，寒热平调，辛开苦降。然寒热互结，又缘于中虚失运，升降失常，故以人参、大枣甘温益气，以补脾虚，为佐药。甘草补脾和中而调诸药，为佐使药。诸药相伍，使寒去热清，升降复常，则痞满可除，呕利自愈。

【名家医案】

1. 刘渡舟医案

张某，男，素嗜酒。呕吐，心下痞闷，大便每日两三次、不成形。脉弦滑，舌苔白。辨为酒湿伤胃，郁而生痰，痰浊为邪，胃气复虚，影响升降之机，则上见呕吐，中见痞满，下见腹泻。治以和胃降逆、祛痰消痞为主。拟方：半夏12g，干姜6g，黄芩6g，黄连6g，党参9g，炙甘草9g，大枣7枚。服1剂，大便泻下白色胶涎甚多，呕吐十去其七。又服 1 剂，则痞利皆减。凡 4 剂痊愈。

按语： 本案辨证时抓住心下痞而确定为泻心汤证；根据恶心呕吐及有嗜酒酿痰的病史而确立为痰气痞，所以服用半夏泻心汤后从大便泻出许多白色痰涎而愈。可见古人所谓半夏泻心汤治疗"痰气痞"这一说法并非虚妄。

2. 李克绍医案

李某，女，年约六旬。失眠症复发，屡治不愈，日渐严重，竟至烦躁不食，昼夜不眠，每日只得服安眠药片才能勉强睡一时。脉涩而不流利，舌苔黄厚黏腻，显系内蕴湿热。因问其胃脘满闷否？答曰，非常满闷。并云大便数日未行，腹部并无胀痛。处方：半夏泻心汤原方加枳实。傍晚服下，当晚就酣睡了一整夜，满闷烦躁，都大见好转。接着又服了几剂，终至食欲恢复，大便畅行，一切基本正常。

按语： 中者为四运之轴，阴阳之机。今湿热积滞壅遏胃脘则阴阳不能交泰而失眠。用半夏泻心汤加枳实泄热导滞、舒畅气机，俾湿热去，气机畅，胃气和，则卧寐安。

3. 沈秒勤医案

陈某，男，42 岁。耳鸣闭塞，头胀 30 余天。1 周前经五官科检查无异常，察其形体尚盛，苔黄腻而润，脉濡数。询其病史，大便不实半年余，多一日两次。辨证：脾胃虚弱，湿热蕴蒸，清窍为之不利。治法：泻热除湿，甘温补脾，以利清窍。处方：法半夏 10g，黄连 5g，黄芩 10g，干姜 3g，党参 12g，炙甘草 6g，大枣 6 枚，陈皮 10g。服 5 剂，耳鸣减少，腻苔渐化。继服 7 剂，耳鸣消失，大便成形。随访半年未发。

按语： 本案乃脾胃虚弱，湿热蕴蒸，浊气上升而致耳鸣。《素问·通评虚实论》说："头痛耳鸣，九窍不利，肠胃之所生也。"叶天士也曾说："湿与温合，蒸郁而蒙蔽于上，清窍为之壅塞，浊邪害清也。"故取半夏泻心汤甘温补脾，泻热除湿，加陈皮以调畅气机。待脾胃调和，热清湿化，耳鸣顿失。

【名家方论】

1.金·成无己《伤寒明理论》：凡陷胸汤，攻结也；泻心汤，攻痞也。气结而不散，壅而不通为结胸，陷胸汤为直达之剂。塞而不通，否而不分为痞，泻心汤为分解之剂，所以谓之泻心者，谓泻心下之邪也。痞与结胸有高下焉。结胸者，邪结在胸中，故治结胸曰陷胸汤。痞者，留邪在心下，故治痞曰泻心汤。黄连味苦寒，黄芩味苦寒，《内经》曰：苦先入心，以苦泄之，泻心者必以苦为主，是以黄连为君，黄芩为臣，以降阳而升阴也。半夏味辛温，干姜味辛热，《内经》曰：辛走气，辛以散之，散痞者必以辛为助，故以半夏、干姜为佐，以分阴而行阳也。甘草味甘平，大枣味甘温，人参味甘温，阴阳不交曰痞，上下不通为满。欲通上下，交阴阳，必和其中。所谓中者，脾胃是也，脾不足者，以甘补之，故用人参、甘草、大枣为使，以补脾而和中。中气得和，上下得通，阴阳得位，水升火降，则痞消热已，而大汗解矣。

2. 明·许宏《金镜内台方议》：病在半表半里，本属柴胡汤，反以他药下之，虚其脾胃，邪气所归，故结于心下，重者成结胸，心下满而硬痛也；轻者为痞，满而不痛也。若此痞结不散，故以黄连为君，苦入心以泄之；黄芩为臣，降阳而升阴也；半夏、干姜之辛温为使，辛能散其结也；人参、甘草、大枣之甘，以缓其中，而益其脾胃之不足，使气得平。上下升降，阴阳得和，其邪之留结者，散而已矣。经曰：辛入肺而散气，苦入心而泄热，甘以缓之，三者是已。

3. 清·张璐《伤寒缵论》：泻心汤诸方，皆治中风汗、下后表里未和之证。其生姜、甘草、半夏三泻心是治痰湿结聚之痞。方中用半夏、生姜以涤痰饮，黄芩、黄连以除湿热，人参、甘草以助胃气，干姜炮黑以渗水湿。若但用苦寒治热，则拒格不入，必得辛热为之向导，是以干姜、半夏在所必需。若痞极硬满，暂去人参；气壅上升，生姜勿用；痞而不硬，仍用人参。此一方出入而有三治也。

4. 清·徐彬《金匮要略论注》：呕本属热，然而肠鸣则下寒，而虚痞者，阴邪搏饮结于心下，即《伤寒论》所谓胃中不和，腹中雷鸣也。故主半夏泻心汤，用参、甘、枣以补中，干姜以温胃泄满，半夏以开痰饮，而以芩、连清热，且苦寒亦能泄满也。

5. 清·汪昂《医方集解》：苦先入心，泻心者，必以苦，故以黄连为君，黄芩为臣，以降阳而升阴也；辛走气，散痞者必以辛，故以半夏、干姜为佐，以分阴而行阳也；欲通上下交阴阳者，必和其中，故以人参、甘草、大枣为使，以补脾而和中。

6. 清·柯韵伯《伤寒来苏集》：伤寒五六日，未经下而胸胁苦满者，则柴胡汤解之；伤寒五六日，误下后，心下满而胸胁不满者，则去柴胡、生姜，加黄连、干姜以和之。此又治少阳半表半里之一法也。然倍半夏而去生姜，稍变柴胡半表之治，推重少阳半里之意耳。君火以明，相火以位，故仍名曰泻心，亦以佐柴胡之所不及。

7. 清·尤在泾《伤寒贯珠集》：痞者，满而不实之谓。夫客邪内陷，即不可从汗泄，而满而不实，又不可从下夺，故惟半夏、干姜之辛能散其结，黄连、黄芩之苦能泄其满，而其所以泄与散者，虽药之能，而实胃气之使也。用参、草、枣者，以下后中虚，故以之益气，而助其药之能也。

8. 清·吴谦《医宗金鉴》：呕而肠鸣，肠虚而寒也；呕而心下痞，胃实而热也，并见之，乃下寒上热，肠虚胃实之病也。故主之以半夏泻心汤，用参、草、大枣以补正虚，半夏以降客逆，干姜以胜中寒，芩、连以泻结热也。

9. 清·张秉成《成方便读》：所以痞坚之处，必有伏阳，故以芩、连之苦以降之，寒以清之，且二味之性皆燥，凡湿热为病者，皆可用之。但湿浊黏腻之气，与外来之邪，既相混合，又非苦降直泄之药所能去，故必以干姜之大辛大热以开散之。一升一降，一苦一辛。而以半夏通阴阳，行湿浊，散邪和胃，得建治痞之功。用甘草、人参、大枣者，病因里虚，又恐苦辛开泄之药过当，故当助其正气，协之使化耳。

【现代用量参考】 半夏12g，黄芩9g，干姜9g，人参9g，黄连3g，大枣4枚，甘草9g。

【现代应用】

1. 治疗反胃

郑某，男，32岁。两年来不时发生朝食暮吐或暮食朝吐。近来发作更频，每一两日便呕吐一次。呕吐物除食物外，尚有多量酸水。平时口淡无味，食后胃脘胀满，郁闷不舒，心中嘈杂，腰痛，肢末欠温，大便尚可，小便清长，次数增多。唇色红赤，舌质红、舌苔薄白而滑，脉沉细弱。诊为土虚木乘，胃气上逆。治拟抑肝和胃。予半夏泻心汤合左金丸。半夏、白皮参各9g，黄连、黄芩、干姜、吴茱萸各6g，炙甘草3g，大枣3枚。二诊：心中嘈杂已除，但时时清涎自涌，肢末欠温，小便仍清长而频。舌苔薄白而滑。予半夏泻心汤去芩、连，加附子、炒白术、补骨脂各9g，煨肉蔻6g，肉桂12g（另冲），白皮参易为白晒参。嘱每3日服1剂，连服10剂，诸症基本消除。

按语： 本案反胃已久，显系脾胃虚寒，运化无权，通降失度而致。口淡、脘胀、肢末不温、溲清、脉沉细弱，乃一派虚寒之象，治宜温中补阳。然唇舌红、心中嘈杂、吐酸，又系内有郁火之征。总缘脾胃虚寒，膈间有热，形成上热下寒，虚实并见之候。初诊以苦辛通胃之阳，苦寒以制肝之逆；次诊上热已除，倒逆之热渐缓，则宜专温其中下，故去苦寒之芩、连，加桂、附、术、骨脂、肉蔻以温中祛寒。

2. 治疗泄泻

张某，男，27岁，1986年2月5日诊。患者因昨晚饮酒发热，喝凉水数杯，早晨腹痛腹泻，泻下如水色黄，腹中漉漉有声，恶心欲吐，胸中满闷不舒，口干欲冷饮，舌质红、苔白腻，脉沉细数。证属胃热肠寒，治宜寒热并调、除湿止泻。予半夏泻心汤：半夏12g，黄芩、黄连、党参各6g，干姜9g，甘草5g，大枣4枚。水煎温服，1剂而愈。

按语：泄泻之法众多，解表和中有之，清热利湿有之，消食导滞有之，健脾益气有之，抑肝扶脾有之。而本案胃热肠寒，寒热错杂，则又当寒热并调而治之。其间奥义，难以尽言，贵在辨证而施治。

3. 治疗胸痹

患者，男，55岁，1983年12月4日初诊。患冠心病5年，心前区疼痛，胸闷气短，近1周来加重。心电图检查，心脏前壁、侧壁心肌梗死。现独自行走困难，胃脘憋闷、纳呆，乏力，舌红、苔薄白，脉沉滑。症属脾虚生痰，阻遏胸阳，治以辛开苦降，健脾通阳。方药：半夏泻心汤加薤白15g，炒谷芽30g，服16剂后，心前区疼痛消失，半年内未复发，已能独自行走。

按语：脾虚生痰，上犯心胸，使胸阳不展，气机不运而病胸痹。正如《医门法律》说："胸中阳气，如离照当空，旷然无外。设地气一上，则室塞有加。故知胸痹者，阳气不用，阴气上逆之候也。"病起于中焦，仍以治中焦为宜。半夏泻心汤辛开苦降，兼豁痰湿，与病相宜，故一投即应。

4. 治疗头痛

患者，女，29岁，1983年6月17日初诊。头痛已5年余，经常持续头痛，闷胀，以头后部为甚，视物昏花，反复发作，久治未愈。伴有胃脘胀痛，纳呆，有时恶心，舌淡、苔白腻，脉沉滑。此乃中焦痞塞，寒热夹杂，运化失常，不能升清降浊而致。治宜辛开苦降，宣通上下。方药：半夏泻心汤加竹茹15g，共服20剂而痊愈。

按语：头痛伴胃脘胀痛，纳呆恶心，苔腻脉滑，病缘于湿痰困阻脾胃，气机升降失常。清气不升，头窍失养，或浊气不降，上扰清窍，均可致头痛，故以辛开苦降，宣通上下之半夏泻心汤获愈。

5. 治疗慢性泄泻

刘某，男，58岁，教师，2008年10月23日就诊。患慢性腹泻8年余。大便日 2 ~ 3 次，肛门稍热，心痞满，胃中热，冷食则腹泻加重，食欲不振，伴身困乏力嗳气，小便短黄，舌质红、苔腻微黄，脉濡数。间断用中西药治疗，疗效欠佳。腹泻 8 年，中阳必虚，脾胃升降失常，浊气中阻，虚热内生，寒热互结，枢机逆乱，寒热虚实并见，正合半夏泻心汤之义。治宜平调虚实，和解寒热。药用：半夏 12g，党参 12g，干姜 10g，白术 12g，黄芩 10g，黄连 8g，枳壳 8g，煨葛根 12g，甘草 10g，生姜、大枣为引。7 剂，每日 1 剂，水煎分两次温服。二诊患者自述肛门热，心下痞满，胃中热症状消失，但仍食欲不振，身困乏力，嗳气，大便每日两次，苔腻，脉濡数，药证相投，守方如前 7 剂。尽剂后，大便正常，每日 1 次，诸症悉除。半年后随访无复发

按语：《景岳全书·泄泻》云："泄泻之本，无不由于脾胃。"腹泻属中医学"泄泻"范畴，其发病机制关键在于脾胃功能障碍。该患者正是由于脾胃受损，清不升浊不降，而成寒热虚实错杂证。全方寒热共投，以调阴阳，苦辛并用以复升降，补泻兼施，以顾虚实。故方以半夏泻心汤治之，乃除 8 年之苦。

【**现代药理研究**】半夏泻心汤具有抗菌、保护胃黏膜、调节免疫等作用，常用于治疗肿瘤、消化不良、胃炎、消化性溃疡、反流性胃炎等疾病。

黄芩具有解热、抗炎、抗微生物、抗肿瘤、抗氧化保肝、抗溃疡活性、抗缺血再灌注损伤、保护神经元、调节免疫等作用，临床可用于治疗呼吸系统疾病（上呼吸道感染、肺炎、急慢性气管 - 支气管炎等），治疗发热、皮肤病（风疹、痤疮、白塞综合征等），治疗消化系统疾病（消化道出血、反流性食管炎、急性胃肠炎、细菌性痢疾、阿米巴痢疾），治疗内分泌疾病（2 型糖尿病），以及肝脏疾病（慢性乙型病毒性肝炎、黄疸型肝炎）、目赤肿痛、牙龈肿痛、麻疹等。

干姜具有抗氧化、解热抗炎、抗病原体、保肝利胆、抗肿瘤、抗溃疡、改善局部血液循环等作用，在临床上用于治疗头晕、妊娠呕吐、咳嗽、哮喘、阴疽等。

人参可增强机体免疫、造血功能，延缓衰老，抗肿瘤，强心益智，调节血压，抗休克，抗心肌缺血，降血脂，降血糖等。

黄连具有抗病原微生物、抗细菌内毒素、解热抗炎、抗腹泻、降血糖、抗胃溃疡、利胆保肝、抗胰腺炎、抗肿瘤、抗动脉粥样硬化、抗心肌缺血、抗心律失常及抗脑缺血等作用。治疗溃疡性结肠炎、口腔溃疡、小儿泄泻、哮喘、糖尿病及酮症酸中毒等疾病用量为 3 ~ 120g，治疗急性感染性疾病，如急性心内膜炎、湿疹、肛周脓肿、急性盆腔炎、下肢丹毒等用量为 3 ~ 45g。

大枣具抗氧化、抗衰老、抗变态反应、保肝、增加肌力、镇静、助眠和降压的作用；有免疫兴奋作用，能显著提高体内单核－巨噬细胞系统的吞噬功能；可补气生血，所含的糖类、脂肪、蛋白质是保护肝脏的营养剂；能促进肝脏合成蛋白，增加血清红蛋白与白蛋白含量，调整白蛋白与球蛋白比例；有预防输血反应、降低血清谷丙转氨酶水平等作用。

　　半夏药理作用见"半夏厚朴汤"；甘草药理作用见"白虎汤"。

　　半夏泻心汤无显著毒副作用，未报道有显著不良反应。

五、鳖甲煎丸

【方源】《金匮要略·疟病脉证并治第四》：病疟，以月一日发，当以十五日愈；设不差，当月尽解；如其不差，当云何？师曰：此结为癥瘕，名曰疟母，急治之，宜鳖甲煎丸。

鳖甲十二分（炙），乌扇三分（烧），黄芩三分，柴胡六分，鼠妇三分（熬），干姜三分，大黄三分，芍药五分，桂枝三分，葶苈一分（熬），石韦三分（去毛），厚朴三分，牡丹五分（去心），瞿麦二分，紫葳三分，半夏一分，人参一分，䗪虫五分（熬），阿胶三分（炙），蜂巢四分（炙），赤硝十二分，蜣螂六分（熬），桃仁二分。

上二十三味，为末，取煅灶下灰一斗，清酒一斛五斗，浸灰，候酒尽一半，着鳖甲于中，煮令泛烂如胶漆，绞取汁，内诸药，煎为丸，如梧子大，空心服七丸，日三服。

【方歌】

1. 鳖甲煎丸疟母方，䗪虫鼠妇及蜣螂，蜂巢石韦人参射，桂朴紫葳丹芍姜。

2. 鳖甲煎丸治疟母，十二鳖甲六柴胡，黄姜桂韦朴紫葳，夏胶芍甘䗪虫五，葶参各一瞿麦二，赤硝十二三芩妇，乌扇蜂巢各四分，六蜣二桃效桴鼓。

【功用】消痞化积，活血化瘀，疏肝解郁。

【主治】疟疾日久不愈，左胁下结为癥瘕，名曰疟母。亦治癥积结于胁下，按之坚硬，推之不移，或时作疼痛，或时有寒热者。

【方解】本方中重用鳖甲软坚散结，通络开痹；大黄、牡丹、桃仁、䗪虫破血攻瘀，疏通经络；蜣螂、蜂巢、鼠妇、赤硝破瘀，攻毒祛风，活络止痛；柴胡、厚朴行气开郁，调达郁结；半夏、乌扇、葶苈、瞿麦、石韦祛痰除湿；干姜、黄芩协调阴阳；桂枝、芍药调和营卫；人参、阿胶益气养血。全方共奏破血通络，理气祛痰，益气养血，燮理阴阳，调和营卫之功。

【名家医案】

1. 张聿青医案

沈左，久疟屡止屡发，刻虽止住，而食入不舒，左胁下按之板滞，胃钝少纳。脉濡，苔白质腻。脾胃气弱，余邪结聚肝络。和中运脾疏络。白术 6g，炒陈皮 3g，川朴 3g，制半夏 4.5g，沉香䅉 4.5g，焦楂炭 9g，茯苓 3g，炒竹茹 3g，鳖甲煎丸 4.5g，开水先服。

按语：久疟不愈，正虚邪恋，使脾胃不支，虚怯内生。故以鳖甲煎丸扶正气以祛疟邪，另服补脾健胃之品而愈。

2. 刘渡舟医案

张某，"早期肝硬化"来诊。患者面色黧黑，左右两胁肝脾痛如锥刺，日轻夜重，小便色黄，大便尚可，惟饮食不馨，食后每见腹中夯胀为甚。切其脉弦而责责，舌质紫暗，苔则白润。余辨此证为肝脾血络瘀滞。肝不疏泄，脾不运化，而气血凝滞，则三焦为之不利。疏方：柴胡 12g，黄芩 6g，半夏 10g，生姜 10g，党参 6g，炙甘草 6g，大枣 7 枚，桂枝 10g，赤芍 10g，鳖甲 30g，生牡蛎 30g，红花 10g，茜草 10g，土鳖虫 10g，蜣螂 10g，射干 10g，紫葳 10g，石韦 12g，瞿麦 12g。患者问余服药见效的时间，余曰：服此方 15 剂为 1 个疗程，而汝之病症已入血分，大约在服 60 剂后（为 4 个疗程），可望病减而肝脾之痛得瘳。患者按所嘱服药，两个月后，面色变白，精神有增，肝脾之痛消失，而且胃开能食，腹胀不发，体力转佳。再三向余道谢！

按语：足见鳖甲煎丸治肝脾瘕积之效。但病愈后，仍需再坚持服用一段时间，方保无虞。

3. 钱伯文医案

陆某，男，46 岁，肝硬化病史 5 年，1989 年 11 月 B 超检查脾肿大，肋下 3cm，肝肋下 2.5cm，查血肝功能正常，血小板 5 万 /mL。症见：肝区刺痛胀闷，胃纳佳，面色晦暗，神疲乏力，双下肢浮肿，舌红苔薄，脉弦涩而细。证属气滞血瘀，日久化热，元气日损。治以益气扶正，凉血化瘀，方用鳖甲煎丸：党参、生黄芪、白术、茯苓、生大黄、地鳖虫、桃仁、丹皮、生地、丹参、蒲公英、蒲黄、当归、鳖甲、土茯苓、生米仁。成药：人参鳖甲煎丸。服药两周精神好转，乏力减轻，肝区刺痛改善，胃纳一般，上药见效，治宗上意加减。治疗半年，肝痛消失，面色改善，脚肿消退，血小板上升至 9 万 /mL，B 超查肝肋下 1.5cm，脾胀稍缩小。

按语：患者血瘀生热，气虚、脾虚兼而有之，在治疗中重用黄芪、白术使气旺血行，用凉血活血药改善血循环起到破瘀推陈出新之功，利水药加速利尿消退水肿，三者合用增强效用。

4.张谷才医案

张某，男，34岁。两年来患三日疟，反复发作。今夏，病发至秋，病尚未愈。形体消瘦，面色萎黄，肢体无力，脘闷腹胀，饮食不佳，脾肿大，肋下4cm。疟来先恶寒怕冷，随即发热，体温38℃，两小时后汗出热退。脉象稍弦，舌苔薄白。邪在少阳留恋不解，痰湿内蕴，气滞血瘀，结于右胁。治当先截其疟，后治其痞。方拟鳖甲汤加减。处方：鳖甲15g，柴胡、黄芩、半夏各10g，常山、槟榔、草果各6g，生姜3片，大枣2枚。于疟发前服药。服药3剂，疟发停止。遂用鳖甲煎丸，以治其痞结。每口服鳖甲煎丸30g，分3次服。连服两个月，疟未发作，脾肿大缩小为肋下2cm。再服鳖甲煎丸1个月，疟发根本控制，脾肿大缩小为1cm。形体渐壮，饮食增加，病已痊愈。嘱常服鳖甲煎丸，以消余症，防其再发。

按语：久疟不愈，正气渐衰，疟虫肆虐，终成疟母。故先用达原饮合小柴胡汤加鳖甲化裁，以祛疟邪，和少阳。待邪去少阳气机和利，再予鳖甲煎丸软坚消痞，治之得法，果获奇效。

【名家方论】

1.明·吴昆《医方考》：方中灰酒，能消万物，盖灰从火化也；渍之以酒，取其善行；鳖甲、鼠妇、䗪虫、蜣螂、蜂巢皆善攻结而有小毒，以其为血气之属，用之以攻血气之凝结，同气相求，功成易易耳；柴胡、厚朴、半夏散结气；桂枝、丹皮、桃仁破滞血；水谷之气结，则大黄、葶苈、石韦、瞿麦可以平之；寒热之气交，则干姜、黄芩可以调之。人参者，以固元于克伐之汤；阿胶、芍药以养阴于峻厉之队也。乌扇、赤硝、紫葳攻顽散结。

2.清·徐彬《金匮要略论注》：药用鳖甲煎者，鳖甲入肝，除邪养正，合煅灶灰所浸酒去痞，故以为君。小柴胡、桂枝汤、大承气汤为三阳主药，故以为臣。但甘草嫌柔缓而减药力，枳实嫌破气而直下，故去之。外加干姜、阿胶，助人参、白术养正为佐。痞必假血依痰，故以四虫、桃仁合半夏消血化痰。凡积必由气结，气利而积消，故以乌扇、葶苈利肺气，合石韦、瞿麦清气热而化气散结。血因邪聚则热，故以牡丹、紫葳去血中伏火、膈中实热为使。

3.清·张璐《千金方衍义》：疟母必着于左胁，肝邪必结肝部也。积既留着客邪，内从火化，当无外散之理，故专取鳖甲伐肝消积。尤妙在灰煮去滓，后下诸药，则诸药咸得鳖甲引入肝胆部分。佐以柴胡、黄芩同脐少阳区域；参、姜、朴、半助胃祛痰；桂、芍、牡丹、桃、葳、阿胶和营散血；蜣螂、蜂巢、䗪虫、䗪虫、乌扇聚毒势攻；瞿、韦、藻、戟、葶苈、大黄利水破结。未食前服7丸，日服不过二十余粒。药虽峻而不骤伤元气，深得峻药缓攻之法。又易《金匮》方中赤硝毒劣，则易之以藻、戟；鼠妇难捕，乃易之以䗪虫。略为小变，不失大端。

4. 清·王子接《绛雪园古方选注》：本方都用异类灵动之物，若水陆，若飞潜，升者降者，走者伏者咸备焉。但恐诸虫扰乱神明，取鳖甲为君守之，其泄厥阴破癥瘕之功，有非草木所能比者。阿胶达表息风，鳖甲入里守神，蜣螂动而性升，蜂巢毒可引下，䗪虫破血，鼠妇走气，葶苈泄气闭，大黄泄血闭，赤硝软坚，桃仁破结，乌扇降厥阴相火，紫葳破厥阴血结，干姜和阳退寒，黄芩和阴退热，和表里则有柴胡、桂枝，调营卫则有人参、白芍，厚朴达原劫去其邪，丹皮入阴提出其热，石韦开上焦之水，瞿麦涤下焦之水，半夏和胃而通阴阳，灶灰性温走气，清酒性暖走血。统而论之，不越厥阴、阳明二经之药，故久疟邪去营卫而着脏腑者，即非疟母亦可借以截之。《金匮》惟此丸及薯蓣丸药品最多，皆治正虚邪着久而不去之病，非汇集气血之药攻补兼施，未易奏功也。

5. 清·张秉成《成方便读》：方中寒热并用，攻补兼施，化痰行血，无所不备。而又以虫蚁善走入络之品，搜剔蕴结之邪。柴桂领之出表，消黄导之降里。煅灶下灰清酒，助脾胃而温运。鳖甲入肝络而搜邪。空心服七丸，日三服者，取其缓以化之耳。

【现代用量参考】鳖甲 36g，乌扇 9g，黄芩 9g，柴胡 18g，鼠妇 9g，干姜 9g，大黄 9g，芍药 15g，桂枝 9g，葶苈 3g，石韦 9g，厚朴 9g，牡丹 15g，瞿麦 6g，半夏 3g，人参 3g，䗪虫 15g，阿胶 9g，蜂巢 12g，赤硝 36g，蜣螂 18g，桃仁 6g。

【现代应用】

1. 治疗脾肿大

方某，男，63 岁。有多年脾肿大病史。刻诊：困倦，腹胀，左胁下不舒，牙龈出血，舌紫边有瘀点、苔厚腻略黄，脉沉涩。辨为癥瘕证，给予鳖甲煎丸：鳖甲 36g，射干 9g，黄芩 9g，柴胡 18g，鼠妇 9g，干姜 9g，大黄 9g，白芍 15g，桂枝 9g，葶苈子 3g，石韦 9g，厚朴 9g，丹皮 15g，瞿麦 6g，凌霄花（紫葳）9g，半夏 3g，红参 3g，䗪虫 15g，阿胶 9g，蜂房 12g，芒硝（因药市无硝石而以芒硝代）36g，蛴螬 18g，桃仁 6g。5 剂，共研细粉，每次 6g，每日分三服，治疗 2 个月。二诊：脾肿大较前缩小，又以前方治疗 10 剂。经 B 超复查，脾肿大恢复正常。

按语：根据脾肿大症状表现，再根据鳖甲煎丸方药组成及主治特点，以此辨为癥瘕，选用鳖甲煎丸而取得治疗效果。应用鳖甲煎丸必须坚持服用，切不可半途而废。

2. 治疗肝癌

陈某，男，34 岁，因上腹不适，AFP 持续升高住院治疗，发现肝右叶占位性病变，直径 3cm，诊断考虑肝癌，入院查 AFP 657.4 μg/L，MRI 示：①肝硬化，肝右下极结节，考虑肝癌；②肝内多发异常，强化影考虑一过性灌注异常。全麻下行肝Ⅳ段切除术，术后恢复好。病理回报：中分化肝细胞肝癌伴结节性肝硬化。两个月后复查肝右叶肿瘤，大小为 4.3cm×2.8cm。开始中药治疗，症见：神疲倦怠，口苦咽干，形体消瘦，腹胀厌食，肝区不适，舌淡、苔薄白，脉弦数。处方：猫人参、白术、防己、牛膝、龙葵、大腹皮、醋鸡内金、苍术、龙葵各 30g，柴胡 25g，姜黄 12g，醋鳖甲、牡丹皮、黄芩各 10g，醋商陆 9g，壁虎 5g，三七 2g。两个月后复查见肝上肿瘤缩小至 2.5cm×2.1cm，继续中药治疗，3 个月后肝脏肿瘤消失，复查 AFP 11.5 μg/L。复诊时随症加减的药物有：天花粉、炙甘草、桂枝、干姜、凌霄花、生牡蛎、白芍等。

按语：本病在厥阴，用鳖甲软坚散结，托邪外出；又以柴胡桂枝干姜汤少阳太阴同治；苍牛防己汤加大腹皮运脾祛湿消胀；壁虎、醋商陆、猫人参、龙葵、凌霄花，专病专药治疗肝癌；姜黄、丹皮、白芍、鸡内金、三七，养血活血柔肝。患者用中药治疗半年后复查肝脏肿瘤消失，复查 AFP 11.5 μg/L，中药治疗效果明显。

【现代药理研究】现代药理研究表明鳖甲煎丸具有减轻肝细胞炎症，促进白蛋白合成，抗肝纤维化等作用。临床上用于治疗因疟疾等各种原因引起的肝脾大、肝硬化等症，以及恶性肿瘤、子宫肌瘤、黄褐斑、心绞痛及高脂血症等。

鳖甲具有抗肝纤维化、抗肺纤维化、抗肿瘤、降血脂、调节免疫及保护肾脏的作用。临床常用于治疗红斑狼疮、非感染性发热、肝纤维化、肝硬化、白塞综合征、白血病等。

蜂房具明显的抗菌抗炎、镇痛、降温、抗肿瘤、促凝血、抗氧化及调节机体免疫的作用。目前主要应用于恶性肿瘤和呼吸系统疾病、类风湿关节炎的治疗，还可以用于治疗外阴硬化性苔藓、乳腺增生、外伤感染等。

鼠妇可以改善肺微血管循环，用于治疗慢性支气管炎、口腔炎、扁桃体炎、麻风病等。

土鳖虫具有抗凝血、抗血栓、扩张血管、抗突变、促进骨折愈合和抗肿瘤的作用，常用于治疗外伤骨折、月经病等。

蜣螂具有抗前列腺增生、抗前列腺炎、抗癌、抗顽固性溃疡、抗凝血和类纤维蛋白酶作用，可用于治疗无名肿毒、肛裂出血不止、急性网状淋巴管炎、脊髓胶质瘤等。

硝石口服具有利尿、抗病毒感染作用，外用有调节局部渗透压的作用。可用于治疗消化系统疾病如甲状腺肿、消化道溃疡以及咽喉肿痛、腹泻、痢疾、肠道出血等，也可用于治疗黄疸、肾结石、眼睛红、皮肤溃疡等。

黄芩具有解热、抗炎、抗微生物、抗肿瘤、抗氧化保肝、抗溃疡活性、抗缺血再灌注损伤、保护神经元、调节免疫等作用，临床可用于治疗呼吸系统疾病（上呼吸道感染、肺炎、急慢性气管－支气管炎等），治疗发热、皮肤病（风疹、痤疮、白塞综合征等），治疗消化系统疾病（如消化道出血、反流性食管炎、急性胃肠炎、细菌性痢疾、阿米巴痢疾）、内分泌疾病（如 2 型糖尿病）、肝脏疾病（如慢性乙型病毒性肝炎、黄疸型肝炎）、目赤肿痛、牙龈肿痛、麻疹等。

党参有保护神经、抗肿瘤、抗氧化、抗炎、抗应激、保肝等作用，用以治疗消化系统疾病（腹痛、胃痛、胃下垂等）、循环系统疾病（冠心病、心衰等）、内分泌疾病（糖尿病周围神经病变、糖尿病胃轻瘫等）、呼吸系统疾病（鼻炎、细支气管炎、肺结核等）、巩膜炎、口腔溃疡、妇科疾病（月经不调、女性阴痿等）、顽固性便秘、老年痴呆等。

射干具有镇咳祛痰、解热止痛、抗炎、抗菌、抗病毒、抗肿瘤、抗氧化、降血脂、清除自由基、保肝、保护神经等作用。临床主要用于治疗呼吸系统疾病，如上呼吸道感染、急慢性咽炎、扁桃体炎、慢性鼻窦炎、支气管炎、哮喘、肺气肿、肺心病等，单方 / 复方还可用于治疗微热口臭、腹胀便秘、蛔虫腹痛、痞块、肝硬化腹水、黄疸型肝炎、肾气水肿、疟疾等。

桃仁具有增加脑血流量，增加股动脉血流量，降低血管阻力，改善血液流变学状况，促进子宫收缩及止血，改善肝脏微循环，促进胆汁分泌有利于排便，以及镇痛、抗炎、抗菌、抗过敏、镇痛、抗癌、保肝、延缓衰老等作用。

凌霄花具有调节子宫收缩力，改善血液循环、舒张冠状动脉、抑制血栓形成、镇痛、抗炎、避免脑缺血再灌注损伤、抗氧化、抗自由基活性等作用。常用于治疗皮肤炎症（痤疮、激素依赖性皮炎、神经性皮炎、玫瑰糠疹）、心脑血管疾病、妇科疾病、早期糖尿病肾病、肺癌等。

葶苈子具有改善心血管功能，抑制心肌肥大、心室重构，强心，抗癌，止咳，利尿，调血脂，调节中枢神经系统，抗菌，抗氧化活性等作用。临床用于治疗呼吸系统疾病（小儿咳嗽、哮喘、肺炎、胸膜炎、自发性气胸、肺水肿、咽炎），治疗心力衰竭类疾病（肺心病、充血性心力衰竭、风心病心力衰竭、顽固性心力衰竭），治疗脑血管疾病（急性脑出血、中风、颅内压增高），治疗消化系统疾病（胆肾积水、肝性胸水、癌性胸水、不全幽门梗阻），治疗代谢疾病（高脂血症、甲状腺功能亢进症），治疗泌尿系统疾病（尿路结石、肾炎），治疗其他疾病（胸痛、创伤性血肿、皮肤损伤、青光眼、高眼压）等。

石韦在调节免疫功能、降压、降血糖等方面有重要作用，可用于免疫系统疾病、皮肤病、高血压、糖尿病等的治疗。

瞿麦具有调节免疫，抑菌，杀虫，利尿，抗脂质过氧化，止痛，抗肝病毒，兴奋子宫以及溶血的药理作用。临床可用于泌尿系统感染、食管瘤、直肠癌、囊肿、糖尿病性水肿、咽炎、狼疮性肾炎、前列腺肥大症、不孕症、复发性口腔溃疡的治疗。

大黄具有泻下、抗菌、止血、利胆、改善肾功能、消炎、镇痛等作用，可延缓慢性肾功能不全，治疗尿毒症。大黄具有类似输液治疗的血液稀释作用，通过药物的渗透压作用，调动机体的自身体液向血管内转移，从而达到解除微循环障碍，恢复组织和细胞正常代谢及正常血流供给的目的。

桂枝具有促进发汗、解热、镇痛、扩张皮肤血管、抗病原微生物、镇静、抗炎、抗惊厥、增加冠脉血流量、强心、利尿、增加胃肠蠕动及抑制肿瘤等多种作用。

阿胶具有加快钙吸收、抗休克、抗衰老、抗肿瘤、调整缺铁性贫血状况、养颜美容、改善睡眠质量、强化记忆以及提升机体免疫力的作用。临床上可以用于治疗出血性疾病（吐血、便血、血尿等）、月经病、血液病（血小板下降、缺铁性贫血、白细胞减少）等。

柴胡具有抗癌、抗抑郁、抗炎，以及保护心脏、肝脏、肾脏等药理作用，临床用于治疗抑郁症、肺炎、胃炎、甲状腺炎、糖尿病、高血压、脂肪肝、胰腺癌等疾病。

白芍具有扩张冠状动脉、降压、护肝、抗菌、解痉镇痛的作用，临床常用于治疗高血压、胆囊炎、便秘、足跟痛、急性痛风性关节炎、阳痿、出血证、前列腺炎、消化性溃疡及帕金森病等。

牡丹皮具有抗肿瘤、抗心律失常、增强免疫力和保护脑组织缺血的作用。治疗子宫内膜异位症、子宫肌瘤、乳腺增生等妇科疾病常用 6 ~ 15g；治疗急性胰腺炎、胆囊炎、溃疡性结肠炎等消化系统疾病，以及高热昏迷、斑疹、吐血、过敏性紫癜等疾病，常用 9 ~ 60g；治疗儿科疾病及心血管系统疾病时常用 1.5 ~ 10g。

厚朴、半夏药理作用见"半夏厚朴汤"；干姜药理作用见"半夏泻心汤"。

【使用禁忌及注意事项】

（1）忌苋菜、生葱、胡荽、羊肉、饧等物；虚人忌用，体力较强者亦不宜久用；孕妇禁用。

（2）过敏反应，口服致红色皮疹，伴轻度瘙痒。

六、大柴胡汤

【方源】《金匮要略·腹满寒疝宿食病脉证治第十》：按之心下满痛者，此为实也，当下之，宜大柴胡汤。

柴胡半斤，黄芩三两，芍药三两，半夏半升，生姜五两，枳实（炙）四枚，大枣十二枚（擘），大黄二两。

上八味，以水一斗二升，煮取六升，去滓，再煎，温服一升，日三服。

【方歌】大柴胡汤用大黄，枳实芩夏白芍将，煎加姜枣表兼里，妙法内攻并外攘。

【功用】和解少阳，内泻热结。

【主治】少阳阳明合病。往来寒热，胸胁苦满，呕不止，郁郁微烦，心下痞硬，或心下满痛，大便不解或协热下利，舌苔黄，脉弦数有力。

【方解】本方系小柴胡汤去人参、甘草，加大黄、枳实、芍药而成，亦是小柴胡汤与小承气汤两方加减合成，是和解为主与泻下并用的方剂。小柴胡汤为治伤寒少阳病的主方，因兼阳明腑实，故去补益胃气之人参、甘草，加大黄、枳实、芍药，以治疗阳明热结之证。因此，本方主治少阳阳明合病，仍以少阳为主。症见往来寒热、胸胁苦满，表明病变部位仍未离少阳；呕不止与郁郁微烦，则较小柴胡汤证之心烦喜呕为重，再与心下痞硬或满痛、便秘或下利、舌苔黄、脉弦数有力等合参，说明病邪已进入阳明，有化热成实的热结之象。在治法上，病在少阳，本当禁用下法，但与阳明腑实并见的情况下，就必须表里兼顾。《医方集解》说："少阳固不可下，然兼阳明腑实则当下。"方中重用柴胡为君药。配臣药黄芩和解清热，以除少阳之邪；轻用大黄配枳实以内泻阳明热结，行气消痞，亦为臣药。芍药柔肝缓急止痛，与大黄相配可治腹中实痛，与枳实相伍可以理气和血，以除心下满痛；半夏和胃降逆，配伍大量生姜，以治呕逆不止，共为佐药。大枣与生姜相配，能和营卫而行津液，并调和脾胃，功兼佐使。总之，本方既不悖于少阳禁下的原则，又可和解少阳，内泻热结，使少阳与阳明合病得以双解，可谓一举两得。正如《医宗金鉴·删补名医方论》所说："斯方也，柴胡得生姜之倍，解半表之功捷；枳芍得大黄之少，攻半里之效徐，虽云下之，亦下中之和剂也。"然较小柴胡汤专于和解少阳一经者力量为大，名曰"大柴胡汤"。

【名家医案】

1. 许叔微医案

羽流蒋尊病，其初心烦喜呕，往来寒热。医初以小柴胡汤与之，不除。予诊之曰：脉洪大而实，热结在里，小柴胡汤安能除也？仲景云：伤寒十余日，热结在里，复往来寒热者，与大柴胡汤。二服而病除。

按语：往来寒热，柴胡证俱有，惟热结在里，乃大柴胡证之独兼也。何以知有热结在里，以脉洪大而实故知也。脉洪而实，必有宿食，不用大黄，则病不能除，此用小柴胡不应而大柴胡不爽之故也。

2. 岳美中医案

李某某，女，患胆囊炎。右季肋部有自发痛与压痛感，常有微热，并出现恶心，食欲不振，腹部膨满，鼓肠嗳气，脉象弦大。投以大柴胡汤加味：柴胡12g，白芍9g，枳实6g，大黄6g，黄芩9g，半夏9g，生姜15g，大枣4枚（擘），金钱草24g，滑石12g，鸡内金12g。连服7剂，食欲见佳，鼓肠嗳气均大减。再进原方4剂，胁痛亦轻，惟微热未退。改用小柴胡汤加鳖甲、青蒿、秦艽、郁金治之。

按语：胁痛一证，其痛位主要在肝胆。本案胁痛而见恶心纳呆，腹满嗳气，由肝胆累及脾胃，乃少阳阳明并病之候，切合大柴胡证之证机。据报道，本方治疗胆囊炎属肝胆湿热，气血不利者，效果较佳。

3. 刘渡舟医案

贾某某，男，60岁。患胃溃疡已多年不愈，近因气恼，又复发作。胃脘痛剧，呕吐酸苦，夹有咖啡色物，不能进食，大便已5天未解。西医诊为胃溃疡有穿孔可能。脉弦滑有力，舌苔黄腻。辨证：肝火郁于胃，灼伤阴络，则吐血如咖啡色物，火自肝灼胃，则呕吐酸苦；火结气郁，则腑气不通而大便不下。疏方：柴胡12g，黄芩9g，半夏9g，大黄6g，白芍9g，枳实6g，生姜12g，大枣4枚。服1剂，大便畅行3次，排出黑色物与黏液甚多，而胃脘之痛为之大减，其呕吐停止，但觉体力疲倦。后以调养胃气之剂收功。

按语：本案病起于气恼，胃脘当心而痛，责之于肝木乘土也。夫肝为刚脏，性喜条达而主疏泄。若忧思恼怒，则气郁而伤肝，肝木失于疏泄，横逆犯胃，致气机阻滞，而发胃脘痛。正如《沈氏尊生书》所说："胃痛，邪干胃脘病也，……惟肝气相乘为尤甚，以木性暴，且正克也。"其辨证眼目是：胃痛吐酸，脉弦滑有力。故用大柴胡汤疏肝和胃而愈。

4. 彭元成医案

刘某，女，56 岁。因恼怒致发心悸 4 年余，服中西药，效甚微，心情稍有不遂即复发。近日心中郁郁不乐，心悸失眠，梦多易醒，烦躁不安，口苦恶心，咽干口燥，饮则拭唇，手足心热，大便干结如羊屎，溺涩痛。面色无华，舌淡红、苔薄欠润，脉虚弦。证属阴阳失调，本虚标实，治当阴阳并调，补虚泻实。药用：柴胡 3g，黄芩 5g，白芍 20g，半夏 5g，生姜 3g，大枣 30g，枳实 5g，大黄 5g。服 2 剂大便通畅，再诊续服 2 剂悸安，三诊处天王补心丹丸料一服善后，访 3 年未发。

按语：本案心悸因恼怒而发作，更因腑实而持续。盖恼怒伤肝，肝气不舒，母病及子，诱发心悸，并见情绪失常之证；又因腑热上攻，扰于心宫，而令心悸不已，烦躁不得卧寐，《内经》所谓"二阳之病发心脾""胃不和则卧不安"也。惟宜大柴胡汤疏利肝胆，通下腑实，待心君气机和利，不被邪扰，则自得安宁矣。

5. 李佩洲医案

陈某某，女，42 岁。患者下痢时发时止已两年余，曾经多方医治未效，近 3 个月来发作更为频繁。大便每日达 3～5 次，便下脓血，伴腹痛下坠，脘腹满闷，恶心不思饮食，口苦干，舌红、苔白厚根黄腻，脉弦数。证属湿热蕴伏大肠，治以清泄大肠湿热，方用大柴胡汤去生姜，加川连、木香。服后即便下较多白色黏液，待 3 剂尽，大便次数减少，已无脓血，腹痛口苦除，纳食增，苔薄白，原方再进 3 剂以资巩固。

按语：世人每以休息痢为虚，多用补脾气法，佐以行气。其实，就临床所见，实者亦复不少。《赤水玄珠》云：休息痢者"因始得之时，不曾推下，就以调理之剂，因循而致也；又或用兜涩药太早，以致邪不尽去，绵延于肠胃之间而作者"。此时若用补益之剂，无异助邪养奸，凭其脉证，当用大柴胡汤加减通里攻下，使邪去正安，顽疾尽拔。

【名家方论】

1. 金·成无己《注解伤寒论》：柴胡、黄芩之苦，入心而折热，枳实、芍药之酸苦，涌泄而挟阴。辛者，散也，半夏之辛，以散逆气；辛甘，和也，姜枣之辛甘，以和荣卫。

2. 金·成无己《伤寒明理论》：柴胡味苦平微寒，伤寒至于可下，则为热气有余，应火而归心，苦先入心，折热之剂，必以苦为主，故以柴胡为君。黄芩味苦寒，王冰曰：大热之气，寒以取之。推除邪热，必以寒为助，故黄芩为臣。芍药味酸苦微寒，枳实味苦寒，《内经》曰：酸苦涌泄为阴。泄实折热，必以酸苦，故以枳实、芍药为佐。半夏味辛温，生姜味辛温，大枣味甘温，辛者散也，散逆气者，必以辛；甘者缓也，缓正气者，必以甘；故半夏、生姜、大枣为之使也。一方加大黄，以大黄有将军之号，而功专于荡涤，不加大黄，恐难攻下，必应以大黄为使也。

3. 宋·许叔微《伤寒发微论》：大黄虽为将军，然荡涤蕴热，推陈致新，在伤寒乃为要药，但欲用之当尔，大柴胡汤中不用，诚脱误也。王叔和云：若不加大黄，恐不名大柴胡汤。须是酒洗生用为有力。

4. 清·柯韵伯《伤寒附翼》：此方是治三焦无形之热邪，非治胃腑有形之实邪也。其心下急烦痞硬，是病在胃口，而不在胃中，结热在里，不是结实在胃。因不属有形，故十余日复能往来寒热，若结实在胃，则蒸蒸而发热，不复知有寒矣。因往来寒热，故倍生姜，佐柴胡以解表；结热在里，故去参甘，加枳芍以破结。条中并不言及大便硬，而且有下利症，仲景不用大黄之意晓然。后人因有下之二字，妄加大黄以伤胃气，非大谬乎？

5. 清·尤在泾《伤寒贯珠集》：大柴胡有柴胡、生姜、半夏之辛而走表，黄芩、芍药、枳实、大黄之苦而入里，乃表里并治之剂。而此去大柴胡下之者，谓病兼表里，故先与小柴胡解之，而后以大柴胡下之耳。盖分言之，则大小柴胡各有表里；合言之，则小柴胡主表，而大柴胡主里。

6. 清·陈修园《长沙方歌括》：凡太阳之气逆而内干，必藉少阳之枢转而外出者，仲景名为柴胡证。但小柴胡证心烦，或胸中烦，或心下悸，重在于胁下苦满，而大柴胡证不在胁下而在心下，曰心下急，郁郁微烦，曰心下痞硬，以此为别。小柴胡证曰喜呕，曰或胸中烦而不呕，而大柴胡证不独不呕，而且呕吐，不独喜呕，而且呕不止，又以此为别。所以然者，太阳之气不从枢外出，反从枢内入于君主之分，视小柴胡证颇深也。方用芍药、黄芩、枳实、大黄者，以病势内入，必取苦泄之品以解在内之烦急也。又用柴胡半夏以启一阴一阳之气，生姜、大枣以宣发中焦之气，盖病势虽已内入，而病情仍欲外达，故制此汤，还藉少阳之枢而外出,非若承气之上承热气也。

【现代用量参考】柴胡15g,黄芩9g,芍药9g,半夏9g,生姜15g,枳实9g,大枣12枚,大黄6g。

【现代应用】

1. 治疗冠心病

刘某,男,49岁。1年来时常胸前闷痛,2个月前诊为冠心病,潘生丁、冠心苏合丸等药收效甚微。症见:胸前闷及胁肋,伴心烦易怒,晨起恶心,口苦,心下痞满,得嗳则舒,苔黄腻,脉弦滑。心电图示下壁心肌供血不足。证属肝郁化火,胃逆痰阻。治宜解郁泻火,和胃降逆,大柴胡汤加减。处方:柴胡、郁金、杭芍药、延胡索、川楝子、炒枳实各12g,法半夏、黄芩、生姜各10g,大黄6g,甘草5g。水煎服,每日1剂。3剂后,自觉胸痛渐减,心烦口苦诸症亦明显减轻。以上药增减服至15剂,诸症悉除,心电图恢复正常,病告痊愈。

按语:活血化瘀、宣痹通阳、芳香开窍为治胸痹之常法。然本案病情,胸痛连胁,心烦易怒,口苦,一派气郁化火之候;而痞满嗳气,乃胃逆浊阻之凿据。证涉肝胃,用正常法恐难奏功,法宜肝胃并治,用大柴胡汤疏肝和胃,正与本证相切,故收捷效。

2. 治疗顽固性神经衰弱

孙某,女,38岁。患神经衰弱10余年,常服镇静安神药,每晚能睡3～5小时,近1周因精神刺激,夜不能寐,于10月14日诊以"不寐"收入院。症见:不思饮食,形瘦神疲,周身无力,舌淡苔薄黄,脉沉弦,每晚服3片安定仍不能入睡,头晕,嗜睡,大便不畅。诊为"不寐"证,系由虚热忧心所致。投以酸枣仁汤、黄连阿胶汤、养心汤、朱砂安神丸治疗近1个月均罔效。曾试用血府逐瘀汤效亦不佳。诊余思忖,症有胸闷、心烦、便秘,乃由气机不畅升降失利所致。治当疏肝泻热。予大柴胡汤加减:柴胡10g,白芍15g,枳实10g,黄芩10g,大黄5g(后下),法半夏10g,柏子仁15g,夜交藤30g。服3剂后,胸闷、心烦大减,每晚能睡2～3小时,守方续进5剂,大便每日畅行1次,余症缓解,停药观察3天,睡眠正常,痊愈出院。

按语:患神经衰弱达10年之久,并屡服镇静安神之品不见好转,实属顽固性失眠证。初据久病多虚,而用补益之剂适得其反。及详察舌脉,乃知少阳气机不利,阳明通降失常使然。《素问·逆调论》有训:"阳明者,胃脉也,胃者,六腑之海,其气亦下行。阳明逆,不得从其道,故不得卧也。"《下经》曰:"胃不和则卧不安，此之谓也。"故用大柴胡和肝胆而通肠胃，药中病机，斯疾得愈。

3. 治疗急性肝炎

陈某，女，13岁。两日来面目肌肤皆黄，尿短赤，寒热往来，脘胁胀闷，纳呆，倦怠。脉弦数，舌红苔黄厚。肝于右肋下2.5cm触及，压痛。肝功能试验，黄疸指数20U，谷丙转氨酶300U、麝浊18U、麝絮（++），诊为急性肝炎，中医辨证拟为肝经湿热，邪涉少阳的黄疸。治以泄热利湿，和解少阳，大柴胡汤加减：柴胡、生大黄（后下）、枳实、黄芩、白芍、茵陈各10g，制半夏6g，生姜3片，大枣2枚。2剂大便通畅，寒热除，胀减；再进1剂，胀消纳增黄减；继服五藤合剂（茵陈、夜交藤、忍冬藤、白毛藤、葡萄藤）3剂。不再进药，杜绝油腻之食，两个月后复查肝功能已正常。

按语：湿热内生脾胃，熏蒸于肝胆，用大柴胡汤疏利肝胆气机，泄下脾胃湿热，临床常合茵陈蒿汤使用。

4. 治疗支气管哮喘

林某某，男，48岁。患喘证（支气管哮喘）十多年，今又发作，喘甚而伴恶寒发热，胸闷，痰多稠黄，大便秘结，脉弦滑，舌红苔厚黄。每用青、链霉素，地塞米松，氨茶碱，效果慢且易复发。拟邪在少阳，枢机不利兼腑气不通，热浊上逆与痰搏结于肺，施以和解通腑降浊之法，大柴胡汤加减：柴胡、枳实、生大黄（后下）、黄芩、白芍、芒硝（冲）各10g，半夏8g，生姜3片，大枣2枚。2剂，大便畅通，诸症大减，惟微喘，痰少许。发作时再用此方仍效。

按语：邪在少阳，枢机不利兼腑气不通，浊热上逆与痰搏结于肺，而致咳喘。其辨证要点是：咳喘而伴见大便秘结、胸闷、脉弦。故施以大柴胡汤以和解通腑降浊。

5. 治疗功能性低热

何某，男，32岁。持续性低热4月余，确诊为功能性低热。症见：形瘦神疲，少气懒言，心烦喜呕，四肢不温，溺赤便秘，自汗时作，舌微红，脉沉迟。检查：体温37.9℃，其他常规检查及胸透均无异常。诊为"内伤发热"，拟东垣甘温除热之法予治，3剂，药后诸症有增无减，体温波动在37.9～38.1℃，细审其证乃外邪未解，邪正交争于表里之间，入里化热成实，为少阳阳明合病所致。改投表里兼顾之大柴胡汤：柴胡10g，黄芩15g，白芍10g，法半夏10g，枳实10g，川军10g（后下），姜、枣各3g为引。2剂后，溲便自调，热减（体温37.6℃）；改川军5g(后下)，再3剂，体温正常，而后予补气和营之剂调治1周，诸症悉除，痊愈出院。

按语： 少阳为邪气转入之枢纽，如治疗得当可引邪从太阳而解，若失治则入里传入阳明化热成实。单解表则实热不去，纯清里而外邪不解，故以大柴胡汤和解少阳，内泻腑实收功。

6.治疗咳嗽

陈某，女，40岁。咳嗽3个月，伴胸闷，无咳痰咯血，经前乳胀易怒。月经量偏少、色暗，大便偏干，苔根黄厚，脉弦。拟邪在少阳，枢机不利兼腑气不通，热浊上逆于肺，施以和解通腑降浊之法，予大柴胡汤加减：柴胡25g，枳实10g，生大黄（后下）10g，黄芩10g，白芍10g，半夏10g，生姜3片，大枣3枚。3剂后，大便畅通，服药1周，诸症悉除。

按语： 邪在少阳，枢机不利兼腑气不通，浊热上逆与痰搏结于肺，而致咳嗽。其辨证要点是：咳嗽而伴见大便秘结、胸闷、脉弦。故施以大柴胡汤以和解通腑降浊。

【现代药理研究】 现代药理研究表明大柴胡汤具有保肝、利胆、抗炎、降糖、降血脂等作用。临床主要用于治疗脂肪肝及黄疸型肝炎、胆石症、胆囊炎、肺炎、糖尿病及其合并症、高脂血症、肥胖、痔疮肿痛出血及小儿感冒等。

枳实具有影响子宫、肠管，改善心血管，抗血栓、抗变态反应等作用。枳实能抑制卵巢周围透明质酸酶的活性，这可能与其避孕作用有关。

半夏、生姜药理作用见"半夏厚朴汤"；白芍、柴胡药理作用见"鳖甲煎丸"；黄芩、大枣药理作用见"半夏泻心汤"。

大柴胡汤无显著毒副作用，未报道有明显的不良反应。

七、大黄牡丹汤

【方源】《金匮要略·疮痈肠痈浸淫病脉证并治第十八》：肠痈者，少腹肿痞，按之即痛，如淋，小便自调，时时发热，自汗出，复恶寒。其脉迟紧者，脓未成，可下之，当有血。脉洪数者，脓已成，不可下也。大黄牡丹汤主之。……顿服之，有脓当下；如无脓，当下血。

大黄四两（12g），牡丹皮一两（3g），桃仁五十个（12g），冬瓜子半升（30g），芒硝三合（9g）。

上五味，以水六升，煮取一升，去滓，内芒硝，再煎沸，顿服之。

【方歌】金匮大黄牡丹汤，桃仁瓜子芒硝襄。肠痈初起腹按痛，泻热逐瘀自能康。

【功用】泻热破瘀，散结消肿。

【主治】湿热郁滞之肠痈初起。右少腹疼痛拒按，右足屈而不伸，伸则腹痛甚，甚则局部肿痞，时时发热，自汗恶寒，舌苔黄腻，脉滑数。

【方解】方中大黄苦寒攻下，泻肠中湿热郁结，并祛肠中稽留之瘀血；桃仁性善破血消痈，共为君药。芒硝咸寒，软坚散结，泻下清热，助大黄通腑泄热；牡丹皮凉血散瘀消肿，助君药活血祛瘀，共为臣药；冬瓜子甘寒，清肠利湿，排脓散结，为佐药。诸药合用，使湿热瘀结荡涤下泄，热结通而痛自散，血行畅则肿痛消，肠痈自愈。

【名家医案】

1. 萧琢如医案

一曹姓男子，腹中隐隐作痛，胀满不堪，乍寒乍热，口渴，脉沉滑，医者每以发散药图治，益剧。肩舆求诊，按其腹濡而痛，间露紫筋。余曰：此系肠痈，宜及其未溃而下之，否恐溃烂难治。乃以大黄牡丹汤两帖，下黑粪甚多，各症悉减。改用赤豆薏苡汤加味，5帖而愈。

按语： 肠痈生于腹中，隐而难见，非特外科不知，即内科率多无从问津，甚至溃而且死，脓血或从便下，则群目为痢；或从脐出，则益挢舌不能作声。

2. 曹颖甫医案

陆左。初诊：痛在脐右斜下一寸，西医所谓阑尾炎也。脉大而实，当下之，用仲景法。生军五钱，芒硝三钱，桃仁五钱，冬瓜仁一两，丹皮一两。

二诊：痛已略减，右足拘急，不得屈伸，伸则牵腹中痛，宜芍药甘草汤。赤、白芍各五钱，生甘草三钱，炙乳没各三钱。

三诊：右足已伸，腹中剧痛如故，仍宜大黄牡丹汤以下之。生川军一两，芒硝七钱（冲），桃仁五钱，冬瓜仁一两，丹皮一两。

按语： 肠痈一病，病因多端，病情同中有异，临床所见有以瘀滞证为主者，有以蕴热证为主者，有以毒热证为主者。曹氏案以瘀滞为主，腹痛较重，故以本方合芍药甘草汤加乳香、没药，以增缓急止痛之效。

3. 刘渡舟医案

黎某，男，24岁。常年大便溏泄，每日三四行，少腹疼痛，一痛即泻而有不尽之感，虽泻而其腹痛不减，大便带有白色黏液。西医诊断为"慢性肠炎"。患者面色晦滞、胁肋胀满、口虽干而不欲饮、舌质暗红、苔白腻、脉弦小涩。此证为肠有滞热，热灼津液下注为利，又兼有肝气郁滞，疏泄不利，气郁化火等证情，而非一般腹泻之可比。治当用泻热破结，"通因通用"，散结理气之法治之，用大黄牡丹皮汤合四逆散加减：大黄 3g，丹皮 12g，冬瓜仁 30g，桃仁 14g，金银花 15g，柴胡 12g，枳壳 10g，木香 10g，五服都尽，少腹疼痛大减，大便次数减为每日 2 次，仍有黏液和下利不爽之感，此乃余邪不尽之症。又服 5 剂，少腹不痛，大便顺畅，每日 1 次，黏液不见。后以调理脾胃善后，数剂而愈。

按语： 泄泻一病，病因繁杂，寒热虚实宜仔细审求，切不可见泄即止，贻害无穷。本案泄泻，为实邪阻滞肠道所为，其辨证当抓住两点：一是腹痛泄泻，泄后其痛不减，大便不尽。此邪阻肠络，气机郁滞之象，与《伤寒论》所说的"腹满不减，减不足言，当下之"，如出一辙。

二是舌质暗红，脉弦小涩，表明肠有毒热，挟有瘀滞之物。正如《医宗必读》所说："一曰疏利，痰凝、气滞、食积、水停，皆令人泄，随证祛逐，勿使稽留，经曰'实者泻之'，又云'通因通用'是也。"本方为大黄牡丹皮汤去芒硝，四逆散去白芍、甘草，加金银花、木香而成。大黄能攻逐肠中湿热瘀结之毒，活血通络；桃仁、丹皮凉血散血，破血化瘀；冬瓜仁清肠中湿热毒邪；柴胡、枳壳、木香疏肝理气，疏通肠中气机；金银花能清热解毒，止利。

4.邓铁涛医案

张某，男，30 岁。病者腹痛 2 天，查右下腹发热，细按内有球形物，右足动则痛剧，乃出大黄牡丹汤予之。生大黄 12g（后下），粉丹皮 12g，桃仁 6g，冬瓜仁 24g，芒硝 9g（冲服）。服汤后，是晚痛仍剧，且觉球状物微隆起。翌日再诊时，改为大黄 15g，芒硝 12g，其他各味略增，服后 3 小时乃下黑黄稀粪不少，是晚痛略减。三诊药量略减，大黄 12g，芒硝 9g，服后又下黑秽之粪，痛再减。四诊至七诊均依方加减，其痛渐减，球状物亦渐细，然身体疲倦无力。第 8日乃将各药减至：大黄 9g，芒硝 6g，丹皮 9g，桃仁 3g，冬瓜仁 15g，另加以厚朴 3g。第 9 日晨 10 时不见消息，心中不安，岂知彼昨夜痛大减，能安睡，是日晨起，腹饥思食，食粥后再来。是日九诊乃将大黄减为 6g，芒硝 6g，各药亦减其量。是日大便乃成条状。十诊乃不用大黄、芒硝。十一诊停药，进高丽参 9g，细按右腹角仍有条状如笔杆者。第 12 日再服轻量大黄牡丹汤 1 剂，第 13、14 日再服高丽参 9g，第 15 日愈。

按语：阑尾，中医谓之阑门。为"七冲门"之一，在大小肠交界处，故阑尾发炎，中医称为"肠痈"，肠属腑，以通为顺，尤在大小肠交接之处，更应刻刻顾护通降。故肠痈之治，宜早用通下，失治误治，祸不旋踵。

【名家方论】

1.清·徐彬《金匮要略论注》：大黄牡丹皮汤乃下方也。牡丹、桃仁泄其血络，大黄、芒硝下其结热，冬瓜子下气散热，善理阳明，而复正气。然此方虽为下药，实内消药也，故稍有脓则从下去，无脓即下出血之已被毒者，而肿消矣。

2.清·程云来《金匮要略直解》：则形于外，癌则著于内。少腹既已癌肿，则肠痈已成，故按之即痛也。如淋者，以小腹为厥阴经脉所过，厥阴脉循阴器，故按少腹而痛引阴茎，有如淋状，而小便则自调也。《灵枢经》曰：有所结气归之。内既有痛，则荣卫稽留于内，而不卫外，故令有发热汗出恶寒也。脉迟紧者，则热未聚，而肉未腐，故宜大黄牡丹汤下之，以消其肿癌。若脉洪数，则脓已成，将成溃癌，不可下也。大黄牡丹汤，在当有血句下，以古人为文法所拘，故缀于条末，《伤寒论》中多有之。按上证痈在小肠，以小肠在上，痛近于腹，则位深，但腹皮急而按之有如肿形，故用前汤，导其毒从小便而出。此证痈在大肠，以大肠在下，痛隐少腹，其位浅则有癌肿之形，其迹易见，其按即痛，故用大黄牡丹汤，排其脓血从大便而下也。

3. 清·张璐《千金方衍义》：大黄下瘀血血闭；牡丹治瘀血留舍；芒硝治五脏积热，涤去蓄结，推成致新之功，较大黄尤锐；桃仁治疝瘕邪气，下瘀血血闭之功，亦与大黄不异；甜瓜瓣，《别录》治腹内结聚，破溃脓血，专于开痰利气，为内痈脉迟紧未成脓之专药。

4. 清·吴谦《医宗金鉴》：大黄，芒硝泄热，桃仁行瘀，丹皮逐血痹，去血分中伏火，瓜子主溃脓血。

5. 清·张秉成《成方便读》：夫肠痈之病，皆由湿热瘀聚郁结而成。故用大黄之苦寒行血，芒硝之咸寒软坚，荡涤一切湿热瘀结之毒，推之而下。桃仁入肝破血，瓜子润肺行痰，丹皮清散血分之郁热，以除不尽之余气耳。

【现代用量参考】 大黄 12g，丹皮 10g，桃仁 15g，冬瓜仁 30g，芒硝 10g。

【现代应用】

1. 治疗带状疱疹

钟某，女，45 岁。右腰胁突发集聚性小水疱，红肿，疼痛，疼痛以夜间为甚，遇冷风吹则好转，诊为带状疱疹。处方：大黄 9g，芒硝 5g，丹皮 10g，桃仁 10g，冬瓜仁 30g，瓜蒌 30g，红花 6g，蜈蚣 3 条（研冲），3 剂后症状好转，继上方加以调治，6 剂痊愈，3 个月随诊未复发。

按语： 大黄牡丹汤方中大黄苦寒荡涤通下，泻火凉血，逐瘀通经，为各种急难重症之主药。芒硝咸寒软坚，润燥通便。二药伍用，相互促进，泻热导滞，祛瘀通经。丹皮色赤入血分，既可凉血，又可活血，既能泻血中伏火，又能散热壅血瘀。桃仁入血分，化瘀生新，其性和缓。冬瓜仁清热利湿，排脓消痈。五味相合，相辅相成，用于临床急性、实热性腹部疾病能收满意效果。

2. 治疗产后高热

徐某，女，26 岁。患者新产 1 周，发热不退，医者疑为产后失血正虚所致，以参芪类补之，不意服后竟热势更高，头痛如劈，烦躁不安，两目胀痛，邀余急诊。症见面红气粗，高热汗出，体温 39.8℃，时而神昏谵语，且大便 3 日未解，尿少色黄，扪之小腹胀满疼痛拒按，恶露量少，气味臭秽，色紫黯有块，舌暗红、苔黄燥，脉数而有力。诊为热毒与瘀血互结胞中，治拟清热解毒，泻下逐瘀。方用大黄牡丹汤加金银花、连翘、败酱草。嘱服 1 剂，以观动静。翌日晨，其夫来告，谓头煎服后，大便得通，胀痛随缓，热势渐降，神志清醒，谵语未作，头痛有歇。随服两煎大效，热退痛减，恶露下多，惟小腹稍有不舒，恶露气味仍臭，虑其产后之殊，中病即止，以五味消毒饮加败酱草、益母草，制其小剂，调之而愈。

按语：此案属热毒与瘀血互结胞中所致，其邪势鸱张，故选大黄牡丹汤加金银花、连翘、败酱草，涤热逐瘀，清热解毒而获效。作者铭记前贤"勿拘于产后，亦勿忘乎产后"之明训，立投大黄牡丹汤，适时泻下，中病即止，使产后高热之重证瞬息回春。

3. 治疗脑血栓

王某，男，57 岁。头痛 6 天伴肢麻未经治疗，今晨突然头晕，口眼㖞斜，半身不遂，言语不利，大便秘结，舌苔黄腻，脉滑数有力。西医诊断为脑血栓形成。此为瘀阻脉络，脑失所养。治宜活血化瘀，通经活络。用大黄牡丹皮汤加减：酒大黄（后下）、丹皮、桃仁各 15g，芒硝（冲）、秦艽各 10g，川牛膝 25g。服药 3 剂后，头晕减轻，口㖞改善，上肢能动。续服原方 3 剂，能流利对话，上肢活动自如，下肢可扶杖行走。后加减服 12 剂而愈。

按语：此证乃内伤所致。凡瘀血在头，可按《内经》"病在上取之下"之意以引血下行，故用大黄牡丹皮汤勇贯始末。方中黄、硝、丹、桃活血化瘀通下，伍以秦艽、川牛膝祛风引血下行，共奏化瘀通络之功。

4. 治疗呕血

李某，男，60 岁。因呕吐紫血一痰盂半，抬来就诊，神志模糊，面黄暗晦，鼻尖凉，手足不温，心下痞硬拒按，大便不通。舌暗紫、苔黄厚，脉沉细涩。综观脉症，属阳极似阴之候。大量呕血为热损伤阳络所致，"吐血脉以微细为顺"。速拟釜底抽薪法，用大黄牡丹汤加味，冀其化险为夷。大黄 10g，牡丹皮 10g，桃仁 9g，冬瓜仁 9g，芒硝 6g（冲化），三七末 10g（分两次冲），童子便一茶杯（兑服）。复诊，患者走来，自诉服药 1 剂后，胃脘豁然，大便畅行，未再呕血。继以六君子汤调理善后。

按语：大黄牡丹汤原为《金匮要略》主治肠痈方。用其加味医治瘀热型大呕血，有较好疗效。方以大黄荡涤瘀热，芒硝泻火散结，丹皮凉血散瘀，桃仁破血祛瘀，冬瓜仁清热消瘀，三七化瘀止血，童子便泻火散瘀，共奏祛瘀清热止血之效。

5. 治疗痔疮（血栓性外痔）

何某，男，25 岁。患便秘病史 3 年余。近日来肛周有异物感，烧灼样疼痛，行走艰难，坐卧不安。大便秘结，小便如常，舌淡红、舌边有瘀点，脉弦涩。肛查：肛门缘皮下截石位 3、9 点处，有约 0.8cm×0.4cm 的紫暗色痔核、稍硬，压痛明显。诊为湿热蕴结，气血凝滞之血栓性外痔。拟泻热破瘀，凉血散结消肿之法。予大黄牡丹皮汤加甲珠、白芷、赤芍、皂刺。3剂疼痛减轻，6剂痔核消散。

按语：本病主要见症：疼痛、坠胀、肛周有异物感。其痛乃湿热聚阻，气机不畅，通降失常，"不通则痛"。坠胀、肛周异物感乃痔核形成所致。取大黄牡丹皮汤泻热解毒，凉血化瘀消肿，益用甲珠、白芷、赤芍、皂刺以增凉血散结止痛之功。

【现代药理研究】

大黄牡丹汤具有抗肠炎、降低内毒素、促进肠道蠕动、抑制肠道病原微生物作用。主要用于急性胰腺炎、急性阑尾炎、急性胆囊炎等急腹症以及腹腔脏器化脓性疾病的治疗。亦可用于内、外、妇产、皮肤等多科部分杂病的治疗。

冬瓜仁具有利尿、抗氧化、解毒降糖、降压利尿作用。临床用于配合治疗急慢性肾小球肾炎、急性肝炎、肝硬化腹水、膀胱炎、尿路感染、荨麻疹、肥胖、脚气脚臭等。

芒硝具有消炎、止痛、利尿、兴奋肠肌、促进肠蠕动等作用。治疗失眠、精神分裂症、老年皮肤瘙痒症、斑秃、皮肤脱屑、痤疮、湿疹等皮肤病时，常用3～15g冲服或10～100g外洗；用于肝硬化腹水、乙型脑炎、脑出血、顽固性便秘、急性胰腺炎、有机磷中毒、溃疡病穿孔等病时，则常用0.3～15g冲服或3～250g外用；治疗胆石症、尿路结石等疾病时，芒硝可用3～15g冲服；治疗前列腺肥大、类风湿关节炎、流行性腮腺炎等疾病时，芒硝用量为100g（外用），或做成4g/mL膏剂，或20～30g含漱。

桃仁具有增加脑血流量，增加股动脉血流量，降低血管阻力，改善血液流变学状况，促进子宫收缩及止血，改善肝脏微循环，促进胆汁分泌，有利于排便，以及镇痛、抗炎、抗菌、抗过敏、抗癌、保肝、延缓衰老等作用。

大黄、牡丹皮药理作用见"鳖甲煎丸"。

【使用禁忌及注意事项】凡肠痈溃后以及老人、孕妇、产妇，或体质过于虚弱者均应慎用或忌用。

八、大黄䗪虫丸

【方源】《金匮要略·血痹虚劳病脉证并治第六》：五劳虚极羸瘦，腹满不能饮食，食伤、忧伤、饮伤、房室伤、饥伤、劳伤、经络营卫气伤，内有干血，肌肤甲错，两目黯黑，缓中补虚，大黄䗪虫丸主之。

大黄（蒸）十分，黄芩二两，甘草三两，桃仁一升，杏仁一升，芍药四两，干地黄十两，干漆一两，虻虫一升，水蛭百枚，蛴螬一升，䗪虫半升。

上十二味，末之，炼蜜和丸小豆大。酒饮服五丸，日三服。

【方歌】干血致劳穷源尾，缓中补虚治大旨，螬蛭百个䗪半升，桃杏虻虫一升止，一两干漆十地黄，更用大黄十分已，三甘四芍二黄芩，五劳要证须用此。此方世医勿警疑，起死回生大可恃。

【功用】凉血清热，起破积聚，推陈致新。

【主治】虚劳内有干血，形体羸瘦，腹满不能饮食，肌肤甲错，两目黯黑；亦治妇女经闭，腹中有块，或胁下癥瘕刺痛。

【方解】大黄逐瘀攻下，凉血清热；䗪虫破散癥积瘀血，共为君药。桃仁、干漆、蛴螬、水蛭、虻虫活血通络，攻逐瘀血，共为臣药。黄芩清热，助大黄以除瘀热；杏仁降气，脾气行则血行，并协桃仁以润燥；生地、芍药养血滋阴，共为佐药。甘草和中补虚，调和诸药，为使药。

【名家医案】

1. 刘渡舟医案

王某，女，25岁，未婚。闭经3个月，肌内注射黄体酮无效。患者常感周身乏力，心烦，性情急躁，少腹拘急，大便干结不爽，小便赤黄，口唇干燥，不时舐润。望其两目黯青，面色不荣，皮肤干燥角化，舌色红绛、无苔、中有裂纹，脉沉。辨为血热相搏，日久变成干血内结。治当泻热逐瘀，大黄䗪虫丸180g，每次服6g，每日服3次。二诊：服药不久，月经来潮，周期5天，经量中等，颜色暗红，诸症减轻。视其舌色仍然红绛、脉沉而略涩。此乃干血尚未尽化，瘀热犹存之象，令其仍服"大黄䗪虫丸"。观其诸症皆愈，又疏"圣愈汤"一方（党参、黄芪、生地、川芎、白芍、当归）3剂，以善其后。

按语：本案闭经缘于五劳虚极，内有干血，俗称"干血劳"。《金匮要略》认为"干血劳"多因"食伤、忧伤、房室伤、肌伤、劳伤、经络营卫气伤"，导致瘀血内留所致。瘀血内留，日久则成为"干血"，干血内结，不但使新血不生，而且郁久化热，则更耗阴血。故本证特点是虚、瘀并存，大实而有羸状。瘀血内留，阻于冲任，故见闭经、小腹拘急；阴血亏虚，不能濡润肤面目睛，故两目发黯、面色不华、皮肤干燥角化；溲黄、便干、唇燥、心烦、舌红无苔，则为瘀血化热伤阴之象。本证瘀血虽由虚而致，然瘀血不去，新血不生，正气便无由恢复，故治疗当以祛瘀为主，辅以扶正之品，俾使瘀去新生，病自痊愈。

2. 岳美中医案

张某，男，49岁。秋天出现肝区疼痛不适，食欲减退，疲乏消瘦。次年1月突发高热，体温达40℃，昏迷24小时，伴有呕吐、抽搐等症状，诊断为肝昏迷。入院检查：肝肋下4.5cm，血压110/56mmHg，黄疸指数14μmol/L，谷丙转氨酶220U/L。发现脾肿大，体有肝臭味，肝区疼痛，确诊为早期肝硬化。症见：脉大数有涩象，面黧黑，舌边尖红有瘀斑，目黄，胁痛。诊为血瘀气滞而肝硬。处以大黄䗪虫丸，每日2丸，早晚各服1丸，并用《冷庐医话》化瘀汤，每日1剂。计服䗪虫丸240丸、化瘀汤180剂，其间柴芍六君子汤加当归、瓦楞、橘叶，1年后肝脾已不能扪及。

按语：肝硬化、脾肿大，见脉涩、舌边尖有瘀斑，乃久病入络在血，用大黄䗪虫丸合化瘀汤，令瘀消结散，病渐向愈。

3. 白炳森医案

王某，男，47岁。患肝炎5年余，前年见胁痛、腹水、鼻衄、肌衄，经诊断为肝硬化腹水、脾亢，治后症状好转。近两个月来又右胁刺痛，腹胀，纳呆，鼻衄，面色晦黯。查两胁拒按，肝肋下二指，剑突下五指，脾肋下五指，血小板5万/μL。舌体胖大、色紫黯、有瘀点、苔厚腻，脉沉弦滑细。用大黄䗪虫丸，早晚各1丸，配服三甲散（穿山甲、龟板、鳖甲各等分）。服药后泻下棕褐色黏冻状大便，污气逼人。1个月后诸症悉减，腹胀消退。查肝脾缩小二指，血小板8.3万/μL。连服两个后改服归脾丸、逍遥丸、三甲散，半年告愈。随访多次，未见复发，并可参加体力劳动。

按语:《医学入门》曰:"凡胀初起是气,气下走则阻塞血行,久而成水。"本例素性躁急,肝气郁滞过久,脾胃受损,遂成血瘀气滞痰凝,故见右胁刺痛,肝脾肿大。既有瘀血,新血难以生成,纵有生成,然脉络受阻难以运送,故面色晦黯,肌衄,鼻衄。大黄䗪虫丸缓中补虚,祛瘀生新,药中肯綮,故疑难之疾迎刃而解。

【名家方论】

1. 明·李中梓《删补名医方论》:劳伤之证,肌肤甲错,两目黯黑,此内有瘀血者也,瘀之日久,则必发热,热涸其液,则血干于经隧之间,愈干愈热,愈热愈干,而新血皆损,人之充养百骸光华润泽者,止藉此血,血伤则无以沃其肤,故甲错也,目得血而能视,血枯则无以荣其目,故黯黑也,仲景洞见此证,补之不可,凉之无益,而立此方。经曰:血主濡之,故以地黄为君,坚者削之,故以大黄为臣,统血者脾也,脾欲缓急,食甘以缓之,又酸苦涌泄为阴,故以甘、芍、桃仁为佐,咸走血,苦胜血,故以干漆之苦、四虫之咸为使,夫浊阴不降,则清阳不升,瘀血不去,则新血不生,今人遇一劳证,便用滋阴之药服而不效,坐以待毙,术岂止此耶。

2. 明·吴昆《医方考》:腹胀有形块,按之而痛不移,口不恶食,小便自利,大便黄色,面黄肌错者,血证谛也,此丸与之。腹胀有形块,按之而痛移者,气与火也。今痛不移,则属有形矣。然食与血皆有形,食而腹胀则恶食,今不恶食,则知其为血矣。小便自利者,血病而气不病也;大便色黑者,病属于阴也;面黄肌错者,血病则不能荣养其容,濡泽其肤,故令萎黄甲错耳。大黄,攻下之品也,引以干漆、虻虫、蛴螬、水蛭、䗪虫、桃仁之辈,则入血而攻血;芍药、地黄生新血于祛瘀之际;杏仁、甘草致新气于逐败之余;而黄芩之苦,又所以厚肠坚胃,而不为攻下所伤耳。

3. 清·徐彬《金匮要略论注》:五劳者,血、气、肉、骨、筋各有虚劳病也,然必至脾胃受伤而虚乃难复。故虚极则羸瘦,大肉欲脱也;腹满,脾气不行也;不能饮食,胃不运化也。其受病之源,则因食、因忧、因饮、因房室、因饥、因劳、因经络荣卫气伤不同,皆可以渐而至极。若其人内有血在伤时溢出于迥薄之间,干而不去,故使病留连,其外证必肌肤甲错。甲错者,如鳞也。肝主血主目,干血之气内乘于肝,则上熏于目而黯黑。是必拔其病根,而外证乃退。故以干漆、桃仁、四虫破其血;然瘀久必生热,气滞乃不行,故以黄芩清热,杏仁利气,大黄以行之,而以甘、芍、地黄救其元阴,则中之因此而里急者,可以渐

49

缓，虚之因此而劳极者，可以渐补，故曰缓中补虚，大黄䗪虫丸。

4. 清·张璐《张氏医通》：举世皆以参、芪、归、地等以补虚，仲景独以大黄䗪虫丸补虚，苟非神圣，不能行是法也。夫五劳七伤，多系劳动不节，气血凝滞，郁积生热，致伤其阴，世俗所称干血劳是也。所以仲景乘其元气未离，先用大黄、䗪虫、水蛭、虻虫、蛴螬等蠕动吸血之物，佐以干漆、生地、桃仁、杏仁行去其血，略兼甘草、芍药以缓中补虚，黄芩开通瘀热，酒服以行药势，待干血行尽，然后纯行缓中补虚之功。

5. 清·尤在泾《金匮要略心典》：虚劳症有挟外邪者，如上所谓风气百疾是也；有挟瘀血者，则此所谓五劳诸伤、内有干血者是也。夫风气不去，则足以贼正气而生长不荣；干血不去，则足以留新血而渗灌不周，故去之不可不早也。此方润以濡其干，虫以动其瘀，通以去其闭，而仍以地黄、芍药、甘草和养其虚，攻血而不主专于血，一如薯蓣丸之去风而不着意于风也。喻氏曰：此世俗所称干血痨之良治也。血瘀于内，手足脉相失者宜之。兼入琼玉膏补润之剂尤妙。

6. 清·王子接《绛雪园古方选注》：仲景治以大黄䗪虫丸，君以大黄，从胃络中宣瘀润燥，佐以黄芩清肺卫，杏仁润心营，桃仁补肝虚，生地滋肾燥，干漆性急飞窜，破脾胃关节瘀血，虻虫性升入阳分破血，水蛭性下入阴分逐瘀，蛴螬去两胁下坚血，䗪虫破坚通络行伤，确有神功，故方名标而出之，芍药、甘草扶脾胃，解药毒。缓中补虚者，缓舒也，绰也，指方中宽舒润血之品而言也。

【现代用量参考】大黄（蒸）十分（7.5g），黄芩二两（6g），甘草三两（9g），桃仁一升（24g），杏仁一升（24g），芍药四两（12g），干地黄十两（30g），干漆一两（3g），虻虫一升（24g），水蛭百枚（240g），蛴螬一升（24g），䗪虫半升（12g）。

【现代应用】

1.治疗肝血管瘤

党某，男，57岁。6年前体检诊断为肝血管瘤（0.8cm×1.2cm），两年前出现胁腹隐痛，食后腹胀，复查肝血管瘤（2.4cm×2.6cm），半年前复查肝血管瘤（2.5cm×2.9cm）。刻诊：脘腹隐痛如刺，不思饮食，食后胀饱，恶心嗳气，因情绪异常加重，大便干结，舌质黯淡、苔薄黄，脉沉涩。辨为肝瘀血证与气郁证，治当活血化瘀，理气解郁，给予大黄䗪虫丸与四逆散合方加味。方取大黄8g，黄芩6g，桃仁24g，杏仁24g，生地黄30g，干漆3g，虻虫10g，水蛭20g，䗪虫12g，蛴螬3g，柴胡12g，枳实12g，白芍12g，生山楂30g，炙甘草12g。6

剂。第 1 次煎 35 分钟，第 2 次煎 30 分钟，合并药液。每日 1 剂，分三服。二诊：食后腹胀减轻，以前方 6 剂。陆续以前方治疗 120 余剂，复查肝血管瘤（1.6cm×1.2cm）。变汤剂为散剂，每次 10g，每日 3 次，治疗 6 个月，又复查肝血管瘤（0.5cm×0.3cm）。随访 1 年，病情稳定，未有不适。

按语： 根据脘腹隐痛如刺、脉沉涩辨为瘀血，再根据食后腹胀辨为肝不疏泄，又依情绪异常加重辨为气郁，以此辨为肝瘀血证与气郁证；方以大黄䗪虫丸活血破瘀，以四逆散理气解郁，生山楂活血散瘀、消食和胃。方药相互为用，以取其效。

2. 治疗肝硬化腹水

原某，男，59 岁，郑州人。有多年慢性肝炎病史，8 年前经 B 超复查又诊断为肝硬化，1 年前出现腹水，近因腹水加重前来诊治。刻诊：胁痛腹胀，脘腹痞闷，腹水，两目黯黑，口渴不欲多饮，不思饮食，手足不温，舌质黯淡夹瘀紫、苔薄白略腻，脉沉涩。辨为肝瘀血证与阳虚水气证，治当活血化瘀，温阳利水，给予大黄䗪虫丸与真武汤合方。方取大黄 8g，黄芩 6g，桃仁 24g，杏仁 24g，生地黄 30g，干漆 3g，虻虫 10g，水蛭 20g，䗪虫 12g，蛴螬 3g，白芍 9g，白术 6g，生姜 9g，茯苓 9g，附子 5g，炙甘草 9g。6 剂。第 1 次煎 35 分钟，第 2 次煎 30 分钟，合并药液。每日 1 剂，分三服。二诊：腹胀减轻，以前方 6 剂。三诊：小便增多，腹水减少，大便溏泄，减大黄为 6g，以前方 6 剂。四诊：手足转温，大便正常，以前方 6 剂。五诊：口渴止，以前方治疗 20 剂。六诊：腹水基本消除，以前方治疗 20 剂。七诊：腹水消退，其他诸症基本消除，以前方变汤剂为散剂，每次 10g，每日 3 次。随访两年，一切尚好。

按语： 根据胁痛腹胀、脉沉涩辨为瘀血，再根据手足不温、舌质淡辨为阳虚，又依腹水辨为水气内停，以此辨为肝瘀血证与阳虚水气证；方以大黄䗪虫丸活血破瘀，以真武汤温阳利水，方药相互为用，以奏其效。

3. 治疗黄疸（胆总管坏死性肝炎后结节性硬化症）

钱某，女，63 岁。因形寒发热，巩膜肌肤黄染明显，谷丙转氨酶急剧升高至 1 000U/L 以上入住某医院，经治疗无好转。转某院普外科行剖腹探查，术中见大量胆汁性腹水，肝脏呈肝炎后结节性肝硬化，肝门部有一肿块，质硬。因无法切除而关闭腹腔，"T"形管引流。术后愈合良好；但黄疸、低热依然。于 1993 年 9 月 2 日保留"T"形管出院，继续西药抗感染治疗。症见：巩膜、皮肤一身悉黄，色晦暗，胃纳极差，时有恶心，右胁疼痛，呻吟不止，小便深如红茶，大便少。右上腹保留引流管尚通，一日约 400mL 绿色胆汁。舌苔薄白、根微黄，脉弦细。病理报告：胆总管少许坏死组织，肝炎后改变。辨证属湿热阻遏中焦，肝胆失于疏泄，乃致气血瘀滞。治法：疏泄肝胆，清利湿热，调气活血。处方：柴胡 10g，小青皮 6g，广郁金 15g，金铃子 10g，延胡索 10g，茵陈 15g，泽泻 12g，蒲公英 15g，猪苓 30g，炒川柏 12g，黑山栀 10g，大黄䗪虫丸（包）5g。守方 1 月余，病情大有转机。其间再以原方加减进服，病情逐渐恢复。

按语：久病黄疸，湿热瘀浊郁于肝胆，非疏通泄达，清热消积同时配合祛瘀生新不可。故其运筹帷幄，始终处以疏泄肝胆、清热利湿及活血祛瘀之大黄䗪虫丸为剂，收效较佳。

4. 治疗中风偏瘫

文某，女，57 岁。午夜起床忽觉头目眩晕，手足痿软，不能自控，摔倒床下。症见：口眼向左㖞斜，右侧上下肢瘫软，胸胀气粗，欲语不能，脉沉细涩。家属说晚饭时，曾和邻里发生口角。辨此乃大怒伤肝，气机郁滞，而使脉道不通，血瘀脑中。因予理气开郁，活血通络法。方用：大黄 15g，黄芩 10g，芍药 10g，䗪虫 12g，杏仁 12g，桃仁 10g，生地 12g，干漆 6g，虻虫 6g，水蛭 6g（研分冲），蛴螬 10g，枳壳 6g，乌药 12g，细辛 3g，全瓜蒌 30g，甘草 9g，二帖，嘱其一日夜服完。二诊：患者口已能言，下肢已可屈伸，再于前方中加全虫 9g，僵蚕 9g，鸡血藤 15g，桑寄生 15g。嘱其再服 3 剂。三诊：口眼稍正，下肢扶之能步，上肢亦可活动，唯头晕，腹胀又增，脉弦涩而细，查血压 20.0/12.0kPa（150/90mmHg）。于前方中去细辛、生地、白芍，加木香 10g，陈皮 10g，杜仲 15g，菊花 10g，厚朴 9g。服 5 帖。四诊：诸症皆去，只觉乏力呆食，予逍遥散增损 5 剂而愈。

按语：《内经》曰："大怒则形气绝，而血菀于上，使人薄厥。"此案即因郁怒伤肝，气滞不行而致血瘀脑络。方用大黄䗪虫丸加理气解郁药，于疏利气机中行血祛瘀，故而奏效。

5. 治疗肝癌

刘某，女，25 岁。去年 10 月起肝区胀痛不适，呈阵发性加剧，伴呕吐，消瘦。曾在当地做 CT 等检查诊为"多发性肝癌"。症见：形体消瘦，肝区叩击痛明显，肝大肋下 3cm，舌暗、苔白，脉弦。实验室检查：麝浊 8 单位，麝絮（++++），锌浊 18 单位，谷丙转氨酶正常，澳抗 1∶512。血液流变学提示高黏滞。B 超：肝右叶上下斜径 14.3cm，左叶大小（9.1cm×5.9cm），右后叶见一包块、大小（8.9cm×9.2cm）、边缘不整。西医诊断：多发性肝癌；乙型肝炎。中医诊断为癥瘕，证属瘀血内结。服用大黄䗪虫丸，每次8g，一日3次，并辅以养肝护肝的中西药。服用2个多月后，肝区疼痛基本消失。消瘦、乏力、呕吐等症状明显减轻，肝肋下未触及。实验室检查：麝浊4单位，麝絮（＋），锌浊14单位，谷丙转氨酶正常，澳抗1∶64。B超：肝右叶上下斜径12.7cm，右叶（10.0cm×5.1cm），包块缩小至（7.9cm×8.0cm）。追访1年病情稳定。

按语：本例肝癌患者服用大黄䗪虫丸效果显著，能在短期内改善症状，肝脏和肝癌缩小，肝功能和澳抗明显好转，提示对癥瘕一类血瘀者，本方的破瘀作用可消癥瘕。

【现代药理研究】现代药理研究表明大黄䗪虫丸能够促进肝脏微循环、促进肝细胞再生，具有抗纤维化、降血脂、促进血肿吸收、防止肠粘连、终止早孕、缩短阴道流血时间等作用。用于治疗不稳定性心绞痛、肺纤维化、乙型肝炎、乙型肝炎纤维化、肝硬化后门脉高压、病毒性肝炎、肝硬化、高脂血症、肾病伴高脂血症、糖尿病肾病蛋白尿、肾病综合征、肿瘤、药物流产后遗症、月经病、盆腔炎性疾病、子宫肌瘤等。

水蛭具有抗脑血栓，降血脂，增强心血管的功能，可以消水肿，终止妊娠，抑制肿瘤的增大，对于肾损害有很好的改善作用。另外，因为水蛭素能促进伤口愈合和血液循环，可以用于断肢再植、瘢痕平复、美容护肤等。水蛭素具有抗癌效果，一些抗肿瘤药物使用水蛭来抑制癌细胞生长。

虻虫具有抗血小板聚集、影响血液流变性、抗炎镇痛、抗肿瘤等功效。

䗪虫有抗凝血、抗血栓、扩张血管、调节血脂等作用，用于治疗冠心病、外周血管阻塞性疾病、下肢深静脉血栓等。

大黄药理作用见"鳖甲煎丸"；甘草药理作用见"白虎汤"；黄芩药理作用见"半夏泻心汤"；桃仁药理作用见"大黄牡丹汤"。

【使用禁忌及注意事项】孕妇禁用，皮肤过敏者停服。

九、大建中汤

【方源】《金匮要略·腹满寒疝宿食病脉证治第十》：心胸中大寒痛，呕不能饮食，腹中寒，上冲皮起，出见有头足，上下痛而不可触近，大建中汤主之。

蜀椒二合（炒去汗），干姜四两，人参二两。

上三味，以水四升，煮取二升，去滓，内胶饴一升，微火煎取一升半，分温再服；如一炊顷，可饮粥二升，后更服，当一日食糜，温覆之（现代用法：水煎去滓，加入饴糖30g，溶化，分两次温服）。

【方歌】大建中汤建中阳，蜀椒干姜参饴糖，阴盛阳虚腹冷痛，温补中焦止痛强。

【功用】温中补虚，缓急止痛。

【主治】中阳虚衰，阴寒内盛之脘腹疼痛。心中大寒痛，呕不能食，腹中寒，上冲皮起，出见有头足，上下痛而不可触近，舌苔白滑，脉细沉紧，甚则肢厥脉伏。

【方解】本证多由中阳衰弱，阴寒内盛所致，治疗以温中补虚，降逆止痛为主。寒性收引，阴寒内盛，阳失温煦，故心胸中大寒，拘急作痛，甚则上冲皮起有头足，手不可触近。中寒内盛，胃失和降，故呕而不能食。方中蜀椒温脾胃，助命火，散寒止痛，为君药。以辛热之干姜，温中散寒，助蜀椒散寒之力；饴糖温补中虚，缓急止痛，助蜀椒止痛之功，共为臣药。人参补脾益气，配合饴糖重建中脏，为佐药。

【名家医案】

1. 刘保和医案

韦某，男，40岁，农民。食用凉红薯引发腹痛，热敷并服用姜糖水后痛稍减，夜间腹痛加剧，在炕上来回翻滚，呻吟不止，地上见呕吐物。查腹见胃脘部及脐周时有条状凸起及蠕动，触之痛甚，患者以手护腹，拒绝再按。脉弦紧而迟大，舌淡润、苔白腻。大建中汤恰与本证相应，且患者体壮，方中人参可以不用，余药均可就地取材，遂拟：花椒 10g、干姜 10g。水煎取汁 200mL，冲入红糖 30g，顿服。患者服药后 20 分钟，腹痛见轻，凸起于腹皮的条索状物消失，又过 10 分钟，腹痛完全消失。患者喝热稀粥一碗，痛未再发。

2. 老中医医案

聂某，女，14 岁。体质娇嫩，最喜杂食。初患腹痛，其父以为蛔虫，自购宝塔糖两粒，服后病情恶化，遂抬来就诊。症见腹中绞痛，时轻时重，痛剧时腹内肠鸣，时见突起如头足攻动，剧烈呕吐，时吐蛔虫，大便不通，矢气全无，腹部膨满，不耐触按，外无表证，内无热象，脉沉细而迟，舌苔淡白，中有花点，口唇淡白，面色淡黄，饮啖俱废，病势甚急，西医诊断为蛔虫阻塞。法当温中散寒，大建中气，以大建中汤去饴糖加伏龙肝投之。炒川椒 6g，干姜 4.5g，党参 15g，伏龙肝 30g，煎服。服药后 4 小时许，肠鸣切痛又剧，旋即泻下蛔虫百数十条，腹痛顿减。翌日复诊，腹满痛呕吐肠鸣等症，全部消失，改以六君子汤调理而愈。

按语：（原按）本方川椒散寒，干姜温中，人参大补中气，伏龙肝和胃降逆。且川椒一味，又具安蛔之功，使蛔虫安伏不动，随中气旋转而下，故用于此等虚寒而兼蛔虫病例，最为适宜。其不用饴糖者，殆以蛔虫得甘而动，免致窜扰内脏而难出欤！

3. 张德宏医案

徐某，男，46 岁。寒疝有年，面色无华，就诊时左侧阴囊肿大，患者自诉，常昼出夜缩，劳累、入冬尤甚，饮食较前减少，舌苔薄白，脉沉紧而细，诊断为腹股沟斜疝。寒邪入于厥少两阴，肿块出没无常，属"孤疝"之证，治予温经散寒，以大建中汤加味：小红参 20g（另煎代茶），川椒 5g，干姜 10g，小茴香 5g，乌药 5g，橘核 10g，黄芪 15g，饴糖适量冲服。服 30 余剂后，"疝"不再下垂。后以上方制为丸剂，续服半年，未再复发。

按语：本案辨证眼目是阴囊肿大，昼出夜缩，入冬尤甚，乃阳虚寒盛之候，故以大建中汤加味取效。

4. 老中医姜成才医案

刘某，女，18 岁。患病半年。起初胸脘闷痛，渐次困顿喜卧，多眠睡。近 1 月余来，无论上课或进餐、行路时均不自主地入睡，以致辍学。神经科诊断为"发作性睡病"。刻诊精神困顿，时时入睡，呼之蒙昧，胸腹时时窜痛，余无所苦。舌质淡、苔白润，脉沉缓。治拟温中健脾，大健中阳。人参、蜀椒各 9g，干姜 12g，饴糖 30g，水煎服。服药 5 剂后，胸腹窜痛消失，嗜睡稍减，舌质淡、苔薄白，脉沉缓。原方继进 5 剂，嗜睡大减，精神振作，舌质淡、苔薄，脉沉。更以原法加减服药 10 余剂，诸恙悉平。半年后随访无复发。

按语： 此乃脾胃阳衰，中焦寒甚，阳为阴困，不得舒展，阳入于阴则寐；中阳虚衰，阴寒之气攻冲则胸腹窜痛。

【名家方论】

1. 清·徐彬《金匮要略论注》：心胸中本阳气治事，今有大寒与正气相阻，则痛；正气欲降，而阴寒上逆，则呕；胃阳为寒所痹，则不能饮食；使腹中亦寒，气浮于皮肤而现假热之色，乃上下俱痛而手不可近。此寒气挟虚满于上下内外。然而过不在肾，故以干姜、人参合饴以建立中气，而以椒性下达者，并温起下焦之阳，为温中主方。

2. 清·张璐《张氏医通》：大寒填塞于胸膈之间，不能出纳，是以痛呕不能饮食也。腹中有寒，则汁沫溢于肠胃之外，是以上冲皮起，出见有头足，痛不可触，乃有形之积，聚于空郭之间，故当大建其中，使邪不敢内干于脏也。干姜、人参、胶饴大温补其中土，蜀椒补心气而散胸中之寒，又能消皮肤中之阴聚，总取其辛散耳。

3. 清·尤在泾《金匮要略心典》：心腹寒痛，呕不能食者，阴寒气盛而中土无权也。上冲皮起，出见有头足，上下痛而不可触近者，阴凝成象，腹中虫物乘之而动也。是宜大建中脏之阳，以胜上逆之阴，故以蜀椒、干姜温胃下虫，人参、饴糖补中益气也。

4. 清·唐宗海《金匮要略浅注补正》：胸为阳气出入之位，师云心胸中大寒者，胸中之阳不宣，阴寒之气从下而上也；痛者，阴寒结聚也；呕者，阴寒犯胃也；不能食，腹中满，阴寒犯脾；上冲皮起，出见有头足者，阴寒横逆于中也；上下痛而不可触近者，是寒从中彻上彻下，充满于胸腹之间，无分界限，阳光几乎绝灭矣。扼要以图，其权在于奠安中土，中焦之阳四布，上下可以交泰无虞，故主以大建中汤。方中重用干姜温中土之寒；人参、饴糖建中焦之气；佐以椒性纯阳下达，镇阴邪之逆，助干姜以振中土之阳。服后一炊顷饮粥者，亦温养中焦之气以行药力也。

5. 清·费伯雄《医方论》：非人参不能大补心脾，非姜、椒不能大祛寒气，故曰大建中。又有饴糖之甘缓，以杀姜、椒之辛燥，非圣于医者，不辨有此。

6. 清·柳宝诒《柳选四家医案》：腹中痛甚则有块，平则无形，每每呕吐酸水。此属中虚阳气不运，当与大建中汤；党参、蜀椒、干姜、金橘饼。

【现代用量参考】蜀椒 6g，干姜 12g，人参 6g，饴糖 30g。

【现代应用】

1. 治疗十二指肠球部溃疡

高某某，男，52 岁，1972 年 4 月 3 日就诊。胃病日久，形体消瘦，面色苍白，形寒肢冷，时时作痛，痛处喜按，得食痛减，喜热畏冷，饮食不振，恶心呕吐，口不干，舌淡胖嫩、边有齿印，舌苔薄白微腻，脉沉细。经 X 线钡餐检查：十二指肠球部见有不规则切迹，局部压痛，诊断为十二指肠球部溃疡。治拟温中祛寒，健脾益气，大建中汤治之：党参 30g，白术 15g，干姜 10g，川椒 3g，白芍 10g、炙甘草 8g。服药 7 帖，患者疼痛显著减轻，饮食增加，舌苔已化，舌质较前红润；原方加饴糖，续服 30 余帖，临床症状消失。3 个月后钡餐复透：十二指肠球部切迹消失，无压痛。随访 3 年未再复发。

按语：据现代药理分析，甘草、饴糖中含麦芽糖、少量蛋白质、甜素等，功能补虚建中、缓急止痛，具有抗酸解痉作用，合白芍，可使十二指肠平滑肌松弛；干姜、川椒辛热，能促进消化液的分泌，增加健胃作用，从而达到溃疡愈合的目的。

2. 治疗瘕聚（鬼头）

傅某，女，42 岁，1986 年 1 月 27 日来诊。主诉：自觉少腹有气闷上冲两三年，而且腹部常有一肿块，时消时现。平时怕冷，呃逆，上腹胀满，排气少，舌淡蓝，脉滑缓。证属中焦虚寒，寒邪上冲，故出现"头足、鬼头"，温中散寒，益气降逆，大建中汤加味。党参 30g，川椒 12g，干姜 9g，赤石脂 30g，木香 9g，槟榔 9g，姜半夏 9g，陈皮 9g，3 剂。二诊：气上冲，呃逆均见减，排气较多，腹胀亦减。守上方，加仙茅、仙灵脾各 9g，6 剂。三诊：诸症已愈，上方 6 剂以巩固疗效。

按语：本例中医诊治前曾进行过 B 超检查，腹部未见异常，且腹部肿块时隐时现，亦说明非肿块，可能是肠管阵发性收缩所致，此病西医认为非器质性病变，而患者颇痛苦，服大建中汤确有良效。

3. 治疗胃下垂

丁某某，女，36 岁，1974 年 3 月 3 日就诊。形体消瘦，四肢不温，腹部疼痛，食后脐下饱胀，入冬尤甚，时欲泛吐清水，大便时溏，病已五载。经胃透，胃小弯在髂嵴联线下 5cm。舌苔薄白、质胖嫩，脉细弱，诊断为胃下垂。治宜补中益气，以李东恒补中益气原方治之，服药 20 余帖，疼痛仍未缓解，食后饱胀如故，后改用大建中汤加味。处方：川椒 5g，干姜 10g，山萸肉 5g，附片 3g，饴糖（冲服）30g，小红参（煎汤代茶）9g。服药两个月，疼痛消失，饮食增加，食后不再饱胀。经钡餐复查，胃位置中等，患者体重增加八斤。

按语： 本病例初用补中益气，升举中阳，其效不佳，而改用温建中阳获显效，关键在于气虚与阳虚的辨证。一般认为气虚可导致中气下陷，内脏下垂，其次阳虚导致脏腑机能活动的衰退，同样可出现内脏下垂。最后，气虚的临床症状可单独出现，而阳虚者必兼有气虚诸证。善治气虚者可先温其阳，阳旺气自生。故用温中祛寒法而奏效。

4. 治疗睾丸鞘膜积水

王某某，男，29岁，1975年9月7日就诊。右侧阴囊肿大已两个月，来院就诊时，睾丸肿大如鸡蛋，坠胀难忍，行走困难。患者自诉阴茎经常寒冷，且有早泄，小便频数，时有遗溺，经做透照试验，见有红色透光现象。舌淡苔白，脉细。诊断为睾丸鞘膜积水，拟予行鞘膜外翻手术，患者有思想顾虑而改用中药治疗：西潞参30g，川椒8g，干姜10g，吴茱萸5g，小茴香5g，荔子核10g，橘核10g，车前子（包）6g。服药14帖，阴囊水肿逐渐吸收缩小；服药30余帖，积液消失而愈。

按语： 本病所出现的症状与祖国医学中的"水疝"相吻合。张景岳认为："疝气之病，有寒证，亦有热证，然必因先受寒湿，或犯生冷，致邪聚阴分，此其肇端之始，则未有不因寒湿而致者。"故本案用大建中汤加味，温经散寒，行气利湿而获效。

【现代药理研究】 大建中汤可用于治疗胃溃疡、肠粘连、胆绞痛、胰腺炎、慢性浅表性胃炎及功能性便秘与腹胀。

蜀椒小量有轻度利尿作用，但大剂量可抑制尿排泄。在临床上可用于治疗血吸虫病、蛔虫性肠梗阻、鱼鳞病。

干姜具有抗氧化、解热抗炎、抗病原体、保肝利胆、抗肿瘤、抗溃疡、改善局部血液循环等作用，临床上用于治疗头晕、妊娠呕吐、咳嗽、哮喘、阴疽等。

饴糖有滋养、止咳、止腹绞痛作用。

人参药理作用见"半夏泻心汤"。

【使用禁忌及注意事项】 实热内结，湿热积滞，阴虚血热等导致的腹痛忌用。

十、当归四逆汤

【方源】《伤寒论》第351条：手足厥寒，脉细欲绝者，当归四逆汤主之。

当归三两，桂枝三两，芍药三两，细辛三两，大枣二十五枚（擘，一法十二枚），通草二两，甘草二两（炙）。

上七味，以水八升，煮取三升，去滓，温服一升，日三服。

【方歌】当归四逆芍桂枝，细辛甘草通草施，血虚寒厥四末冷，温经通脉最相宜。

【功用】温经散寒，养血通脉。

【主治】血虚寒厥证。手足厥寒，或腰、股、腿、足、肩臂疼痛，口不渴，舌淡苔白，脉沉细或细而欲绝。

【方解】本方原治手足厥冷，脉细欲绝之证。此系血虚受寒，血寒凝滞，血弱不充养四肢，寒阻阳气不得温煦四末，则见手足厥寒，脉细欲绝之证。但虽脉细而不见其他阳微阴盛表现，可知是寒在经脉，血脉不利所致。此时既要温经散寒，又要养血通脉。本方以桂枝汤去生姜，倍大枣，加当归、通草、细辛组成。血虚寒凝，故用甘温之当归，归经入肝，补血和血，为温补肝经要药；桂枝辛温，温经通脉，以祛经脉中客留之寒邪而畅通血行，两味共用为君，是养血温通之法。以白芍、细辛为臣，白芍养血和营，与当归相合，补益营血，与桂枝相伍，内和气血；细辛辛温，外温经脉，内温脏腑，通达表里，以散寒邪，可助桂枝温经散寒。通草为佐，以通经脉。甘草、大枣味甘，益气健脾，调和诸药，重用大枣，既助归、芍补血，又防桂、辛之燥烈太过，免伤阴血，是以为使。诸药合用，温而不燥，补而不滞，共奏温经通脉之功效，使阴血充，客寒除，阳气振，经脉通，手足温而脉亦复。

【名家医案】

1. 李克绍医案

杜某某，男，20岁。患者幼年曾患小儿麻痹症，成年后两下肢较细，并软弱无力，行动吃力，走路要拄双拐。每至冬季，即四肢发凉，尤其两下肢极不耐冷，最易受冻伤。此乃气血虚弱，抵抗力太差，在冬季阳衰阴盛之际，气血更不能畅行于四末所致。今又值冬令，前证加重。仍宜益血通阳为治，方用当归四逆汤原方。连服数剂，即觉两下肢转为温暖，耐寒力亦有所增强。

按语：世人多谓痿多属热，然在临证时，万不可武断也。《景岳全书·痿》认为痿"又非尽为火证""元气败伤则精虚不能灌溉，血虚不能营养者，亦不少矣。若概从火论，则恐真阳衰败，及土衰水涸者，有不能堪"。本案患痿日久，兼四肢发凉，乃血虚有寒也，以当归四逆汤养血散寒，待下肢阳至血充，则痿自起。

2. 刘渡舟医案

白某，女，32岁。深秋季节，在田间劳动时，适值月经来潮，因在野外就厕，当时自觉寒风吹袭下体，冷冽非常。不久即出现少腹冷痛，腰痛如折，难以忍耐。舌苔白润，脉弦细。此属经期风寒入客厥阴，络脉瘀滞而为病。当归12g，桂枝12g，赤芍9g，细辛6g，通草6g，大枣7枚，鸡血藤12g，石楠藤12g。服药仅两剂而痛止。

按语：当归四逆汤是治疗厥阴血虚寒证的主方。厥阴属肝，肝体阴而用阳，主藏血液，所以肝虚多以血虚为主。血虚则失其温煦之能，因而生寒，用当归四逆汤养血散寒以治之。若其人内有久寒，或沉寒冷积，或中焦寒饮，则在方中加吴茱萸、生姜以温散沉寒。

3. 赵守真医案

刘妇，年四旬余。体素虚弱，某日农作过劳，傍晚归途遇雨，衣履尽湿，归仅更衣，不甚介意。晚间又经房事，而风雨之夜，寒气砭骨，夜半时起如厕，未久，睡感寒甚，数被不温，少腹拘急绞痛，次第加剧，待至天将明时，阴户遂现紧缩，自觉向腹中牵引，冷汗阵出，手足厥冷，头晕神困，不能起立，服药鲜效。其夫来迎治，脉象微细，舌润不温，乃一阴寒证也。其夫且曰："内子阴户收缩，成一杯大空洞形，时流清液，令人见而生畏。"吾曰："病虽奇，治尚易，近村魏妇病与相若，曾一方即愈，毋用惊惧。"乃书与当归四逆加吴茱萸生姜汤，嘱一日服完两大剂，并用艾灸气海、关元十余灶，又锡壶盛开水时熨脐下。次日往视，已笑逐颜开，操作厨下，惟身觉略倦而已。

按语：缩阳是男性阴茎向腹内缩入；缩阴是女性阴户向腹内缩入，多由肝肾虚损，复为贼风所袭，或房事后感寒而作。《灵枢·经脉》曰："肝足厥阴之脉……过阴器，抵少腹。"《素问·至真要大论》曰："诸寒收引，皆属于肾。"该妇冒雨后又经房事，房事后复如厕，致使寒犯肝肾，阴户内缩。予当归四逆加吴茱萸生姜汤温暖肝肾，驱散寒邪，十分契合，故有奇效。

4.俞长荣医案

陈某，40岁。月经一向后至，量少，色暗红，近停经已4个月。初疑为受孕，但历时许久未见腹中动静，且常觉少腹疼痛，知为经闭而非妊娠，故来就医。近十余日少腹疼痛逐渐频剧，初只在夜间痛，现昼夜均痛。其痛绵绵，每日有三至五次加剧。常感胃脘痞闷，涎增多，时时欲呕，肢末常冷，面色苍白，唇及眼睑下呈暗紫色。舌苔白滑，脉象虚涩。诊为寒阻中焦，气血凝滞。治拟温运中阳，通调气血。处方：当归9g，酒杭芍6g，桂枝9g，木通9g，半夏9g，生姜9g，吴茱萸6g，炙甘草6g，细辛2g，大枣3枚。3剂，隔日服1剂。只服此3剂，月经即潮。

按语：经闭、腹痛、唇暗、肢冷，血虚寒凝经闭之象。夫气血来源于中焦，而胃脘痞闷，口涎增多，则知中焦有寒，因不能鼓舞气血化生，故诸症缠绵不休，日且益进。用当归四逆加吴茱萸生姜汤以温胃散寒，活血通经。待土暖气转，寒去血行，脉道畅通，则经自行矣。

5.周德禄医案

庞某，女，41岁。秋季以来接触冷水即出现手足麻痒、红肿灼痛。入冬手指红肿不能屈伸，小腿、足有红斑，对称，越时八载。用当归四逆汤加红花、干姜20余剂，痊愈，两年未再犯。

按语：本方配干姜以鼓阳外达，伍红花以活血散瘀，使阳气健行，气血循环无所阻滞，则红斑自消，疼痛自愈。

【名家方论】

1.金·成无己《注解伤寒论》：《内经》曰：脉者，血之府也。诸血者，皆属心。通脉者，必先补心益血。苦先入心，当归之苦，以助心血；心苦缓，急食酸以收之，芍药之酸，以收心气；肝苦急，急食甘以缓之，大枣、甘草、通草之甘，以缓阴血。

2.明·许宏《金镜内台方议》：阴血内虚，则不能荣于脉，阳气外虚，则不能温于四末，故手足厥寒，脉细欲绝也。故用当归为君以补血，以芍药为臣辅之而养营气，以桂枝、细辛之苦以散寒温气为佐，以大枣、甘草之甘为使而益其中，补其不足，以通草之淡而通行其脉道与厥也。又曰：四逆汤加减者共七方，皆用干姜、附子为主，独当归四逆汤皆不用姜附，何耶？答曰：诸四逆汤中用姜附者，皆治其阳虚阴盛之证，独当归四逆汤治阴血虚甚，手足厥寒，脉微欲绝者，故用当归为主，不用姜附。

3. 明·方有执《伤寒论条辨》：当归、芍药，养血而收阴；通草、细辛，行脉而通闭；桂枝辛甘，助阳而固表；甘草、大枣，健脾以补胃。夫心主血，当归补其心，而芍药以收之；肝纳血，甘草缓其肝，而细辛以润之；脾统血，大枣益其脾，而甘草以和之。然血随气行，桂枝卫阳，气固则血和也。

4. 清·王子接《绛雪园古方选注》：当归四逆，不用姜、附者，阴血虚微，恐重劫其阴也。且四逆虽寒，而不至于冷，亦唯有调和厥阴，温经复营而已。故用酸甘以缓中，则营气得至太阴而脉生；辛甘以温表，则卫气得行而四末温，不失辛甘发散之理，仍寓治肝四法。如桂枝之辛以温肝阳，细辛之辛以通肝阴，当归之辛以补肝，甘、枣之甘以缓肝，白芍之酸以泻肝，复以通草利阴阳之气，开厥阴之络。

5. 清·吴谦《医宗金鉴》：凡厥阴病，必脉细而厥。以厥阴为三阴之尽，阴尽阳生，若受邪则阴阳之气不相顺接，故脉细而厥也。然相火寄居于厥阴之脏，经虽寒而脏不寒，故先厥者后必发热也。故伤寒初起，见手足厥冷，脉细欲绝者，皆不得遽认为虚寒而用姜、附也。此方取桂枝汤，君以当归者，厥阴主肝为血室也；佐细辛味极辛，能达三阴，外温经而内温脏；通草性极通，能利关节，内通窍而外通营；倍加大枣，即建中加饴用甘之法；减去生姜，恐辛过甚而迅散也。肝之志苦急，肝之神欲散，甘辛并举，则志遂而神悦，未有厥阴神志遂悦，而脉细不出，手足不温者也。不须参、苓之补，不用姜、附之峻者，厥阴、厥逆与太阴、少阴不同治也。

【现代用量参考】当归12g，桂枝9g，芍药9g，细辛3g，通草6g，大枣8枚，炙甘草6g。

【现代应用】

1. 治疗膝关节疼痛

仇某，男，40岁。双膝关节疼痛3天。症见：膝关节疼痛，行走困难，外观不红肿，局部皮温正常，胃纳好，睡眠可，二便正常，舌脉未见异常，既往无关节炎病史。中医诊断：痹证，考虑寒湿凝滞经络。拟当归四逆汤原方：当归60g，桂枝15g，白芍15g，细辛10g，通草10g，生甘草10g，大枣5枚。5剂，水煎服，每日1剂。3剂药后膝关节疼痛减轻，5剂服完疼痛消失。

按语："手足厥寒，脉细欲绝者，当归四逆汤主之""若其人内有久寒者，宜当归四逆加吴茱萸生姜汤主之"，其中"手足厥寒""脉细欲绝""内有久寒"是本方证关键。从构成本方的药证分析，不难发现本方即桂枝汤去生姜加当归、细辛、通草。方中当归可以养血止痛，细辛解表散寒。大凡经络脏腑沉寒痼疾用之可驱；通草用意不太好解，教材谓其通经脉以畅血行，这样解释似乎有假药物功效主治简单堆砌以随文敷衍之嫌，笔者认为可能和四肢末梢血液循环不畅导致的局部水肿有关，如冻疮常常见有手背肿胀。综上所述，全身疼痛（头、胸、少腹、四肢），尤其以四肢关节的沉寒痼疾疼痛（如多年关节疼痛，遇冷加重等），或肿胀，脉沉细是本方证特征。

2. 治疗痛经

患者，女，17岁。两年来每逢月经来潮前2～3天即开始小腹疼痛，有时疼痛难忍，服止痛药后缓解，经净后疼痛消失。症见：面色萎黄，形体较瘦，食欲不振，小腹冷感，喜温喜按，平素有贪凉饮冷的习惯，舌淡，脉细涩。证属血虚寒凝胞宫，胞脉阻滞不通。治当温经散寒，养血通脉。方用当归四逆汤化裁：当归15g，白芍12g，川芎9g，川牛膝12g，香附10g，桂枝9g，川楝子9g，延胡索10g，细辛3g，甘草3g，高良姜9g，大枣5枚。服药3剂后疼痛消失，又嘱每次经前服3剂。连服3个月经周期，告愈。

按语：当归四逆汤本为治疗厥阴病的方剂，其证手足厥寒者乃阳气不足，寒邪内中，经络阻塞，不温四末；脉细欲绝者乃阴血内虚，经行不利所致。本方即桂枝汤去生姜倍大枣加当归、细辛而成。当归、白芍养血和营，桂枝、细辛温经散寒，甘草、大枣补益中气。全方具有和厥阴以散寒之功，调营卫以通阳气之效。笔者师其意运用于临床，所治三案其一为寒客上肢末端；其二为寒客胞宫；其三为寒客腰腿。皆用当归四逆汤化裁治疗，取其温经散寒、养血通脉之功。凡属气血亏虚、寒客经脉为患的疾病，只要把握病机，随症加减，均可收到异病同治、药到病除之功。

3. 治疗高血压失眠

商某，女，23岁。血压升高1月余。症见：患者面白瘦弱，血压140/80mmHg，睡眠差，难以入睡，睡后易醒，伴头痛，头晕、头胀，经期易延后，舌淡、苔薄白，脉沉细。辨病属不寐，辨证为血虚寒凝，方选当归四逆汤加减：内服当归30g，桂枝15g，炒白芍15g，通草12g，川芎12g，细辛3g，炙甘草9g，吴茱萸12g，生姜3片，茯苓30g。7剂。每日1剂，水煎服，早晚分服。二诊：服药7剂后，睡眠改善，舌淡苔白略黄，脉沉细数。上方加柴胡12g，枳壳12g，泽泻12g，炒白术15g。7剂，每日1剂，水煎服，早晚分服。三诊：诸症趋愈，自测多次血压（125～135）/（75～82）mmHg，舌淡红、苔薄白，脉沉细。守方继服12剂，患者无明显症状，未再服药。

按语：本案为失眠、高血压患者。患者瘦小，面色偏白，体质偏弱，属当归、桂枝体质，其脉沉细，与高血压病患者典型肝阳上亢之证脉证不符，应遵其主诉、主症辨证施治。在问诊及脉诊过程中发现，诊室温度尚可，然患者双手冰凉，且患者诉其经期易延后，脉诊为沉细脉，从手足厥寒，脉细欲绝，当选当归四逆汤。患者瘦弱，素体阳虚，内有寒邪，寒邪凝滞，使脏腑失于温阳，气虚血少，冲任不足，血海不能如期溢满，故平素经期易延后。气血不足，心神失养，故入睡困难、睡后易醒；患者双手冰凉，脉沉细，此乃荣气不足，血少之症。

4. 治疗视物模糊

李某，女，55岁。有糖尿病、脑梗死病史。患者生气后出现视物重影，易激惹，平素手足冰冷，舌胖质淡红、苔薄白，舌下静脉迂曲，脉微细。辨证为肝郁血虚兼瘀，方选当归四逆汤合四逆散加减：当归30g，桂枝15g，炒白芍15g，细辛9g，通草12g，川芎12g，干姜9g，柴胡15g，枳壳12g，炙甘草9g。5剂，水煎服，每日1剂，早晚分服。二诊：仍有视物重影，手足凉减轻。舌下静脉迂曲，脉沉细。上方去枳壳加枸杞子30g，炮附片6g。7剂，水煎服，每日1剂，早晚分服。三诊：继服7剂，诸症消除而愈。

按语：本案从手足厥寒、脉微欲绝之变证入手，患者平素手足冰冷，脉微细，兼有视物重影之症。眼同手足，均为气血运行的末端。孤证难立，数证并存，即可锁定当归四逆汤方。阴血不能荣于四末，故有视物重影、手足冰冷之症。患者生气后发病，此乃肝郁之症，合用四逆散疏肝解郁。辨证施治，直达病所，故疗效显著。

【现代药理研究】 现代药理研究表明当归四逆汤具有增强心肌收缩功能、抑制血凝、改善循环、扩张外周血管、促进血栓溶解、镇痛解痉及降低血液黏滞度等作用。临床用于治疗糖尿病周围神经病变、冠状动脉粥样硬化性心脏病、消化性溃疡、类风湿关节炎、肩周炎、膝关节骨性关节炎、闭塞性脉管炎、雷诺病、痛经、慢性盆腔炎、子宫内膜异位症等。

通草有利尿、促进乳汁分泌、调节免疫、抗氧化、抗炎和解热等作用。

当归具有改善冠状动脉循环、抗血栓、刺激骨髓造血、增强免疫、抗肿瘤、抗辐射、平喘等作用。用于治疗妇科疾病、胃肠道疾病、心脑血管疾病、肾系疾病、皮肤病、风湿性疾病，以及腹痛、头痛、关节痛、周围血管病、痛风、产后痹痛、带状疱疹后神经痛等。

细辛除具有基于传统功效的镇痛、抗炎、止咳、平喘等药理活性外，还具有抗病毒、抗菌、镇静、抗氧化、抗抑郁、降血压、抑制癌细胞等作用，临床可以用于治疗慢性支气管炎、变异性心绞痛、病态窦房结综合征、老年下肢动脉硬化症、类风湿关节炎、坐骨神经痛、头痛、三叉神经痛，以及脉管炎、椎间盘突出、肩周炎等，也可用于治疗骨膜炎、过敏性鼻炎、牙痛、复发性口疮、口腔溃疡，以及痛经、阳痿等。

桂枝、白芍药理作用见"鳖甲煎丸"；甘草药理作用见"白虎汤"；大枣药理作用见"半夏泻心汤"。

当归四逆汤无显著毒副作用，未报道有明显的不良反应。

十一、附子汤

【方源】《伤寒论》第304条：少阴病，得之一二日，口中和，其背恶寒者，当灸之，附子汤主之。

《伤寒论》第305条：少阴病，身体痛，手足寒，骨节痛，脉沉者，附子汤主之。

附子（炮，去皮，破八片）二枚，茯苓三两，人参二两，白术四两，芍药三两。

上五味，以水八升，煮取三升，去滓，温服一升，一日三次。服药前先灸之。

【方歌】附子汤中人参苓，白术芍药加方中；祛除寒湿温脾肾，主治肢冷身体痛。

【功用】温经散寒。

【主治】寒湿内侵，身体骨节疼痛，恶寒肢冷，苔白滑，脉沉微。

【方解】在附子汤中，炮附子辛甘大热，具有回阳救逆、补火助阳、散寒止痛的功效，"为回阳救逆第一品药"；人参补益元气，复脉固脱；茯苓、白术健脾化湿，且白术可增强附子祛寒湿之邪的功效；芍药和营止痛，以监附子之悍。总之，全方诸药合用，共奏温经助阳、祛寒除湿之功。

【名家医案】

1. 俞长荣医案

陈某，男，30岁。初受外感，咳嗽，愈后但觉精神萎靡，食欲不振，微怕冷，偶感四肢腰背酸痛。自认为病后元气未复，未即就医治疗。拖延十余日，天天如是，甚感不适，始来就诊。脉象沉细，面色苍白，舌滑无苔。此乃脾肾虚寒，中阳衰馁，治当温补中宫，振奋阳气，附子汤主之：炮附子9g，白术12g，横纹潞9g，杭芍（酒炒）6g，茯苓9g。服1剂后，诸症略有瘥减，续服2剂。过数日，于途中遇见，病者愉快告云：前后服药3剂，诸症悉愈，现已下田耕种。

按语：脉证所现，里虚寒证无疑，与少阴攸关，断以附子汤取效。

2. 章继才医案

高某，女，48 岁。心悸、心胸不舒数月。症见心悸、心胸憋闷，自汗出，动则甚，易疲乏，时寒时热，颜面青紫，唇舌紫黯，苔薄白，脉沉细而弦，肢微冷。治以温阳补气为法，用附子汤加减：附片 20g（先煮），黄芪 30g，党参15g，白术 15g，茯苓 15g，白芍 10g，桂枝 6g，丹参 20g，牡蛎 20g，水煎服。2剂后症状大减；6 剂心胸舒畅，汗出止，寒热除。宗前方为丸巩固疗效。3 个月后随访，诸症已愈。

按语：阳气虚弱，心下空虚，内动而悸。对少阴虚寒，心阳不振，血脉无主，神无所依而心悸者，可用附子汤温阳补气以主心神。

3. 门纯德医案

张某，女，69 岁，就诊时，口燥言语不利。曾服滋阴润燥之剂，此症有增无减。见：患者面色苍白，四肢厥冷，口燥而不欲饮，脉象沉细，舌干而色淡。此为命门火衰，无力蒸腾之故，处以附子汤 3 剂，治之而愈。

按语：《素问·生气通天论》曰："阳气者，若天与日，失其所则折寿而不彰，故天运当以日光明。"又曰："阴阳之要，阳密乃固。"盖阳密，则邪不能外淫，而精不内亡矣，可见人生当以阳气运。阳气为病，一则暴脱，再则虚衰。暴脱者，应急亟引火归原，仲景多以生附子，但必与干姜相伍；虚衰者，则多以熟附子兴阳温运，缓缓补之。临证余以脉象沉细、四肢厥冷、颜面苍白、不欲饮水为辨阳虚的四大症。凡悉具上症，诸多沉疴，均以附子汤类，拟"兴阳之法"治疗，效验甚广。

4. 李培生医案

李某，男，52 岁。下肢缓纵不遂，不能起床，已有年余，久服四妙、虎潜之类方药无效。今上肢又渐露软弱无力之象，小便有时失禁而不能自止，大便二三日一行而无所苦，舌淡，脉虚，拟温补肾阳，强壮筋骨，通行经络之法。处方用：附子汤加酥炙虎骨、制龟板、鹿角霜、肉苁蓉、炒杜仲、蒸牛膝、桑寄生，并加大活络丹吞服。服药 3 个月，小便失禁已止，肢体稍感有力，但仍卧床不起。续与前方，每服并吞龙马自来丹分许（油炸马钱子、地龙），并嘱其配合针灸、按摩治疗。至次年 7 月来诊，已能扶杖而行。

按语：肝主筋，肾主骨，阳气虚衰而不能温煦，阴液亏乏而不能濡养，阴阳俱虚，筋骨失荣，可导致肢体弛纵不收之痿证。由附子汤合以强壮筋骨，通行经络之品，可以治疗本证。

5. 张长庆医案

张某，女，39岁。13年前曾患产后大出血，经治血止。半年后，右上肢肩下腕上整个部位有痛感，逐渐加重，每于夜半子丑之时痛甚难忍。现症：夜半子丑痛甚，难以入睡，平时汗出湿衣，手足心热，恶心，舌体淡胖、苔白厚腻，脉沉缓无力。证属肾阳虚衰，寒湿内生，流注经络，阻遏气血，不通则痛。治以温阳益气，除湿活血。方用附子汤：制附子30g（另包先煎30分钟），茯苓18g，党参20g，焦白术12g，赤芍12g。水煎服。1剂而痛减，连服30剂后诸症均瘥，随访至今未发。

按语：本案辨证眼目是臂痛子丑时加重，乃肾阳虚衰，寒湿凝滞之候，用附子汤温阳益气，除湿通络，阳复络通则痛止。

6. 苟鼎立医案

张某，女，38岁，3个月前因地上冰滑跌挫损伤，腰腿疼痛，卧床2个月。月经过期未至，小腹疼痛，逐渐加重，过期至35天，阴道流血，色淡量少。头晕恶心，纳差食减，至50天，剧痛不已，前来住院。患者面色青暗，恶寒倦卧，四肢冰冷，昏晕恶心，时吐清水，药食难入，小便清长，大便稀薄，舌质淡、苔薄白，脉沉涩。小腹有拳头大一块物，疼痛拒按，推之不移。四诊合参，辨为阳虚寒凝、气滞血瘀而闭经，经闭日久，酿成癥瘕。急投附子汤加当归助阳温经、散寒止痛。处方：附子6g，人参6g，茯苓9g，白术12g，白芍9g，当归9g，嘱急火煎，分两次温服。翌日复诊，自述服药后全身逐渐温暖，头晕恶心亦减，腹痛微减，惟小腹块物尚无明显变化。晨进稀粥一碗。脉沉弱，舌淡红，皆阳气回转佳象，嘱原方照服两剂。三诊时，疼痛和块物豁然消失，饮食正常，痊愈出院。

按语：常年劳累，阳气日耗，复因跌挫损伤腰肾，阳虚不运，月经停闭，气滞血瘀，久成癥瘕。本案以阳虚为本，血瘀为标，故不用活血化瘀，而用助阳抑阴之附子汤，以达温经散寒而振胞宫之功。

7. 孙长德医案

赵某，女，32岁。白带量多两年余。症见：白带量多而清稀，味腥，淋漓不断，伴腰酸，腹痛而凉，小便清长，月经两个月未潮，舌淡、苔白滑，脉沉迟。证属肾阳不足，阳虚内寒。治以温经通阳，固涩止带为主。方投附子汤加味：附子12g，白术、党参、破故纸各15g，茯苓20g，白芍10g，肉桂6g。连服两剂后，白带大减；守上方加吴茱萸 6g，又服两剂月经来潮，量中、色黯。经净后，守上方去吴茱萸，加鹿角霜 30g，又连服两剂，白带止，后以白带丸善后。

按语： 白带日久，损伤肾气，肾阳不足，阴寒内盛，则带下清稀；血为寒凝，运行不畅，则月经愆期。故以附子汤温经逐寒，加肉桂、破故纸等以助肾阳，暖下焦。

【名家方论】

1. 金·成无己《注解伤寒论》：辛以散之，附子之辛以散寒；甘以缓之，茯苓、人参、白术之甘以补阳；酸以收之，芍药之酸以扶阴。所以然者，偏阴偏阳则为病，火欲实，水当平之，不欲偏胜也。

2. 明·许宏《金镜内台方议》：以附子为君，温经散寒；茯苓为臣，而泄水寒之气；以白术、芍药为佐，而益燥其中；以人参为使，而补其阳，以益其元气而散其阴邪也。

3. 明·吴昆《医方考》：伤寒以阳为主，上皆阴盛，几无阳矣。辛甘皆阳也，故用附、术、参、苓以养阳，辛温之药过多，则恐有偏阳之弊，故又用芍药以扶阴。经曰：火欲实，水当平之。此用芍药之意也。

4. 清·汪昂《医方集解》：肾主骨，寒淫则痛，此一身骨节尽痛，乃阳虚阴盛而生内寒所致，非外寒也。若以外感之痛治之，则杀人矣。故用参、附助阳而胜肾寒，加芍药敛阴以为阳之附也。

5. 清·王子接《绛雪园古方选注》：附子汤，少阴固本御邪之剂，功在倍用生附，力肩少阴之重任，故以名方。其佐以太、厥之药者，扶少阴之阳，而不调太、厥之开阖，则少阴之枢终不得和，故用白术以培太阴之开，白芍以收厥阴之阖，茯苓以利少阴之枢纽。独是少阴之邪，其出者从阴内注于骨，苟非生附，焉能直入少阴注于骨间？散寒救阳尤必人参佐生附，方能下鼓水中之元阳，上资君火之热化，全赖元阳一起，而少阴之病霍然矣。

6. 清·吴谦《医宗金鉴》：少阴为寒水之脏，故寒伤之重者，多入少阴，所以少阴一经最多死证。方中君以附子二枚者，取其力之锐，且以重其任也，生用者，一以壮少火之阳，一以散中外之寒，则身痛自止，恶寒自除，手足自温矣。以人参为臣者，所以固生气之原，令五脏六腑有本，十二经脉有根，脉自不沉，骨节可和矣。更佐白术以培土，芍药以平木，茯苓以伐水，水伐火自旺，旺则阴翳消，木平土益安，安则水有制，制则生化，此诚万全之术也。

【现代用量参考】附子（炮，去皮，破八片）18g，茯苓 9g，人参 6g，白术

12g，芍药 9g。

【现代应用】

1. 治疗虚寒型肝炎

毛某，男，38 岁。患者形体消瘦，颜面苍白无泽。自述周身无力，夜寐不安，头晕，腰腿疼痛，右胁胀痛，畏寒肢冷，晨起眼睑及足跗浮肿。其脉沉弱，舌淡苔白。经医院检查：脑磷脂胆固醇絮状试验（++），麝香草酚絮状试验（++），转氨酶 280U/L。西医诊断为"肝炎"，辨证以阳虚寒滞为主，附子汤投之：附子 12g，茯苓 9g，党参 15g，白术 12g，生白芍 9g，水煎饭前服。二诊：患者服药后，腹鸣肠动，愈响愈适，服两剂后，晨起胁痛大减，恶寒、身痛消失。触其双脉仍沉弱，令服附子汤 1 剂、当归四逆汤 1 剂。三诊：诊其脉已滑活，遂令服归脾汤、逍遥散两方各 3 剂，交替服用。两个月后赴医院复查，索得结果，双絮加号消失，转氨酶 16U/L。

2. 治疗不孕不育

班某之妻，32 岁。婚后第二年生一女，逾 13 年不孕。症见：四肢常冷，小腹痛胀，月经不至，全身困倦，嗜睡不眠。脉沉而有力。处以附子汤，隔日 1 剂。服药月余，自谓周身活畅，诸痛消失，经期准，经色暗红，诊其六脉皆沉。令其再服 1 周。经夏，竟顺生一男婴。

按语： 附子汤非能得子，此因妇人纯系下焦虚寒，全身阳气运化不足。治宜兴肾阳，促心阳，周运全身，使后天气血旺盛，自生化育之机，故阴阳搏，方能得子。

3. 治疗脱疽

赛某，男，78 岁。久有气喘，咳嗽，心悸。半个月前突觉双下肢发凉，麻木，疼痛，入夜加重，疼痛难眠。3 天后，双脚变为紫黑色，以活血化瘀中药及西药脉通等，症状仍不能控制，病情急剧恶化多左足大趾溃破，流清稀脓液，剧痛难忍。症见：面色青黑，表情痛苦，剧痛难忍，入夜加重，心悸气喘，下肢冰冷，色呈暗黑，双足背、胫后、腘动脉搏动均消失，股动脉搏动减弱。左足大趾伤口腐烂，流清稀脓液。舌淡苔白多津，脉沉迟无力，脉率 60 次 / 分。证属脱疽，为寒凝气滞，络脉不通所致。治宜温阳益气，活血通络。处方：炮附片、党参、茯苓、黄芪各 30g，白芍、桂枝各 15g，白术 18g，细辛 10g。服药 3 剂，疼痛减轻，夜能入睡 3 ~ 5 小时。上方加当归 30g，再服 20 剂后，伤口缩小，双脚黑色渐退。继服 32 剂，伤口愈合，静止痛消失，腘动脉搏动已能触及。

按语：本案脱疽乃因阳虚寒湿内侵，经脉不通所致，用附子汤以温阳逐寒祛湿，谨慎调理，庶病可愈。据唐氏经验：临床常以本方加减治疗外周血管疾病，如血栓闭塞性脉管炎、动脉栓塞、雷诺病及冻疮见手足寒和脉沉之证者。雷诺病加水蛭、蜈蚣、全蝎；栓塞性病变加水蛭、桃仁、红花；年老体弱酌加当归、黄芪；肢寒甚加细辛、桂枝。

4. 治疗子宫脱垂

朱某，女，32岁。患者自感小腹下坠，白带多，质稀薄，无臭味，已1年余，活动后病情，加重，伴有小腹冰凉，腰酸，疲乏无力。西医诊断为子宫脱垂Ⅰ度，宫颈糜烂Ⅰ度。舌体胖质淡白、苔薄白，脉沉迟。辨证为脾肾阳虚。方用附子汤治疗：附片6g，白术12g，白芍9g，茯苓9g，党参6g。开水煎分两次服。3剂。二诊：白带减少，下坠感轻，小腹冰凉有所好转。舌脉同上。上方继服3剂。三诊：病情好转，脉和缓有力。上方再服3剂。四诊：诸症消失，令其停药观察，至今病未复发。

按语：少阴阳衰，无力系胞；太阴寒湿下注，则胞茎糜烂。用附子汤温少阴之阳而逐太阴寒湿，数投而愈。

【现代药理研究】附子汤具有抗心肌缺血、抗心脏缺氧、增加心肌血流量、提高心肌细胞环核苷酸水平、抑制血小板凝集、降低红细胞膜脂区微黏度等作用。临床用于治疗心血管疾病、风湿类疾病（干燥综合征）、消化系统疾病、代谢类疾病及过敏性鼻炎等。

附子具有抗炎镇痛、强心、抗衰老等作用，常用于治疗心力衰竭、肿瘤等。

白术具有保肝、调节胃肠运动、抗炎症、抗肿瘤、调节免疫系统、降血糖、调节免疫代谢等作用。临床用于治疗肝脏疾病（如肝功能异常、慢性肝炎、肝硬化腹水）、代谢性疾病（高血压、高脂血症、糖尿病及糖尿病胃轻瘫）、胃肠疾病（便秘、大便稀溏、胃癌）、生殖系统妇产科疾病（月经紊乱、妊娠恶阻、妊娠眩晕）、失眠、恶性肿瘤术后及放疗后调养，也可用于卒中、咳嗽、水肿、肛肠疾病、腰痛、泌尿系结石等。

茯苓具有利尿、保肝、抗肿瘤、增强免疫功能、调节胃肠运动功能等作用，临床用于水肿、失眠、腹泻、精神分裂症等的治疗。

白芍药理作用见"鳖甲煎丸"；人参药理作用见"半夏泻心汤"。

【使用禁忌及注意事项】方中附子有毒，应用本方时要注意炮制、剂量和煎煮时间，谨防中毒。

十二、甘草泻心汤

【方源】《伤寒论》第158条：伤寒中风，医反下之。其人下利，日数十行，谷不化，腹中雷鸣，心下痞硬而满，干呕，心烦不得安。医见心下痞，谓病不尽，复下之。其痞益甚。此非结热，但以胃中虚，客气上逆，故使硬也。甘草泻心汤主之。

甘草四两（炙），黄芩三两，半夏半升（洗），大枣十二枚（擘），黄连一两，干姜三两，人参三两。

上七味，以水一斗，煮取六升，去滓，再煎取三升。温服一升，日三服。

【方歌】甘草泻心用芩连，干姜半夏参枣全。心下痞硬下利甚，更治狐惑心热烦。

【功用】益气和胃，消痞止呕。

【主治】伤寒痞证，胃气虚弱，腹中雷鸣，下利，水谷不化，心下痞硬而满，干呕心烦不得安；狐惑病。临床常用于急慢性胃肠炎症、白塞综合征等。

【方解】本方由半夏泻心汤重用炙甘草而成，故名甘草泻心汤。原方中缺人参，当是遗漏。炙甘草甘温扶土，健脾和胃，补益中州之大虚，缓降客气之上逆。佐以人参、大枣，则更增补力。干姜、半夏散寒止呕，黄芩、黄连苦寒清热。本方用药与半夏泻心汤相同，也寓"辛开苦降甘调"之法。诸药合用，共收补脾和胃，消痞止利之功。

【名家医案】

1. 刘渡舟医案

郑某，女，32岁。患病而有上、中、下三部的特点。在上有口腔经常糜烂作痛，而不易愈合；在下有前阴黏膜溃破，既痛且痒；中部则见心下痞满，饮食乏味。问其小便尚可，大便则每日两次犹能成形。切其脉弦而无力，舌苔薄白而润。三部之证由中州发起。辨为脾虚不运，升降失常，气痞于中，而挟有湿蠹蛊之毒。治宜健脾调中，升清降浊，兼解虫毒之侵蚀。处方：炙甘草 12g，黄芩 9g，人参 9g，干姜 9g，黄连 6g，半夏 10g，大枣 7 枚。共服 10 余剂，以上诸症逐渐获愈。

2. 岳美中医案

宋某某，男，55 岁。便秘数月，每饥时胃脘胀痛，吐酸，得按则痛减，得矢气则快然，唯矢气不多，亦不渴。诊见面部虚浮，脉濡缓。投甘草泻心汤加云苓，3 剂后大便稍畅，矢气较多。改投防己黄芪汤加附子 4.5g，1 剂后大便甚，痛胀均减，面浮亦消，唯偶感烧心。原方加云苓又服两剂，3 个月后随访，诸症皆消。

按语： 甘草泻心汤证本为误下太阳成痞兼呕、烦、下利，仲景已指出"此非结热，但以胃气虚，客气上逆"而成，本例诸症无一与甘草泻心汤相符者，且结硬与雷鸣下利则更属对立；而能断然施之者，是因胃气虚馁，湿满于中，针对实质，异病同治。胃气虚馁，急于求食自安，则饥时痛胀并作；滞填中焦，枢机不利，传化迟缓，食物留于肠胃必久而便为之燥。本方加云苓，缓中补虚，升清降浊，服后矢气转多，大便转畅，已收降浊之效，遂以防己黄芪汤补虚，更加附子通阳，祛邪兼顾扶正，中宫既健，传化为常，则诸症瘥。设为因胀而疏通，因胀而宽中，因病而行气，必犯虚虚实实之戒，临证者慎之。

3. 赵锡武医案

郭某，女，36 岁。口腔及外阴溃疡半年，诊断为口、眼、生殖器综合征，曾用激素治疗，效果不佳。据其脉证，诊为狐惑病。采用甘草泻心汤加味。方用：生甘草 30g，党参 18g，生姜 6g，干姜 3g，半夏 12g，黄连 6g，黄芩 9g，大枣 7 枚（擘），生地 30g。水煎服，12 剂。另用生甘草 12g，苦参 12g，4 剂煎水，外洗阴部。复诊时口腔及外阴溃疡已基本治愈。仍按原方再服 14 剂，外洗方 4 剂，患者未再复诊。

4. 胡希恕医案

史某，男，42 岁。反复发作口腔溃疡两年。舌上舌下皆有巨大溃疡，因疼痛不能吃饭及说话，右胁微痛，大便少微溏，舌苔黄厚，脉弦滑。证为上热下寒，治以苦辛开降，予甘草泻心汤：炙甘草 12g，黄芩 10g，干姜 6g，半夏 12g，大枣 3 枚，黄柏 10g，党参 10g。上药服两剂，舌痛已，进食如常，继调半个月而诸症消除。

5. 张德超医案

滕某，男，7岁。夏秋间患赤白痢。一医用逆流挽舟法，热虽减而下痢红白冻积依然。五日来，日夜下痢达一二十次之多，腹痛，下痢红多白少。一医见其不欲食，疑为停食，复下之，痢不减反增，呕吐频仍，不能饮食，举家惊惶，始来商治于余。察之两脉濡弱而右关独弱，舌苔白而质红。辨为胃气重虚，客气上逆，属噤口痢。治法：补中和胃，清化湿热。用仲景甘草泻心汤：甘草 6g，黄芩 6g，黄连 3g，制半夏 9g，党参 9g，生姜 6g，红枣 3 枚。连服两剂，呕吐下痢均减轻。以原方加减，续服 3 剂而安。

按语：大论用甘草泻心汤治"胃中虚，客气上逆"之心下痞硬。本案初为胃肠湿热互结，致成下痢，复因误下胃虚，客气乘虚上逆，致成噤口痢。故用甘草泻心汤补中和胃，清化湿热，其中以生姜易干姜，意在加强止呕作用。

6. 梁惠光医案

刘某，女，5岁。一年多来口角常流涎不止，渍于颐、颜、颈前等处均赤烂如斑，口腔检查未发现病变，惟舌红无苔。此为脾寒胃热。盖脾主运化水液，开窍于口，脾寒则涎液不摄，胃热则渍蚀赤烂。治用甘草泻心汤，以干姜、炙甘草温散寒邪，芩连燥湿清胃热。复加佩兰芳香悦脾。服两剂后，涎液已不外流，红烂皮肤已恢复正常，口角尚有红赤，再服两剂痊愈。

按语：《素问·宣明五气篇》云："脾为涎。"脾寒不运，则津停于内。脾开窍于口，津泛脾窍，则口中流涎不止。阳明胃经，行于颈、面，胃中有热，循经上攻，则令渍于颐、颜、颈、涎之处赤烂如斑，并见舌红无苔热象。治以甘草泻心汤温脾寒而清胃热，两相兼顾。脾阳复，则口涎自止，胃热去则赤斑自消。临床治疗脾冷胃热之滞颐，本方较《医宗金鉴》清热泻脾散为优。

【名家方论】

1. 清·张璐《伤寒缵论》：甘草泻心汤者，即生姜泻心汤，去生姜、人参，而倍甘草、干姜也。客邪乘虚，结于心下，本当用人参，以误而再误，其痞已极，人参仁柔无刚决之力，故不宜用。生姜辛温最宜用者，然以气薄主散，恐其领津液上升，客邪从之犯上，故倍用干姜代之以开痞。而用甘草为君，坐镇中州，庶心下与腹中，渐至宁泰耳。今人但知以生姜代干姜之偕，孰知以干姜代生姜之散哉？但知甘草能增满，孰知甘草能去满哉？

2. 清·柯韵伯《伤寒来苏集》：本方君甘草者，一以泻心而除烦，一以补胃中之空虚，一以缓客气之上逆也。倍加干姜者，本以散中宫下药之寒，且以行芩、连之气而消痞硬，佐半夏以除呕，协甘草以和中。是甘草得位而三善备，干姜任重而四美具矣。中虚而不用人参者，以未经发汗，热不得越，上焦之余邪未散，与用小柴胡汤有胸中烦者去人参同一例也。干呕而不用生姜者，以上焦之津液已虚，无庸再散耳。此病已在胃，亦不曰理中，仍名泻心者，以心烦痞硬，病在上焦，犹未离乎太阳也。心烦是太阳里证，即是阳明之表证，故虽胃中空虚，完谷不化，而不用人参。因心烦是胃实之根，太阳转属阳明之捷路也。凡伤寒中风，下利清谷属于寒，下利完谷属于热。《内经》所云暴注下迫属于热者是也。

3. 清·王子接《绛雪园古方选注》：甘草泻心，非泻结热，因胃虚不能调剂上下，致水寒上逆，火热不得下降，结为痞。故君以甘草、大枣和胃之阴，干姜、半夏启胃之阳，坐镇下焦客气，使不上逆，仍用芩、连，将已逆为痞之气轻轻泻却，而痞乃成泰矣。

4. 清·吴谦《医宗金鉴》：方以甘草命名者，取和缓之意也。用甘草、大枣之甘，补中之虚，缓中之急；半夏之辛，降逆止呕；芩、连之寒，泻阳陷之痞热；干姜之热，散阴凝之痞寒。缓中降逆，泻痞除烦，寒热并用也。

5. 清·陈修园《长沙方歌括》：陈平伯曰：心下痞，本非可下之实热，但以妄下胃虚，客热内陷，上逆心下耳，是以胃气愈虚，痞结愈甚。夫虚者宜补，故用甘温以补虚；客者宜除，必藉苦寒以泄热。方中倍用甘草者，下利不止，完谷不化，非此禀九土之精者不能和胃而缓中。方名甘草泻心，见泄热之品得补中之力，而其用始神也。此《伊尹汤液》所制，治狐惑蚀于上部则声嗄者。方中有人参三两。

【现代用量参考】甘草（炙）四两（12g），黄芩、人参、干姜各三两（各9g），黄连一两（3g），大枣十二枚（4枚），半夏（洗）半升（9g）。

【现代应用】

1. 治疗淋证（急性尿道炎）

李某，男，23岁。5天前感觉小便灼热，继则尿道口红肿，排出脓性分泌物，现排尿困难，曾服尿道消炎药效果不佳。脉来滑数、舌苔薄黄边尖红。半个月前有不洁性交史，遂诊断为热毒外侵，湿热下注尿道之证。治宜清热解毒，燥湿和中。药用：黄连9g，黄芩12g，半夏12g，党参12g，干姜9g，生甘草15g，大枣6枚。5剂后尿道红肿已消，疼痛已减，脓性分泌物已无，再服5剂加猪苓、茯苓、滑石、阿胶、白芍、甘草善后，患者遂告痊愈。

按语：热毒湿气起于中焦，客于下焦，气化失常，小便不利。用方清热解毒燥湿，执中治下，法承《金匮要略》。

2. 治疗舌皲裂

岳某，女，23岁。舌体皲裂疼痛已3年，曾大量服核黄素无效，反而日趋严重，检查发现舌的前2/3均布满横而深的裂纹，大裂纹中间布满浅而短的小纹，似桑葚皮，不能食酸辣刺激性食物，痛苦异常。胃脘经常憋闷，饭后易腹胀。脉左上关滑，右滑。辨证：心火亢盛，中焦痞塞。治则：泻心除烦。处方：炙甘草12g，黄连须6g，黄芩9g，半夏9g，党参15g，干姜3g，大枣3枚。服9剂后，舌体疼痛消失，小短纹减少，深长纹稍变浅。48剂后，小短纹完全消失，深长纹亦消失2/3，剩余条纹变短变浅，食酸辣食物已无痛苦。

按语： 中焦痞塞，阻塞阴阳水火升降之道路，心火隔于上，上灼其窍而见舌体皲裂疼痛。其辨证要点是伴见胃脘痞胀。故治从中焦，斡旋气机，待痞消气转，水升火降，则其病自愈。

3. 治疗失眠

张某，女，58岁。4年来夜不能寐，服用安定片或水合氯醛等能入睡2～3小时，但稍闻声响便醒而不寐，屡治鲜效。症见：彻夜不寐，虽加倍服用安定片亦目不能瞑，不得卧，心烦易躁，疲倦乏力，两目胀满仍突，胸脘痞满嘈杂，口干苦，纳呆不食。症见身体消瘦，面色不华，舌苔黄厚，脉沉细。乃脾胃虚弱，寒热内蕴中焦，上扰心神所致。治宜调理中焦，开结除痞。初用归脾汤、安神定志丸等方治疗不效。复以甘草泻心汤化裁：甘草18g，黄芩、半夏、鸡内金、陈皮、干姜各10g，党参15g，黄连5g，大枣4枚。服药1剂后，自觉胸脘痞满顿开，思食，睡眠略有改善，守方继进20余剂，诸症皆除。

按语：《素问·逆调论》云："胃不和则卧不安。"本案中气虚弱，寒热错杂于脾胃，心神受扰而不寐。故伴有胸脘痞满、不食等症，正与甘草泻心汤"心下痞硬而满，干呕，心烦不得安"之证机相合。病起于胃中不和，故加陈皮、鸡内金以助和胃、健胃之功。

4. 治疗急性胃肠炎

于某，女，36岁。素体强健，1个月前因夜间睡时着凉，翌晨6时突然感到腹痛、肠鸣，随即腹泻，呈水样便，40～50分钟泻下一次，泻如暴注下迫状，频频呕吐水样物，诊为急性胃肠炎。好转出院后复因食冷吐泻复作，呕吐食物，有时夹有血样物，泄下水粪夹杂，时有完谷不化，伴胃脘胀闷，食则甚，形体消瘦，面色萎黄，脱水状。舌尖红、边有齿印、苔白厚微黄稍腻，脉沉、关上弦滑。脉证合参，为中气虚，寒热不调，脾胃升降失职所致。治当缓急补中，和胃消痞止泻。以甘草泻心汤治疗。服 1 剂后呕吐即止，胀满减轻；又继服两剂，大便成形，日行 3 次；再服两剂而诸症皆除，未再复发。

按语： 甘草泻心汤主症乃下利、呕吐、痞满。三证之中，以痞、利为主；痞、利之中，又以下利为主。本案下利日甚，又见脾胃大虚，寒热错杂之候，乃甘草泻心汤证无疑，果两剂而愈。

5. 治疗慢性胃炎、十二指肠球部溃疡

霍某某，男，35 岁。胃脘部疼痛 4 年。诊断为慢性胃炎及十二指肠球部轻度溃疡，服药暂得缓解，近 1 年来病情加重，疼痛时有灼热感，胸胁满闷，饮食减少，嗳气频频，腹中鸣响，形神疲乏，饥则痛甚，食热食甘则痛缓，舌质淡、尖边略红、苔薄腻而略黄，脉弦细无力。此为肝郁脾虚，湿滞热壅，寒热互见，升降失和。治用疏肝健脾，燥湿清热法，以甘草泻心汤加木香、佛手投服 5 剂。服后其病若失，惟有纳谷尚差，遇刺激时胸胁尚感饱闷，又加入鸡内金、谷芽、白芍、隔山撬等再服 5 剂。至今随访，未再复发。

按语： 胃脘疼痛 4 年之久，寒热错杂，脾胃大虚，"谷不化，腹中雷鸣，心下痞硬而满，干呕，心烦不得安"诸症迭现，正中甘草泻心汤证之机。因见胁满、脉弦，故加木香、佛手以疏肝解郁。

【现代药理研究】 药理研究证明，甘草泻心汤可调节胃黏液分泌，改善食管黏膜损伤，提高食管局部抗氧化能力，对反流性食管炎有较好的治疗作用；且能治疗溃疡性结肠炎、保护肝脏、抗口腔溃疡、增强机体免疫力，以及提高机体抗缺氧能力。临床可治疗消化系统、免疫系统、内分泌、皮肤病、口腔等多种疾病。

甘草药理作用见"白虎汤"；生姜、半夏药理作用见"半夏厚朴汤"；黄芩、黄连、人参、大枣药理作用见"半夏泻心汤"。

【使用禁忌及注意事项】 甘草多用，可能会导致泛酸、腹胀及浮肿、血压升高等副作用。

十三、甘姜苓术汤

【方源】《金匮要略·五脏风寒积聚病脉证并治第十一》：肾着之病，其人身体重，腰中冷，如坐水中，形如水状，反不渴，小便自利，饮食如故，病属下焦，身劳汗出，衣里冷湿，久久得之。腰以下冷痛，腹重如带五千钱，甘姜苓术汤主之。

甘草、白术各二两，干姜、茯苓各四两。

上四味，以水五升，煮取三升，分温三服，腰中即温。

【方歌】肾着汤内用干姜，茯苓甘草白术襄，伤湿身重与腰冷，亦名甘姜苓术汤。

【功用】祛寒除湿。

【主治】肾着病。身重，腰下冷痛，腰重如带五千钱。

【方解】方中重用干姜为君，取其辛热之性，温中以散寒湿。再臣以甘淡性平的茯苓，与干姜相配，一热一利，热以胜寒，利以渗湿，使寒去湿消。佐以苦温的白术，健脾燥湿，助茯苓祛湿之力。甘草调和药性，合苓、术补脾助运以祛湿止痛，合干姜辛甘化阳以培土散寒，为佐使之用。四药相伍，温中以散寒，补脾助运以祛湿，使寒湿去而冷重除。

【名家医案】

1. 刘渡舟医案

白某某，女，38岁。体肥而白带反多，且有秽浊气味。久治不愈。视之皆为治湿热之药。切其脉沉缓，视其苔白滑不燥。疏方：白术30g，干姜14g，茯苓30g，炙甘草10g。服至5剂，白带减少大半，至10剂则痊愈。进修学生张君不解，问曰：带为湿浊之邪，味臭秽自是"湿热"所变。先生竟用"肾着汤"之温燥而又反加重干姜之剂量，而不知其理为何也？刘老曰：其人脉沉缓是为阴，是为寒湿，寒湿带下味秽，乃湿郁阳气而使之然。今方去其寒湿，则使下焦阳气不为湿邪所著，是以带止，而味亦自除也。

按语： 妇人带下，属热属寒，当据证而断。本案带下见舌苔白滑不燥、脉象沉缓，更无口渴、溲赤、便结之症，则为阴寒之证。故不可只据带下秽浊味臭而断为有热。前医不识，率用寒药治之，必然久治不愈。本证为脾阳不运，寒湿下注所致，故以《金匮》甘姜苓术汤（又名"肾着汤"）燠土以制水。土健则湿去，脾温则寒除，带下自能痊愈。

2. 刘渡舟医案

迟某，男，50岁。其病为腰腿、两足酸痛，恶寒怕冷，行路则觉两腿发沉。切其脉沉缓无力，视其舌硕大，苔则白滑。沉为阴脉，属少阴阳气虚也；缓为湿脉，属太阴脾阳不振也。本证为《金匮》所述"肾着"之病，为疏：茯苓30g，白术15g，干姜14g，炙甘草10g。此方服至12剂，则两足变热，恶寒怕冷与行路酸沉、疼痛之症皆愈。

按语： 本案腰痛腿沉怕冷，与"肾着病"相符。《金匮要略·五脏风寒积聚病脉证并治第十一》说："肾着之病，其人身体重，腰中冷，如坐水中……病属下焦，身劳汗出，衣里冷湿，久久得之。腰以下冷痛，腹重如带五千钱，甘姜苓术汤主之。"本病病因为脾阳不运，寒湿痹着于腰部所致，其病变部位并不在肾之本脏，而在肾之外府。临床以腰以下寒冷疼痛为特点。所以在治疗上不必温肾以祛寒，而应燠土以胜水。本方重用干姜配甘草以温中散寒；茯苓配白术以健脾除湿。待脾健湿去寒解，经脉畅通，肾府不受寒湿所侵，则诸症自愈。

3. 胡希恕医案

韩某，女，31岁。13年前怀孕时患"压迫性肾炎"，分娩后渐愈。近日又出现尿急、尿频、尿痛、腰痛、腹胀等症，诊为"肾炎复发及急性尿道炎和膀胱炎"，症见：尿频，白天50余次，晚上30余次，有时尿频滴沥而不能离盆。尿时痛如刀割。尿赤热，有时带血丝血块。左腰胀痛，时腹胀，下肢轻度浮肿，常感头晕、心悸、少腹里急、口干渴甚，既往有阴道滴虫史、人工流产史、痛经史，舌红、苔白，脉细数。证属湿热下注兼夹瘀血，与猪苓汤加生薏米、大黄：猪苓三钱，茯苓皮三钱，泽泻四钱，生薏米一两半，滑石五钱，阿胶珠三钱，大黄三分。上药服三剂，尿频尿痛腰痛皆减，小便色变浅，尿道已无灼热感，口干渴已，仍腰痛及腹胀明显，脉仍细数，热去而湿重，与肾着汤：茯苓皮三钱，白术三钱，干姜三钱，炙甘草二钱。

79

4. 范中林医案

江某，男，39岁。素有腰酸痛史，因天气变化，常轻度发病。1974年4月，自觉头昏，腰酸痛，发热恶寒。某日，当用凉水浣洗时，转身接水，突觉腰部剧烈疼痛，僵直不能转动。几人抬上车，送至某医院外科检查，诊断疑似：①腰椎错位；②风湿。经服药、按摩、电针、理疗20余日，未见显效。几人搀扶前来就诊，腰部凉而痛甚，难以转侧，全身酸痛，头目晕眩，口干，不欲饮食，间歇发作低热，微恶寒。舌质偏淡、苔白腻，根部微黄，脉弦微浮。此原为风寒湿邪郁久不解，积聚于腰部。后太阳之邪未罢，复传少阳，致两经同病。治宜祛寒除湿，和解少阳。本柴胡桂枝汤合肾着汤方意用之：柴胡、桂枝、泡参各10g，法半夏15g，白芍12g，大枣15g，甘草6g，白术15g，干姜12g，茯苓15g。2剂。服药半小时，自觉全身开始轻松。连进2剂后，腰部即能自由转动。再服4剂，腰痛遂止。1979年7月7日追访，自从获愈以来，至今未再复发。

按语：对太少两阳合病之证，单纯用小柴胡托邪外出，则嫌不足。故仲景又立两阳双解之法。将柴、桂合制为一方。取柴胡之半，解少阳之邪为主；取桂枝之半，散太阳之兼，使邪外达。但以本例而言，既有太阳外证未罢，而病机又见少阳，且肾为寒湿所伤，病在肾之外腑。故临证效法柴胡桂枝合剂之意，并甘草干姜茯苓白术汤燠土而胜水，亦为使太少合病之证兼而收效之义。

【名家方论】

1.元·赵以德《金匮方论衍义》：本草以甘草通血脉，益元气；干姜治风湿痹，腰肾中冷痛；白术亦治湿痹，利腰脐间血，逐皮肉间水气；茯苓利小便，伐肾邪，暖腰膝。成方如此。

2.明·吴昆《医方考》：肾着于湿，腰冷如冰，若有物者，此方主之。肾主水，脾主湿，湿胜则流，必归于坎者，势也，故曰肾着。腰为肾之府，湿为阴之气，故令腰冷如冰；若有物者，实邪着之也。干姜、辛热之物，辛得金之燥，热得阳之令，燥能胜湿，阳能曝湿，故象而用之；白术、甘草，甘温之品也，甘得土之味，温得土之气，土胜可以制湿，故用以佐之；白茯苓甘淡之品也，甘则益土以防水，淡则开其窍而利之，此围师必阙之义也。

3.清·喻嘉言《医门法律》：《内经》云：湿胜为着痹。《金匮》独以属之肾，名曰肾着。云肾着之病，其人身体重，腰中冷。如坐水中，形如水状，反不渴，小便自利，饮食如故。病属下焦，身劳汗出，衣里冷湿，久久得之，腰以下冷痛，腹重如带五千钱，甘姜苓术汤主之。此证乃湿阴中肾之外廓，与肾之中藏无预也。地湿之邪，着寒藏外廓，则阴气凝聚，故腰中冷，如坐水中，实非肾脏之精气冷也。若精气冷，则膀胱引之，从夹脊逆于中上二焦，荣卫上下之病，不可胜言。今邪止着下焦，饮食如故，不渴，小便自利，且于肠胃之腑无预，况肾脏乎？此不过身劳汗出，衣里冷湿，久久得之，但用甘草、干姜、茯苓、白术，甘温从阳，淡渗行湿足矣。又何取暖胃壮阳为哉！甘姜苓术汤。

4. 清·汪昂《医方集解》：此足少阴、太阳药也。干姜辛热以燥湿，白术苦温以胜湿，茯苓甘淡以渗湿，甘草甘平和中而补土。此肾病，而皆用脾药，盖土正所以制水也。

5. 清·周扬俊《金匮玉函经二注》：故取干姜之辛热，茯苓之淡渗，加于补中味内，三服可令腰温，全不及下焦药者，恐补肾则反助水益火，无由去湿也。仲景明言下焦，药反出中焦者，不令人想见微旨耶。

6. 清·尤在泾《金匮要略心典》：其病不在肾之中脏，而在肾之外府，故其治法不在温肾以散寒，而在燠土以胜水。甘、姜、苓、术，辛温甘淡，本非肾药，名肾着者。原其病也。

【现代用量参考】甘草6g，干姜12g，茯苓12g，白术6g，水煎服。

【现代应用】

1. 治疗腰部冷痛

张某，38岁，长期腰冷、怕风、酸痛，腿部怕凉，平时体倦，面部以及腿部易发浮肿，腹泻，不能凉食。刻见：舌质淡，水滑苔；白带遇冷量大，伴有腥味，脉沉迟。月经量少，10天方净。彩超提示附件炎和少量盆腔积液。中医诊断肾着病。拟方：肾着汤合附子薏仁败酱散。处方：干姜15g，炙甘草10g，茯苓30g，白术30g，制附子6g，薏苡仁30g，败酱草30g，盐杜仲20g，桑寄生20g。药服10天后，腰部冷痛、怕风感明显好转，带下以及腰骶酸感也减轻。20天后，诸症皆改善。

按语：《金匮要略》：肾着之病，其人身体重，腰中冷，如坐水中，形如水状……甘姜苓术汤主之。《金匮要略》：肠痈之为病，其身甲错……薏苡仁附子败酱散主之。方证对应，所以合方有效。

2. 治疗腰臀冷痛

患者，男，30岁，1994年11月6日初诊，患者述腰臀冷痛重着。如厕需双手按腰臀部。夜寐卧床，腰臀部冷甚，势如冰块置于其下，以热水袋、电热毯烘烤才卧。西医诊断臀上皮神经炎，腰部做封闭治疗，时休时作。刻见：舌淡、苔薄白，脉沉细。证属中阳不足，寒湿内郁，治拟温祛寒湿。甘姜苓术汤加味：炙甘草 15g，炮姜 20g，茯苓 20g，白术 20g，熟附片 15g，川断 15g。7 剂。二诊述腰部冷痛大有减轻，上方加桂枝 10g，当归 15g，又服 30 余剂。随访至今未复发。

按语：本证患者年轻力盛，为搬运工人。时常一身汗出，不及时更换复又衣干，正如《金匮》所说："身劳汗出，衣里冷湿，久久得之。"腰部感受寒湿，阳气痹着不行，故而腰臀冷痛而沉重感，肾虚为寒湿所浸，腰受冷湿着而不去，治宜温通祛寒湿也。

3. 治疗遗尿

患者，女，13 岁，遗尿已达 5 年，服用六味地黄丸、金匮肾气丸、缩泉丸之类无效。症见：夜尿频繁，一般 5～6 次，多数情况下不自知。口干不欲饮，饮水后小便频数，质清，大便偏干，3～4 日一行，腰部发凉，饮食正常，舌质淡红、苔薄白，脉沉细无力。辨证属里虚寒证。治法：温中祛寒化湿。处方：肾着汤。茯苓 15g，干姜 15g，苍术 15g，炙甘草 6g。7 剂，水煎服，每日 1 剂。二诊症大减，夜尿 1～2 次，腰部凉感较前减轻，大便仍干。上方加白术 15g，继服 7 剂，夜尿 1～2 次，已不遗尿，腰部变温，大便调。嘱再进原方巩固治疗，随访至今，未再遗尿。

按语：参合患者的舌脉证，确系虚寒之象。患者阳气虚衰，阴寒水湿内停，下注于肾府，故有腰部冷重感。阳气虚，温化无力，水饮内停，津液不得上承，故口干而不欲饮。水饮内停，寒湿下注，则小便频数而遗尿。津液虚竭，肠道失去津液濡润故便秘，此便秘当属里虚寒甚，而非实热性的阳明腑实证。舌质淡、苔薄白亦为里虚寒之明证。注意：运用肾着汤时，常用苍术代替白术，因为苍术温化寒湿的功用较强。而在二诊时，加用白术，用其润肠通便之功。临证时，重视方证相应，有是证用是方，疗效非凡。

4. 治疗不明原因双下肢乏力

患者，男，65 岁，双下肢乏力渐进性加重半年余。诊时症见：双下肢乏力，无腰困痛，无口干欲饮水，小便频数、清长，大便偏干，食纳可，无其他不适，舌质淡红、苔薄白腻，脉沉弦。辨证：阳气虚衰，寒湿下注。治法：温化寒湿。处方：肾着汤加减。炙甘草 10g，茯苓 15g，干姜 15g，苍术 15g，桂枝 10g，猪苓 10g，泽泻 10g，车前子（包）15g，川断 10g，怀牛膝 10g，狗脊 10g。5 剂，水煎服，每日 1 剂。结果：上方服用 5 剂后，双下肢乏力症状明显好转，走路较前有力，上方继服 1 月余，双下肢活动正常，无不适，随诊至今未复发。

按语：该患者为一老年男性，而症见双下肢乏力，小便频数、清长，舌质淡、苔薄白腻，为里虚寒水湿内停之证。方中肾着汤温化寒湿；桂枝、川断、牛膝、狗脊助其温阳化湿之功；又以猪苓、泽泻、车前子加强祛除寒湿之效。

　　【现代药理研究】甘姜苓术汤具有抗炎、抗氧化损伤、促进和改善免疫功能、杀灭病原微生物、提高神经和内分泌的调节功能、提高机体的适应性、协调其他神经和内分泌激素发挥作用、改善消化功能、改善心血管功能和肾功能等作用。

　　白术、茯苓药理作用见"附子汤"；甘草药理作用见"白虎汤"；干姜药理作用见"半夏泻心汤"。

　　甘姜苓术汤无显著毒副作用，未报道有显著不良反应。

十四、甘麦大枣汤

【方源】《金匮要略·妇人杂病脉证并治第二十二》：妇人脏躁，喜悲伤欲哭，象如神灵所作，数欠伸，甘麦大枣汤主之。

甘草三两，小麦一升，大枣十枚。

上三味，以水六升，煮取三升，温分三服。亦补脾气。

【方歌】《金匮》甘麦大枣汤，妇人脏躁喜悲伤，精神恍惚常欲哭，养心安神效力彰。

【功用】养心安神，和中缓急。

【主治】脏躁。症见精神恍惚，常悲伤欲哭，不能自主，心中烦乱，睡眠不安，甚则言行失常，呵欠频作，舌淡红苔少，脉细微数。

【方解】脏躁一证是指五脏功能失调所致。本方所治证系因忧思过度，心阴受损，肝气失和所致。心阴不足，心失所养，则精神恍惚，睡眠不安，心中烦乱；肝气失和，疏泄失常，则悲伤欲哭，不能自主，或言行妄为。治宜养心安神，和中缓急。方中小麦为君药，养心阴，益心气，安心神，除烦热。甘草补益心气，和中缓急（肝），为臣药。大枣甘平质润，益气和中，润燥缓急，为佐使药。三药合用，甘润平补，养心调肝，使心气充，阴液足，肝气和，则脏躁诸症自可解除。

【名家医案】

1. 叶天士医案

某，二一。诵读身静心动，最易耗气损营，心脾偏多，不时神烦心悸，头眩脘闷，故有自来也。调养灌溉营阴，俾阳不升越，恐扰动络血耳。淮小麦三钱，南枣肉一枚，炒白芍一钱，柏子仁一钱，茯神三钱，炙草四分。

按语：劳心欲动，耗伤心肝之血，竭损心脾之营，投甘麦大枣汤加味以补益心脾，和阳息风。

2. 岳美中医案

1936年于山东菏泽县医院诊一男子，年30余，中等身材，黄白面色，因患精神病，曾两次去济南精神病院治疗无效而来求诊。查其具有典型的悲伤欲哭，喜笑无常，不时欠伸，状似"巫婆拟神灵"的脏躁证，遂投以甘麦大枣汤。甘草9g，淮小麦9g，大枣6枚。药尽7剂而愈，追踪3年未发。

按语： 可见脏躁不唯妇人独有，男子亦间患之，其治相同。

3. 周意萍医案

李某，女，5岁。5周前曾发高热，体温达39.8℃，经治热虽退，但寐则汗出，初以前额汗出为多，渐至全身大汗淋淋，曾服当归六黄汤等罔效，睡眠不佳，且面黄消瘦，纳食不馨，口干心烦，神疲乏力，舌口少津、苔薄白，脉细微数。此系感受暑热，耗伤津气，心脾失其濡养，治拟益气健脾，滋阴养心，甘麦大枣汤加味：淮小麦、浮小麦各12g，朱茯神、太子参、麦冬各9g，五味子、炒枣仁各6g，炙甘草5g，大枣6枚。3剂后，盗汗显减，睡眠亦安，余症均有好转，前方有效，加生谷芽9g，续进4剂，病瘥。

按语： 盗汗之症，多从阴虚内热论治，然小儿稚阴稚阳之体，脏腑功能未健，复受暑热之邪，伐伤津气，心脾失养，而致心液外泄而为盗汗，故当以益脾养心为先，若拘于成法，恣用清燥，反使心脾更伤，故拟甘麦大枣汤加味，补而不滞，药证相得，故收全功。

4. 张正海医案

潘某，女，16岁。每见流动之水则小便不禁。望其舌质淡红、苔薄白；诊其脉左寸稍弱，余部皆平。虽属小恙，处方尚觉棘手，寻思良久，复究其因，方知两年前打水时被恶犬惊吓，值时毫无不适，日久却见此疾。故拟甘麦大枣汤加味，以观消息。炙甘草15g，淮小麦30g，大枣8枚，桑螵蛸15g，益智仁24g，生牡蛎12g。2剂。越二日，其父来告，药后已不再遗尿。药已中的，勿需易辙，原方选进3剂，以资巩固。

按语： 病发于惊恐，为情志所伤。《素问·举痛论篇》云："余知百病皆生于气也……恐则气下。"年方二七，肾气初盛，卒逢惊恐，气机下趋，恐能伤肾，开阖失司；肾为牝脏，主运五液，外水之动，亦从其类。又心主神明，职司五神，故恐动于心则肾应之，乃发斯证。治宜养心气以宁心神，固肾气以利开阖，故以甘麦大枣汤加味而收功。

5. 王国瑭医案

王某，女，35岁。分娩第二胎时出血过多，自此月经未潮11年，伴有头晕目眩，胃中嘈杂，神疲肢倦，腰膝酸软，两颧发赤，心悸，夜卧多梦，善太息，舌质淡红、苔薄黄，脉弦细。病由产后失血过多，血虚无以灌注冲任，心火亢盛，脾阴不足，拟甘润滋补以益心脾之法。处方：甘草10g，小麦30g，红枣15枚，每日1剂，嘱服半个月。服上方10剂后，月经来潮，腰腹略有胀痛，经色正常，4天月经干净，诸症渐向愈。按前方续服1个月，随访两年月经按期来潮。

按语：《景岳全书·妇人规》谓："凡妇人病损，至旬月半载之后，未有不经闭者。正因阴竭，所以血枯，枯之为义，无血而然。"本案产后失血过多，肝血虚少，脾阴暗耗。津血两亏，经源枯涸，月水自然难以来潮。此证虽为虚证，不宜大补，虽有虚火，又不宜苦降，唯用甘麦大枣取其甘平之味，养胃生津化血以达胞室，使肝血得养，脾阴得滋，水火得济，则经自通矣。若妄投通行利滞之品，急切图功，即或能竭蹶一行，而血海益涸。

【名家方论】

1. 清·徐彬《金匮要略论注》：小麦能和肝阴之客热，而养心液，且有消烦利溲止汗之功，故以为君；甘草泻心火而和胃，故以为臣；大枣调胃，而利其上壅之燥，故以为佐。盖病本于血，必为血主，肝之子也，心火泻而土气和，则胃气下达。肺脏润，肝气调，燥止而病自除也。补脾气者，火为土之母，心得所养，则火能生土也。

2. 清·顾松园《顾松园医镜》：此方以甘润之剂调补脾胃为主，以脾胃为生化气血之源也，血充则燥止，而病自除矣。

3. 清·尤在泾《金匮要略心典》：小麦为肝之谷，而善养心气；甘草、大枣甘润生阴，所以滋脏气而止其躁也。

4. 清·王子接《绛雪园古方选注》：小麦，苦谷也。经言心病宜食麦者，以苦补之也。心系急则悲，甘草、大枣甘以缓其急也，缓急则云泻心。然立方之义，苦生甘是生法，而非制法，故仍属补心。

5. 清·陈修园《金匮要略浅注》：此为妇人脏躁而出其方治也。麦者，肝之谷也，其色赤，得火色而入心；其气寒，秉水气而入肾；其味甘，具土味而归脾胃。又合之甘草、大枣之甘，妙能联上下水火之气而交会于中土也。

6. 清·莫枚士《经方例释》：此为诸清心方之祖，不独脏躁宜之，凡盗汗、自汗皆可用。《素问》麦为心谷，《千金》曰麦养心气。

【现代用量参考】甘草（9g），小麦一升（30g），大枣十枚（10枚）。

【现代应用】

1. 治疗小儿多动症

刘某，男，9岁。四五岁时即有多动表现，近几年来有增无减，常因多动而跌破头皮或损伤手足，上课时思想不集中，好做小动作，甚至在室内外走动。患儿形体瘦弱，但神情甚旺。询其饮食起居，寐则易醒，纳少，便干。脉弦数，舌红，舌中心见微薄白苔。小儿心肝之阳有余，心阳浮越，则神不守舍；风阳鸱张，乃动摇不止。予甘草10g，淮小麦50g，大枣10枚。服法：先将淮小麦淘洗干净，冷水浸泡2小时，文火煎煮至麦熟为止，然后加入甘草、大枣再煎，须煎至枣烂易于去皮始可。令患儿饮汤食枣，上下午各1次。连服3个月，多动逐渐收敛，能安坐课堂听讲，学习成绩明显上升。

按语： 钱乙认为小儿体质有"三有余"（心、肝、阳有余）、"四不足"（脾、肺、肾、阴不足），三有余似为本病的发病因素，其病理变化以心肝之阳偏亢为主，用甘麦大枣汤甘缓济急有一定效果。孙氏用本方治疗6例小儿多动症，均达本案治疗效果。

2. 治疗抽动秽语综合征

患儿，男，8岁。频繁眨眼，噘嘴半年余。患儿半年前外感后始见频繁眨眼，噘嘴，皱眉，性情易烦躁、多怒，多动，甚则胡言乱语，打人毁物。曾西医治疗，诊断及治疗不详，效果不甚明显。刻下：频繁眨眼，噘嘴，皱眉，性情易烦躁，满口秽语，纳可，大便调，小便黄赤，舌质红、苔薄，脉弦细。辅助检查：肌酸酶谱检查：AST 44U/L、α-HBDH 236U/L、CK-MB 83U/L、LDH 164U/L；脑电图：轻度异常。甘麦大枣汤合四物汤加蝉蜕8g，钩藤6g，法半夏6g。3剂，水煎服，每日1剂。次诊：性情脾气好转，眨眼已有减少，但噘嘴仍频繁，守上方加浮小麦18g，川木瓜8g，白芍8g。7剂，水煎服，每日1剂。三诊：上述症状明显好转，守首方加减3个月，临床症状消失。

按语： 小儿体质阳相对旺盛，阴相对不足；肝心常有余，心火易炽。肝阳亢旺则动风表现为抽动，心阳旺盛则易表现为易动、不安，"抽动秽语综合征"本源在肝。肝属木，中藏相火，心主神明，为君火，主血，主言笑。其病易发于心，母病及子。在治疗方面采用肝心同治，甘麦大枣汤中用小麦为君，取其甘凉之性，养肝补心，安定神志；炙甘草甘平，补养心气，和中缓急是为臣药；大枣甘温质润，益气和中，润燥缓急，为佐药。三药合用，甘润滋补，养心安神，柔肝缓急，是为针对其病机特征而设。血属阴，故加之四物汤，补血和血，取"治风先治血，血行风自灭"之意。钩藤、蝉蜕、白芍息风止痉；川木瓜活络止抽动，随症加减因而获效。

3. 治疗感染后脾虚综合征

患儿，女，4岁。夜睡汗多、纳差、神倦7天。患儿于7天前因支气管肺炎入院，但现夜睡头项背部汗多，多为冷汗，睡寐则出，醒则止，并有纳少，烦躁。查：眼睑白，面白少华，神倦，脉细，舌淡苔薄白。血常规：血红蛋白90g/L。拟诊：感染后脾虚综合征。甘麦大枣汤加浮小麦15g，酸枣仁10g，炙黄芪10g，布渣叶8g。3剂。11月28日药后盗汗明显减少，面色、舌脉未见明显改变，守上方加山药10g，7剂。12月10日复诊，药后汗止、精神转佳，夜睡好，纳好，面色转润，以健脾益气口服液巩固疗效而愈。

按语：该病例感邪愈后以汗症为主症，并伴有神倦纳少等脾虚之症，故可作汗证论治。"汗为心之液""阳加于阴谓之汗"，因此无论生理汗液还是病理汗症，产生均与心及阴液和阴阳平衡密切相关。病理的汗多是心液被阳热之气迫而外出，心阴被灼、心阳亦损。因此汗证多伴有心神失养、阳气亏乏的表现。在小儿汗证中多以甘麦大枣汤为基础加入浮小麦敛汗益气，甘麦大枣汤既补脾益气又滋养心液以固汗源，标本互助，相得益彰。因此不论是感染后脾虚综合征还是反复呼吸道感染缓解期，若以该方为基础加味多可取效。

4. 治疗尿道综合征

患儿，女，10岁。反复尿频尿急3年余。3年前因衣物不洁，出现尿道刺激征，确诊"急性尿道感染"，经住院抗菌消炎治疗出院。两个月后出现尿频、尿急症状进行性加重，刻下：尿频2～6次/时，尿急不能自禁，屡湿着装，无尿痛，尿频、尿急仅见于白天，紧张、休息时症状加剧，夜睡多梦，纳少，汗多，大便不调。查：神乏胆怯，脉细舌淡少苔。尿常规：白细胞（+++），红细胞（+++）；辅助检查：细菌培养阴性。西医诊断：尿道综合征；中医诊断：淋证（劳淋）。治疗：甘麦大枣汤加黄芪10g，党参8g，山药10g，升麻3g，丹参10g。7剂，水煎服，每日1剂。二诊：尿频尿急明显好转，尿频1～2次/时，但尿常规无变化，守上方加益智仁8g，百合10g，芡实10g，14剂。药后症状消除，精神健旺。

按语：患儿因正虚邪恋，病程旷日持久，严重影响其正常生活与学习，家长及外界环境压力致使其"心病"。表现在神怯和疾病随精神状况加剧，其病在少阴，在上则心神不宁精神症状明显，在下则肾失固藏，心肾不交，故尿频尿多。陈念祖在其《金匮要略浅注》中对甘麦大枣汤的阐述颇为精妙："麦者，肝之谷也，其色赤，得火色而入心；其气寒，秉水气而入肾；其味甘，具土味而归脾胃。又合之甘草、大枣之甘，妙能联上下水火之气而交会于中土也。"故能获效。

5. 治疗肠易激综合征

患儿，男，5 岁。大便溏结不调伴烦躁多动半年。患儿半年前出现大便秘结不解，并有烦躁，纳少，被诊为"功能性便秘"。运用"开塞露"及"乳果糖"后，大便溏稀且不知自禁。刻下：大便日 2～3 次，不知自控，便质稀溏，神躁难以配合四诊，纳少。辅助检查：大便常规，质烂色黄，余均正常。查：患儿阴虚体质，毛发枯黄，面色少华，脉细，舌淡少苔。拟诊：肠易激综合征；治疗：甘麦大枣汤加百合 12g，白术 10g，白芍 10g，柴胡 3g。7 剂。二诊：药后神志转安，大便日 1 次，质稍稀，但仍不能自解。守上方加石菖蒲 8g，郁金 5g。1 个月后复诊，神志安，但近 5 日未解大便，精神症状复作，并有胆怯、肠鸣音减弱，经多方询问父母自幼多向患儿讲述鬼怪故事，并常呵斥患儿。处方：甘麦大枣汤加桔梗 3g，枳壳 6g，肉苁蓉 8g，玉竹 8g，钩藤 5g。4 剂。并嘱家长少吓唬、呵斥患儿，以配合治疗。药后精神好转，但夜汗多，守二诊方加山楂 6g，酸枣仁 8g。7 剂，巩固疗效，并介绍该病特点，希望改变教育方式配合治疗。8 个月后随访，得知其间神志安定，病未再作。

按语：患儿除排泄功能障碍外，精神心理既是该病的一个重要表现也是该病加重的重要因素，因此治疗时除用健脾润肠调畅气机对症治疗外，针对真脏不足、躁扰不宁更是治病求本。真脏不足则心主神失职，肝主疏泄失常，脾主健运失司，阴营失养，脏腑功能受累。甘麦大枣汤甘阴润"躁"，以滋心养肝助脾，则神定、气畅，疾患自除。

【现代药理研究】现代药理研究表明甘麦大枣汤具有升高白细胞、镇静、催眠、抗惊厥、促进平滑肌收缩等作用。临床治疗妇女围绝经期综合征，以及消化系统、神经系统、心脏疾病及小儿的某些疾患，如精神障碍失眠、癔病、癫痫、便秘、肺心病及心律失常和小儿神经性尿频等。

小麦具有抗氧化，清除自由基，降血脂，抗菌，抗病毒，抗肿瘤，抗虫害，对抗神经细胞脂质氧化反应、延缓细胞衰老进程，促进机体的新陈代谢，维持骨骼肌含量，调节雌激素等作用。

甘草药理作用见"白虎汤"；大枣药理作用见"半夏泻心汤"。

【使用禁忌及注意事项】经常上火、痰湿体质者慎用甘麦大枣汤。

十五、葛根芩连汤

【方源】《伤寒论》第34条：太阳病，桂枝证，医反下之，利遂不止。脉促者，表未解也，喘而汗出者，葛根黄芩黄连汤主之。

葛根半斤，甘草（炙）二两，黄芩二两，黄连三两。

上四味，以水八升，先煮葛根，减二升，内诸药，煮取二升，去滓，分温再服。

【方歌】葛根黄芩黄连汤，甘草四般治二阳，解表清里兼和胃，喘汗自利保平康。

【功用】解表清里。

【主治】协热下利。身热下利，胸脘烦热，口中作渴，喘而汗出，舌红苔黄，脉数或促。

【方解】本方以清里热为主，解表散邪为辅。重用葛根解肌发表以散热，升发脾胃清阳之气而止利，使表解里和；同时先煎而后纳诸药，俾"解肌之力优而清中之气锐"（《伤寒来苏集》）。以黄芩、黄连清热燥湿、厚肠止利，苦以坚阴；甘草和中，调和诸药。用于治疗表证未解，邪陷阳明之热利。临床应用以身热下利、舌红苔黄、脉数为辨证要点。

【名家医案】

1. 曹颖甫医案

李（孩），疹发未畅，下利而臭，日行二十余次，舌质绛，而苔白腐，唇干，目赤，脉数，寐不安，宜葛根芩连汤加味。粉葛根（六钱），细川连（一钱），淮山药（五钱），生甘草（三钱），淡黄芩（二钱），天花粉（六钱），升麻（钱半）。

按语：李孩服后，其利渐稀，疹透有增无减，逐渐调理而安。湘人师兄亦在红十字会医院屡遇小孩发麻疹时下利，必治以本汤，良佳。又有溏泄发于疹后者，亦可以推治。

2. 姜佐景医案

孙宝宝（住厅西路），初诊满舌生疮，环唇纹裂，不能吮饮，饮则痛哭，身热，溲少，脉洪而数，常烦躁不安，大便自可，拟葛根芩连汤加味。粉葛根（四钱），淡黄芩（钱半），小川连（六分），生甘草（三钱），灯心（三扎），活芦根（一尺）。

按语： 孙君维翰，友人也。其小公子未二龄，甚活泼可爱，体肥硕，肖其父。每患微恙，余必愈之。顾以事繁，常无暇面诊，有时仅凭孙君之陈述而疏方焉。一日，孙君又言其孩身热，咳嗽，口渴，不安云云，当遥拟辛凉轻剂与之。服之二日，不差反剧。谓口舌生疮矣。当请面诊，允之。细察之下，乃知本为葛根汤证，今乃化热进而为葛根芩连汤证矣。葛根汤证何以化热变剧？盖辛凉轻剂不胜重任故也。

3. 张灿玾医案

宁某，男，中年。因饮食不当，突发泄泻，肛门灼热，口渴，身热，小便黄赤，舌红苔黄，脉沉数。此饮食有不洁之物，乱于肠胃，使仓廪之官，顿失所司，水谷齐下，秽恶齐出，急当以苦寒直折，以清解阳明之热。黄连二钱，黄芩二钱，葛根二钱，白芍三钱，广木香一钱，生甘草一钱。水煎温服，每日1剂。复诊：服上方1剂后，泄泻即轻，2剂病即愈。

按语： 本方用于热泻，效颇佳。方中以黄芩、黄连为君，苦寒直折，以灭其火焰；葛根可解肌热，升津液；今加白芍配甘草，解痉急，缓腹痛；另外，加木香利气而不伤气，以防秽恶滞留不除。患者仅服2剂即愈，可谓1剂知，2剂已。盖仲景留诸经典药方，选用得当，收效甚速。

4. 张志民医案

陈某，男，5岁。昨晚发热，今晨未退，呕吐两次，拉稀两次，有黏液，嗜睡，抽搐昏迷，舌苔微黄，脉沉数。认为均系胃肠症状，病属在里。经西医诊断为急性胃肠炎。与葛根芩连汤。经服3剂，病愈。

按语： 本案系太阳阳明合病。邪留太阳则发热；邪陷阳明则吐利；胃络通心，浊热循经上扰心神则昏迷、嗜睡。故予葛根芩连汤表里双解，泻热止利。

5. 邵章祥医案

邹某，男，43岁。患者3个月前偶因感冒，恶寒发热，咳嗽头胀，胸闷气促，服以杏仁薏苡汤，上证已解，惟见晚间夜寐汗出，湿透铺垫。服当归六黄汤、六味地黄丸等，仍汗出如初。诊时得知患者肛门灼热痒痛，大便涩滞，舌苔黄腻，脉濡数。此内外湿邪相互搏结，蕴郁化热，上蒸于肺，下迫于肠。湿为阴邪，旺于阴分，蒸迫津液，故夜寐盗汗。方用葛根芩连汤解肌透热，使湿开热透，营卫和谐。服药两剂，盗汗即止，肛门舒适。

按语：本案盗汗，非阴虚所为，乃湿热陷于脾胃之中。其辨证眼目为肛门灼热，苔黄腻，脉濡数。脾主肌肉，湿热蕴蒸，迫津外泄，故而盗汗。《景岳全书》云："湿气乘脾者，亦能作汗。……若热胜湿者，但去其火而湿自清。"并主张用黄芩芍药汤、清化饮等清利湿热之剂治之。葛根芩连汤既能清利中焦之湿热，又能透达肌腠之府，用之使湿去表畅，则汗出可止。

【名家方论】

1. 金·成无己《注解伤寒论》：《内经》曰：辛甘发散为阳。表未解者，散以葛根、甘草之甘；苦以坚里，气弱者，坚以黄芩、黄连之苦。

2. 明·许宏《金镜内台方议》：用葛根为君，以通阳明之津而散表邪；以黄连为臣，黄芩为佐，以通里气之热，降火清金而下逆气；甘草为使，以缓其中而和调诸药者也。且此方亦能治阳明大热大利者，又能治嗜酒之人热喘者，取用不穷也。

3. 清·尤在泾《伤寒贯珠集》：无汗而喘，为寒在表；喘而汗出，为热在里也。是其邪陷于里者十之七，而留于表者十之三，其病为表里并受之病，故其法亦宜表里两解之法。葛根黄芩黄连汤，葛根解肌于表，芩连清热于里，甘草则合表里而并和之耳。

4. 清·王子接《绛雪园古方选注》：是方即泻心汤之变，治表寒里热，其义重在芩连肃清里热，虽以葛根为君，再为先煎，无非取其通阳明之津，佐以甘草缓阳明之气，使之鼓舞胃气，而为承宣苦寒之使。清上则喘定，清下则利止，里热解，而邪亦不能留恋于表矣。

5. 清·陈修园《长沙方歌括》：太阳桂枝证而反下之，邪由肌腠而内陷于中土，故下利不止；脉促与喘汗者，内陷之邪欲从肌腠外出而不能出，涌于脉道，如疾行而蹶为脉促；涌于华盖，肺主气而上喘；肺主皮毛而汗出。方主葛根，从里以达于表，从下以腾于上，辅以芩连之苦，苦以坚之，坚毛窍而止汗，坚肠胃以止泻，又辅以甘草之甘，妙得苦甘相合，与人参同味而同功，所以补中土而调脉道，真神方也。

【现代用量参考】葛根 15g，炙甘草 6g，黄芩 9g，黄连 9g。

【现代应用】

1. 治疗荨麻疹伴腹泻

患者，女，25 岁。主因周身泛发风团 4 日，伴腹泻、胸闷就诊。患者 4 日前因感冒，服用氨咖黄敏后出现泛发风团，瘙痒重，进食时有噎堵感。外院诊断为"荨麻疹"，予肌内注射地塞米松 5mg，口服中药大承气汤后出现腹痛，大便泄泻每日 7 次，风团加重。又予氢化可的松软膏外用，10% 葡萄糖酸钙静脉滴注，西咪替丁、氯雷他定口服等，症状无明显缓解，腹痛泄泻加剧至每日 10 余次，泄后痛略减，伴喘憋，周身微汗，舌红苔黄，脉滑数。中医诊断：瘾疹（表邪未解邪热入里）。西医诊断：荨麻疹。治以表里双解，清热解表。处方：葛根黄芩黄连汤加味。葛根 12g，黄芩 9g，黄连 9g，木香 6g，白芍 9g，炙麻黄 9g，生石膏 30g，炙甘草 6g。晚上始服，第二日晨起腹痛明显减轻，大便转为每日 2 次，质偏稀；已无憋气，躯干部可见少量风团，3 日后风团未再发作，痊愈出院。

按语：本例荨麻疹由药物过敏引起，用大承气汤泻下而使病情加重，出现腹痛、腹泻及喘憋等变证，是一个比较特殊的病例。《伤寒论》等 34 条曰："太阳病，桂枝证，医反下之，利遂不止。脉促者，表未解也，喘而汗出者，葛根黄芩黄连汤主之。"此例荨麻疹病邪在表，反用泻下药而致邪陷于里，故表里俱热。用葛根、黄芩、黄连清解里热，炙麻黄配生石膏散表热，并配木香、芍药以行气缓急止痛。

2. 治疗过敏性肠炎

某女，50 岁，工人。以反复腹泻 5 年，加重月余入院。患者于 5 年前因饮食不节致腹泻，经用庆大霉素治疗好转，而后反复腹泻，发无定时，迁延不止，再用抗生素治疗，其效不佳，1 个月前食鸡蛋诱发腹泻加重，大便呈稀水样，色黄而臭，日数 10 次，伴脘腹胀满，口干欲饮，食欲减退，肛门灼热，小便短赤。检查：体温 37.5℃，脉搏 94 次 / 分，呼吸 21 次 / 分，血压 12/7kPa（90/52.5 毫米汞柱）。发育正常，营养中等，精神疲惫，面色潮红。舌质红绛而干，舌苔黄腻，脉滑细。腹平软，肝脾不大，胆囊术后愈合良好。左下腹轻度压痛，肠鸣音活跃。大便常规示未消化食物残渣（++），脂肪球（+）。下消化道钡透未见异常。西医诊断为过敏性肠炎。证属湿热下注胃肠，治以清热利湿。选葛根芩连汤，加赤芍 10g，生山楂、熟山楂、车前子各 15g，炒麦芽 20g，炒地榆 30g，米壳 6g，水煎饭前温服，每日两次。二诊：3 剂后热证清，腹泻止。继续对症调理10 日，食增神佳，痊愈出院，随访未复发。

按语： 湿胜则濡泄，湿盛日久则化热，湿热阻于大肠，大肠转化失职，清浊不分，夹杂而下。故选黄芩、黄连清热燥湿，赤芍清热凉血，葛根生津止泻，生熟山楂、炒麦芽消食导滞；治泻不利小便，非其治也，故而重用车前子，以消除肠黏膜充血水肿之炎性病变。古谓有是病用是药则病受之，故凡腹痛久泻加米壳、炒地榆涩肠止泻，祛病如神。

3. 治疗溃疡性结肠炎

某女，52岁。反复腹痛、腹泻（黏液便）4年。乙状结肠镜检：进肠10cm处见肠黏膜充血水肿和散在细小溃疡面；病检无异常；大便培养正常。诊断为慢性溃疡性结肠炎。西药治疗效果不佳。投葛根芩连汤，加乌贼骨、白及各15g，三七末3g，水煎500mL，温时保留灌肠，每晚1次。二诊：连用7日症状减轻，继续治疗1个月，症状全消，精神转佳。乙状结肠镜检：肠黏膜恢复正常，溃疡面消失。随访未复发。

按语： 溃疡性结肠炎属中医"泄痢"范畴，此为脾失健运，湿浊内生，郁而化热，湿热蕴结大肠，久则气血凝滞，肠络受损，壅而成黏液脓血便。治疗必须清热燥湿。故选葛根芩连汤，加白及、乌贼骨、三七末，意在祛腐生新，以利于溃疡愈合。因病变部位在下，灌肠法直达病所，疗效较好。

4. 治疗痿证

某女，28岁，农民。上午劳动时突然腹泻，泻下急迫，日10余次，伴发热口渴，小便短黄，肛门灼热，本村医生给予黄连素片、扑热息痛等药，3日后泻止热退。翌日凌晨起床感觉下肢软弱不用，不能站立，进诊室时需他人架起双臂，双腿拖拉在地。检查：神疲倦怠，面色萎黄，双下肢肌肉松懈、感觉消失，皮肤发凉，舌苔黄腻而厚，脉滑数。证属湿热壅遏阳明，阳气闭郁，津液不得输布所致筋脉失濡。拟清热燥湿，生津提阳。选用葛根芩连汤，处方：葛根30g，黄芩、黄连各10g，炙甘草6g，3剂，水煎早晚分服，切忌油腻辛辣食物。二诊：患者步行来门诊，进诊室笑而告知病愈。并述服药期间，第1剂药后腹痛较重，下肢知其痛痒；第2剂药后腹不痛，能步行，不用扶墙；第3剂药后如常人。再观舌苔微黄薄腻，脉滑，摸之肌肤转温，下肢有力，为巩固疗效，再服3剂，诸症痊愈。随访体健如常人。

按语： 本例由湿热壅遏胃与大肠，故舌苔黄腻而厚，脉滑数，为本病之关键所在。脾阳被困，不能为胃行其津液，筋脉失其阳气温煦、津液濡养，故下肢痿软不用，选用葛根提阳气、生津液，黄芩、黄连苦寒清热燥湿以治其本，甘草调和芩连之性，以防败胃，使里热清，湿邪去，阳气复，津液布，仅6剂而诸症悉除。

5. 治疗妇女围绝经期综合征

某女，48岁，干部。自述近半年来，时有面部及全身烘热，继而汗出热退如常人，每日发作数次，不分昼夜，自服知柏地黄丸，其热较前加重。来诊时正值发病，诊见：面红耳赤，头部汗出，口淡不渴，二便正常，月经前后无定期，肌肤微热。舌红、苔黄腻，脉滑。体温37℃，血常规、胸透未见异常。有嗜辛辣厚味习惯。证属湿热内蕴，熏蒸头面肌表。治当清热利湿，佐以凉血。以葛根芩连汤加味，处方：葛根15g，黄芩、黄连、紫草、蒲黄各10g，甘草6g，3剂，水煎服。药后发热减轻，次数减少，原方继服5剂而愈。

按语： 围绝经期综合征，中医认为多是肾虚精血不足，脏腑失养，阴阳失调而致，然本例患者平素喜食辛辣厚味，致使湿热内蕴脾胃。脾胃主肌肉，头面为阳明经所循之路，湿热循经熏蒸而见上症。知柏地黄丸为滋阴清热之剂，投之则助湿生热，故用后反甚；葛根芩连汤功可祛湿清热，药机合宜，是以数剂而收效。

【现代药理研究】 现代药理研究表明葛根黄芩黄连汤具有抗氧化、降血糖、降血脂、降血压、抗炎、抗肿瘤、抗心律失常、抑制肠道运动等作用。主要用于急性肠炎、慢性泄泻、慢性结肠炎、溃疡性结肠炎、小儿秋季腹泻、细菌性痢疾、糖尿病、过敏性紫癜等多种疾病的治疗及预防。

葛根具有解热、降血糖、收缩或舒张内脏平滑肌、抗心肌缺血、抗心律失常、扩血管、降血压等作用。临床上可用于治疗心血管疾病、脑血管疾病及2型糖尿病等。

黄芩、黄连药理作用见"半夏泻心汤"；甘草药理作用见"白虎汤"。

【使用禁忌及注意事项】 饮食上以清淡为主，避免食用辛辣刺激、海鲜类食物，避免食用猪肉、海藻、菘菜类的食物，避免喝冷水、冷饮、咖啡、茶等，杜绝吸烟喝酒。下利但是不发热者、病体虚寒者、脉沉迟或微弱者不宜使用葛根黄连黄芩汤。

十六、葛根汤

【方源】《伤寒论》第 13 条：太阳病，项背强几几，无汗恶风，葛根汤主之。

太阳与阳明合病者，必自下利，葛根汤主之。

《金匮要略》：太阳病，无汗而小便反少，气上冲胸，口噤不得语，欲作刚痉，葛根汤主之。

葛根四两，麻黄（去节）三两，桂枝（去皮）二两，生姜（切）三两，甘草（炙）二两，芍药三两，大枣（擘）十二枚。

上七味，以水一斗，先煮麻黄、葛根，减二升，去上沫，内诸药，煮取三升，去滓，温服一升，覆取微似汗，余如桂枝汤将息及禁忌，诸汤皆仿此。

【方歌】葛根桂枝加葛黄，无汗项背几几强。二阳合病下利治，刚痉无汗角弓张。

【功用】发汗解表，升津舒筋。

【主治】外感风寒表实，项背强，无汗恶风，或自下利，或血衄；痉病，气上冲胸，口噤不语，无汗，小便少，或猝倒僵仆。

【方解】本方为桂枝汤减轻桂、芍用量，加麻黄、葛根而成。其方以葛根为主药，有解肌退热之功。此外，又能升津液，舒经脉，以疗项背拘急；能入脾胃，升发清阳而止泻利。桂枝汤中减少桂枝、芍药而加麻黄者，一则调和营卫，以利太阳经气运行，再则欲其发汗解表，以治恶风无汗之表实。又因经脉受阻，津液难以升达，故不能峻汗。此即以桂枝汤为基础加葛根、麻黄，而非麻黄汤加葛根之由来。

【名家医案】

1. 曹颖甫医案

袁姓少年，其岁八月，臣病四五日，昏不知人。其兄欲送之归，延予诊视以决之。余往诊，日将暮。病者卧榻在楼上，悄无声息。余就病榻询之，形无寒热，项背痛，不能自转侧。诊其脉，右三部弦紧而浮，左三部不见浮象，按之则紧，心虽知为太阳伤寒，而左脉不类。时其兄赴楼下取火，少顷至。予曰：乃弟沉溺于酒色者乎？其兄曰：否，惟春间在汕头一月，闻颇荒唐，宿某妓家，挥金且甚巨。予曰：此其是矣。今按其左脉不浮，是阴分不足，不能外应太阳也。然其舌苔必抽心，视之，果然。予用：葛根 6g，桂枝 3g，麻黄 2.4g，白芍 6g，炙甘草 3g，红枣 5 枚，生姜 2 片。予微语其兄曰：服后，微汗出，则愈。若不汗，则非予所敢知也。临行，予又恐其阴液不足，不能达汗于表，令其药中加粳米一酒杯，遂返寓。明早，其兄来，求复诊。予往应之，六脉俱和。询之，病者曰：五日不曾熟睡，昨服药得微汗，不觉睡去。比醒时，体甚舒展，亦不知病于何时去也。随请开调理方。予曰：不须也，静养二三日足矣。闻其人七日后，即往汉口经商云。

2. 刘渡舟医案

李某，男，38 岁。患顽固性偏头痛两年，症见：右侧头痛，常连及前额及眉棱骨。伴无汗恶寒，鼻流清涕，心烦，面赤，头目眩晕，睡眠不佳。诊察之时，见患者颈项转动不利，问之，乃答曰：颈项及后背经常有拘急感，头痛甚时拘紧更重。舌淡苔白，脉浮略数。遂辨为寒邪客于太阳经脉，经气不利之候。治当发汗祛邪，通太阳之气，为疏葛根汤：麻黄 4g，葛根 18g，桂枝 12g，白芍 12g，炙甘草 6g，生姜 12g，大枣 12 枚。麻黄、葛根两药先煎，去上沫，服药后覆取微汗，避风寒。3 剂药后，脊背有热感，继而身有小汗出，头痛、项急随之而减。原方再服，至 15 剂，头痛、项急诸症皆愈。

按语： 本案脉证病机，切合葛根汤证。临床服用本方后，常有脊背先见发热，继而全身汗出，这是药力先作用于经输而使经气疏通，邪气外出的反应，为疾病向愈之佳兆。

3. 毕明义医案

于某某，男，82 岁。时值隆冬大寒，患者早晨醒后，右上眼睑及右口唇不自主地时时抽动，口齿不清，3 日后来我处诊治。刻诊：右侧前额皱纹消失，眉毛下垂，睑裂扩大，鼻唇沟消失，右侧口角歪向左下方，右侧鼻孔缩小，同时右侧鼻翼变小，鼻准偏向左侧。苔薄白，脉浮紧。脉证合参，属中风口眼㖞斜。治当解肌疏风散寒。宜葛根汤。葛根、麻黄、白芍、炙甘草、生姜、大枣（去核）各 10g。以水 1 000mL，煎至 400mL，温服 200mL，日服两次。嘱服药后用温热绵物敷右侧整个面部，以使局部汗出。1 剂后，言语较前清楚，口歪减其半。又继服 1 剂，痊愈。

按语：风寒侵袭面部阳明经络，气血失荣，经脉失养，而病口喎。《灵枢·经脉》云："胃足阳明之脉……是主血所生病者……口喎。"又本案见脉浮而紧，为风寒闭阻脉络之象，《金匮要略》曰："寸口脉浮而紧，紧则为寒，浮则为虚，寒虚相搏，邪在皮肤。浮者血虚，络脉空虚。贼邪不泻，或左或右，邪气反缓，正气即急，正气引邪，喎僻不遂。"用葛根汤散阳明经邪，通阳明经络，邪解正复，经通络畅，则喎僻自已。

4.李笔恰医案

芮某，女，45 岁。患者 1 个月前受寒后，发热咳嗽，喉痛咽燥，经治疗后热退而咳嗽未止。继服肃肺化痰，止咳宁嗽之药后，突然咳嗽止，但声哑，发音不扬，口渴不欲饮。他医再投养阴清热利咽之剂，后至完全失音。就诊时只能用文字诉述病情。自感畏寒，吞咽微觉喉间气阻，纳差便秘。舌淡、苔薄白，脉浮紧。此乃感冒失治，过用寒凉，气机失宣。当予调和营卫，宣肺透邪。用葛根汤加味：麻黄、桂枝、炙甘草各 3g，芍药 10g，葛根 15g，京蝉衣 5g，大枣（擘）4 枚，生姜 3 片。嘱服药后喝小碗热稀粥。1 剂后，身体微微汗出；服毕 3 剂，音哑好转。自觉咽部气爽。再进 35 剂，诸症消失，声音恢复正常。嘱用胖大海 30g，分数次炖服代茶饮，忌高声说话。

按语：《医学纲目》云："邪搏于阴则为喑。"是案感受风寒后，邪从表入，前医过早投以肃降寒凉之品，以致肺气失于宣扬，声道开阖不利，故音不能出。改投葛根汤调和营卫，宣肺透邪，解肌，使微微发汗，由内向外，温散寒邪，使邪从表解。

【名家方论】

1.金·成无己《注解伤寒论》：《本草》云：轻可去实，麻黄葛根之属是也。此以中风表实，故加二物于桂枝汤中也。

2.明·许宏《金镜内台方议》：葛根性平，能祛风，行于阳明之经，用之为君；麻黄为臣，辅之发汗解表；桂枝、芍药为佐，通行于荣卫之间；甘草、大枣之甘，生姜之辛，以通脾胃之津为使。此方乃治其表实，而兼治其合病并病者也。

3.清·柯韵伯《伤寒附翼》：此开表逐邪之轻剂也。葛根味甘气凉，能起阴气而生津液，滋筋脉而舒其牵引，故以为君。麻黄生姜，能开玄府腠理之闭塞，祛风而出汗，故以为臣。寒热俱轻，故少佐桂芍，同甘枣以和里。此于麻桂二方之间，冲其轻重，而为调和表里之剂也。故用之以治表实，而外邪自解，不必治里虚，而下利自瘥。

4. 清·王子接《绛雪园古方选注》：葛根汤即桂枝汤加麻黄、葛根以去营实，小变麻桂之法也。独是葛根麻黄治营卫实，芍药桂枝治营卫虚。方中虚实重复者，其微妙在法：先煮麻黄葛根，减二升，后纳诸药，则是发营卫之汗为先，而固表收阴袭于后，不使热邪传入阳明也。故仲景治太阳病未入阳明者，用以驱邪，断入阳明之路。若阳明正病中，未尝有葛根之方。东垣易老谓葛根是阳明经主药，误矣。

5. 清·吴谦《医宗金鉴》：是方即桂枝汤加麻黄、葛根也。麻黄佐桂枝，发太阳荣卫之汗；葛根君桂枝，解阳明肌表之邪。不曰桂枝汤加麻黄、葛根，而以葛根命名者，其意重在阳明，以呕利多属阳明也。二阳表急，非温服复而取汗，其表未易解也。或呕，或利，里已失和，虽啜粥而胃亦不能输精于皮毛，故不须啜粥也。

6. 清·陈修园《长沙方歌括》：桂枝加葛根汤与此汤俱治太阳经输之病，太阳之经输在背，《经》云：邪入于输，腰脊乃强。师于二方皆云治项背强几几……但前方治汗出，是邪从肌腠而入输，故主桂枝，此方治无汗，是邪从肤表而入输，故主麻黄。然邪既入输，肌腠亦病，方中取桂枝汤全方加葛根、麻黄，亦肌表两解之治，与桂枝二麻黄一汤同意，而用却不同，微乎！微乎！

【现代用量参考】葛根 12g，麻黄（去节）9g，桂枝（去皮）6g，生姜（切）9g，甘草（炙）6g，芍药 6g，大枣（擘）12 枚。

【现代应用】

1. 治疗慢性胃炎

刘景棋医案：杜某某，男，69 岁，1982 年 9 月 29 日初诊。胃痛已 30 多年，近七八年加剧，经常隐隐作痛，项背强，上肢有时发麻，全身发紧，易感冒。曾善饮酒，但近七八年来已戒除。三年前曾做 X 线钡餐透视，诊断为慢性胃炎。苔薄白，脉浮紧。中医诊断：胃痛。辨证：表邪不解，内迫阳明。治则：表里双解。葛根 15g，麻黄 9g，桂枝 6g，白芍 6g，生姜 6g，甘草 6g，大枣 3 枚，6 剂，水煎服。服药后诸症状消失，春节期间曾多次饮酒，也未出现胃痛。

按语：胃脘疼痛，隐隐而作，不呕不利，乃阳明经气郁滞也；项背强急，全身发紧，上肢发麻，脉象浮紧，乃太阳之邪不散也。太阳阳明合病，表邪内迫，以葛根汤双解之则愈。

2. 治疗坐骨神经痛

卢自昌医案：莫某，34岁，1986年8月21日入院。患坐骨神经痛已三年余，多次住院治疗，顽固不愈。刻见：表情痛苦，执杖行走，步履艰难。诉右腰臀部疼痛，向下放射至右膝部，向前弯腰和行走时疼痛加剧，伴有麻木重困感。检查见患者不能做弯腰活动，抬腿、拾物试验阳性，局部未见红肿，右臀部环跳和承山穴有明显压痛。舌质淡、苔薄白，脉弦紧。诊为坐骨神经痛，此风寒湿邪侵袭膀胱经脉所致，用葛根汤加味：葛根15g，白芍18g，麻黄10g，桂枝12g，生姜5g，大枣12g，甘草12g，丹参12g，附子10g，牛膝12g。服6剂，弃杖行走。守方稍作加减，服18剂痊愈出院。3年随访未见复发。

按语：足太阳膀胱经脉"从巅入络脑，还出别下项，循肩髆内，夹脊抵腰中""从腰中下夹脊贯臀，入腘中"，是主所病，则"项背腰脚皆痛"。本案腰腿痛同项背强几几一样，均是足太阳膀胱经脉拘急而发，故均可用葛根汤治疗。加丹参、附子、牛膝，以加强温经活血作用，并可引药力直达下肢。

3. 治疗咀嚼肌痉挛症

杨德明医案：刘某某，女，45岁，1986年10月6日就诊。口噤不语20余天，诊为咀嚼肌痉挛症，用西药治疗5天，症情依旧。诊见：右颞颌关节僵硬、疼痛，不能咬嚼食物，张口约0.5cm，舌淡、苔薄白，脉紧。处方：葛根、白芍各60g，甘草30g，桂枝12g，麻黄4g，生姜、大枣各10g，水煎温服。同时用药渣热敷患处（每日3次，每次大约30分钟）。5剂后，口噤不语减轻，颞颌关节僵硬、疼痛明显缓解，张口约11.7cm。守方续服4剂，即张口自如，诸症消失。随访至今未发。

按语：《金匮要略》指出："口噤不得语，欲作刚痉，葛根汤主之。"据报道，本方用于咀嚼肌痉挛症，疗效满意。使用时，须重用葛根、白芍至60g，甘草至30g，方能达到舒筋缓急解痉之功。

4. 治疗痉病

方承康医案：章某某，男，74岁。患者于7月底行"前列腺摘除术"后外感发热，经用中西药后寒热退，同时出现双下肢痿软酸痛，行走须人搀扶，双侧颈项牵强疼痛，用中西药两月余，下肢症渐好转，颈项诸症却有增无减。症见身体瘦薄，头项左倾，两侧颈项和后枕部僵硬麻木，牵强疼痛，转侧时疼痛益剧，头似不在脖子上，二便自调。舌质淡红、苔薄白，脉细弦。观前医处方多为羌防一类祛风湿止痛或夹通络养血之品，然患者颈项诸症实属仲圣所谓"强几几"也，其太阳经证已跃然眼前，遂处以《伤寒论》葛根汤原方：葛根 40g，生麻黄 10g，桂枝 10g，赤、白芍各 30g，生甘草 10g，生姜 3g，大枣 12 枚。2 剂。嘱服药后稍加被以取小汗。二诊：患者头颈已复端正，精神振奋，谓当日服药后略有汗出，颈项部隐感热辣，诸症明显减轻，颈项大松，如释重负。次日服药后并无汗出，颈项症豁然若失，转侧裕如，稍感头晕，病既愈，未再处方。1 个月后门诊遇之，谓一切良好。

按语： 患者术后外感，服药后寒热虽解，然风寒之邪仍留连于太阳经脉，致太阳经脉不利，气血因之滞行不畅，引起颈项部诸症，虽无寒热，太阳经腑证显然存在。该患者年高体弱，适逢术后，不可谓不虚，然考虑诸症迁延数月，几成痼疾，若不以麻桂通力开拔腠理之闭塞，经腑之邪恐难外逸，另观其脉证不至虚，况是方中除麻桂峻药外，更有芍药敛阴和营，葛根的升津，加之甘草的缓急，遂放胆用之，药证相对，故一剂知，二剂已。

【**现代药理研究**】现代药理研究证实葛根汤具有抗炎、镇痛、抗流感、抗血栓、抗过敏、抗病原微生物、抗变态反应、免疫调节及解热等作用。

麻黄具有缓解支气管平滑肌痉挛、消水肿、抗炎、抗过敏、镇咳、祛痰等作用。现代常用于治疗感冒鼻塞、支气管哮喘、水肿、肾炎及低血压状态。

葛根药理作用见"葛根芩连汤"；白芍、桂枝药理作用见"鳖甲煎丸"；生姜药理作用见"半夏厚朴汤"；甘草药理作用见"白虎汤"。

葛根汤无显著毒副作用，未报道有显著不良反应。

十七、瓜蒌薤白半夏汤

【方源】《金匮要略·胸痹心痛短气病脉证治第九》：胸痹不得卧，心痛彻背者，瓜蒌薤白半夏汤主之。

瓜蒌实一枚，薤白三两，半夏半斤，白酒一斗。

上四味，同煮，取四升，温服一升，日三服。

【方歌】瓜蒌薤白半夏汤，祛痰宽胸效显彰。三味再加酒同煎，宽胸散结又通阳。

【功用】通阳散结，祛痰宽胸。

【主治】痰盛瘀阻胸痹证。症见胸痛彻背，不能安卧者，短气，或痰多黏而白，舌质紫暗或有暗点、苔白或腻，脉迟。

【方解】瓜蒌甘寒，清肺化痰、利气散结，开通胸膈痹塞，《本草思辨录》云："瓜蒌实之长，在导痰浊下行，故结胸胸痹，非此不治。"薤白辛开行滞、苦泄痰浊，散阴寒凝结而温通胸阳，为治疗寒痰阻滞，胸阳不振之胸痹要药，《本草求真》谓其："味辛则散，散则能使在上寒滞立消；味苦则降，降则能使在下寒滞立下；气温则散，散则能使在中寒滞立除；体滑则通，通则能使久痼寒滞立解……胸痹刺痛可愈。"半夏辛温，燥湿化痰，消痞散结。白酒通阳，可助药势。诸药合用，使上、中、下的寒滞得以消除。散气宣痹，祛痰行滞，通阳泄浊，对于脾运失健，湿痰阻脉，气滞血瘀，胸阳失展之胸痹有良效。薤白配瓜蒌，属相须为用，加强了行气散结、祛痰通阳作用，治疗痰浊阻滞的胸痹典型证。

【名家医案】

1. 胡希恕医案

安某，女，74 岁。患心绞痛 1 年多，常胸前剧痛，每发作则不能平卧，呼吸困难，经常服用硝酸甘油、氨茶碱等，大汗出，口干不思饮，大便干，舌苔白厚，脉弦细。证属痰饮阻胸，瘀血阻络，治以化痰通阳，祛瘀通脉，予以瓜蒌薤白半夏汤加味：瓜蒌45g，薤白27g，半夏75g，白酒60mL，桂枝9g，枳实9g，桃仁9g，陈皮30g，白芍12g。上药服3剂，痛减，但小劳则发心区痛。上方加茯苓12g，继服6剂，胸痛时作时休，仍以上方加减，服1个月后，胸痛不再发作。

按语： 瓜蒌开胸逐痰止嗽，薤白散结止痛，合以为方，故治胸痹痛而喘息咳唾者。煎以白酒，更使药力畅行无阻也。而用大量半夏，是因饮逆较甚之故。由此可看出，祛除痰饮是治疗冠心病的重要之法。在《金匮要略·胸痹心痛短气病脉证治第九》第1条就提出："夫脉当取太过不及，阳微阴弦，即胸痹而痛，所以然者，责其极虚也。今阳虚知在上焦，所以胸痹心痛者，以其阴弦故也。"就是说上焦阳虚，下焦的寒饮盛，寒饮上逆，故使胸痹而心痛也。说明中医早已认识到这一病因病理，也进一步说明冠心病以邪实多见，故治疗冠心病多以祛邪为主。

2. 纪立金医案

郑某，男，35岁。1个月前乘船受凉，始觉周身怕冷，次日周身怕冷减轻，背部怕冷较著，伴有四肢酸痛，胸部憋闷。诊见背冷持续不减，夜间胸闷，下午低热，四肢关节疼痛，不敢出门见风。苔黄腻、舌质红，脉沉滑有力。系外感湿邪，湿邪入里化热，湿热阻遏上焦，阳气不能外达所致，以瓜蒌薤白半夏汤加减。用药：瓜蒌30g，薤白9g，半夏9g，黄连6g，木香15g，郁金9g，红花6g，甘草3g。服1剂，背冷大减；服至6剂，舌苔尽退，诸症消失。

3. 周仲瑛医案

史某，男，55岁。胸部痹闷，呼吸不畅，苔白脉细滑。查有动脉硬化。从痰浊痹阻胸阳论治。处方：全瓜蒌12g，薤白10g，半夏10g，郁金10g，桂枝5g，陈皮5g，远志5g，服5剂胸闷气憋减轻，续服5剂消失。

【名家方论】

1. 清·喻嘉言《医门法律》：《金匮》论胸痹心痛之脉，当取太过不及，阳微阴弦，以太过之阴乘不及之阳，即胸痹心痛。然总因阳虚，故阴得乘之。阳本亲上，阳虚知邪中上焦。设阴脉不弦，则阳虽虚而阴不上干，惟阴脉弦，故邪气厥逆而上，此与浊气在上则生䐜胀，同一病源也。胸痹有微甚不同，微者但通其上焦不足之阳，甚者必驱其下焦厥逆之阴。通胸中之阳，以薤白、白酒，或瓜蒌、半夏、桂枝、枳实、厚朴、干姜、白术、人参、甘草、茯苓、杏仁、橘皮，择用对病三四味，即成一方。

2. 清·尤在泾《金匮要略心典》：胸痹不得卧，是肺气上而不下也；心痛彻背，是心气塞而不和也，其痹为尤甚矣。所以然者，有痰饮以为之援也。故于胸痹药中加半夏以逐痰饮。

3. 清·王子接《绛雪园古方选注》：君以薤白，滑利通阳；臣以瓜蒌实，润下通阻；佐以白酒熟谷之气，上行药性，助其通经活络而痹自开，若转结中焦而为心痛彻背者，但当加半夏一味，和胃而通阴阳。

【现代用量参考】瓜蒌实 24g，薤白 9g，半夏 12g，白酒适量。

【现代应用】

1. 治疗慢性咽炎

张某，女，26 岁，农民。患者咽部不适，颈部郁胀已有半年余，每遇恼怒则病情加重。诊为慢性咽炎，服木香顺气丸、开胸顺气丸、冬凌草片等药治疗，症状不减。渐至咽中如有物阻，吐之不出，咽之不下，并伴有咽干、胸闷、纳呆，情志抑郁。舌暗红、苔白，脉沉滑。证属痰气郁结，络脉瘀滞。治宜开郁理气，化痰通络。处方：瓜蒌 15g，薤白 6g，半夏 9g，枳壳 10g，牛蒡子 10g，桔梗 6g，代赭石 15g，甘草 6g。服药 5 剂，胸闷除，饮食增，咽部无梗死感。去牛蒡子，加百合 12g，继服 5 剂，诸症消失，随访两年未复发。

按语：患者久病，又多服辛香温燥之品，致阴津日伤，痰阻益甚，故病程缠绵；胸闷、咽干，喉中如有物阻，情志抑郁，苔白脉滑是本案用瓜蒌薤白半夏汤加味的辨证关键。方中瓜蒌化痰，薤白散结，半夏燥湿，一清、一通、一燥，辛润相合，刚柔相济，化痰通络之力甚著，且无伤津耗液之虞；配枳壳、牛蒡子行气利咽；桔梗、代赭石一升一降斡旋气机，使气机条达，痰开络通而沉疴速起。临证时，气郁甚者，加苏梗、丝瓜络；咽干、烦躁者，加川贝、百合；病程日久者，加丹参、郁金。

2. 治疗神经衰弱

赵某，女，38 岁，农民。患者 1 年前情志不遂而致失眠，曾做脑电图、心电图等检查，均未发现异常。服安定、谷维素等药罔效。现症：入睡困难，甚则彻夜难眠，精神萎靡，胸闷心烦，时有心悸，腹胀纳少，大便干结，3 日未行。舌暗红、苔白腻，脉沉弦。肝郁气滞，痰气交阻，心神不宁是为病本。治宜理气化痰，宁心安神。处方：瓜蒌 24g，薤白 6g，半夏 6g，远志 10g，茯苓 10g，黄连 6g，厚朴 10g，枳实 10g，甘草 6g。服药 3 剂，大便已通，睡眠好转。继服 3 剂，睡眠已安，诸恙悉除，随访 1 年未复发。

按语： 本例患者失眠年余，屡用滋阴养血安神之药，致脾胃腻滞，痰浊益甚，缠绵难愈。据其脉证，显属气滞痰阻，郁而化热，热扰心神而不寐。故用瓜蒌薤白半夏汤行气化痰；加远志、茯苓宁心安神；配黄连、厚朴、枳实清热燥湿理脾。使痰浊祛，阴阳平，心神宁而诸症自愈。药证相符，故获良效。

3. 治疗支气管炎

张某，男，62 岁。10 年前因受凉而病咳喘，以后每遇感冒即复发。两周前不慎外感风寒，始觉咳嗽、咽疼、胸闷、体倦，在某医院做胸部 X 线检查，提示：两肺纹理增粗紊乱；诊为支气管炎合并上感。给予口服螺旋霉素、强的松、羚翘解毒丸等药，症状时轻时重。近日出现气喘，痰多色白，胸闷纳呆，低热（37.4℃），口干不欲饮，大便干少。察其舌暗红、苔薄腻，脉滑。证属痰浊阻肺，卫气不和。治宜化痰降气，宣肺通络，解表和卫。处方：瓜蒌 15g，薤白 6g，半夏 9g，降香 6g，白芥子 10g，陈皮 10g，柴胡 10g，黄芩 10g，炙甘草 6g。服药 5 剂，咳喘渐平，热退便通。去降香、白芥子，加太子参 12g，炒谷芽 10g 继服，调理两周，病愈。

按语： 咳喘的病因虽复杂多端，但实证总以祛邪利气为主。患者外感风寒，肺气郁闭，宣肃失常，咳喘胸闷，痰多低热显系痰湿阻肺，卫气不和之象。故以瓜蒌薤白半夏汤祛痰宽胸；加降香、白芥子、陈皮降气化痰；合柴胡、黄芩解肌退热。二诊去降香、白芥子者，以防伤正，加太子参、炒谷芽意在健脾和胃。守方调治，攻补兼施，俾脾胃健，痰浊化，肺卫和则诸症自愈。

4. 治疗胸痹

黄某，男，67 岁。2017 年 5 月 4 日来诊，胸中满闷、疼痛，心电图检查有轻微的 T 波改变。总觉深吸一口气才舒服，以深呼吸为快，发于四五年前下地劳作时，有时憋闷难忍，甚则疼痛，每年冬季则发作更重，且伴见胸背痛，夜间痛甚咳嗽，气短，喘息咳唾不得平卧，四肢不温，畏恶风寒，大便黏滞不爽，总是感到有便意，一蹲 20～30 分钟。脉弦缓，舌苔白腻。此为胸阳不振、痰饮壅盛、瘀血内阻、脾虚生湿之证。方用：瓜蒌 12g，薤白 9g，半夏 10g，茯苓 15g，桂枝 10g，炒白术 30g，炒枳实 10g，豆蔻 10g，陈皮 12g，丹参 15g，红花 10g，元胡 10g。服法：平日饮酒，每剂药中加入黄酒 50mL，不善饮者，酌减之。服 5 剂，胸痛、胸满、气短缓解。在治疗过程中，胸闷加檀香 6g，降香 10g，豆蔻 10g，理气宽胸；大便不成形，加炒薏苡仁 15g，苍术 15g，厚朴 10g，健脾燥湿；疼痛明显酌加三棱 10g，莪术 10g；失眠加炒枣仁 15g，远志 10g 以养心安神。继服两周，诸症皆愈。

按语：《金匮要略》云："胸痹不得卧，心痛彻背者，瓜蒌薤白半夏汤主之。"本方是治疗痰饮壅盛、闭阻心脉、胸阳痹阻的有效方剂，临证时，可将本方与苓桂术甘汤合方化裁，加入干姜、陈皮、豆蔻等通阳豁痰、温中行气之品，其效更佳。若痰饮阻塞气机，往往易引起气滞血瘀的病变，如兼有血瘀，在本方中加入行气活血化瘀之品，如丹参、赤芍、香附、川芎、红花、降香等，可取得更好效果。文献报道，瓜蒌薤白半夏汤除用于冠心病的治疗外，临床上还应用于慢性阻塞性肺炎、肺心病、心肌炎、心律失常、胃炎、胆囊炎、乳腺增生等疾病的治疗。

5. 治疗冠心病

廖某，74 岁。3 个月前突发胸痛，胸痛难忍，到某西医院做心电图显示：心肌缺血（V_5 导联压低，V_3 ~ V_5 导联倒置），诊断为"冠心病"，服用阿司匹林肠溶片、立普妥、苏莱乐、欣康后症状缓解。近 1 个月因劳累加重，经常夜间痛醒，服用硝酸甘油不能缓解。诊时胸闷不适，形体肥胖，痰多，气急喘促，苔浊厚，舌胖边有青紫斑块，脉滑。证属痰浊交阻，心脉不通，治宜通阳泄浊，活血通脉。方用瓜蒌薤白半夏汤加味：瓜蒌 20g，薤白 10g，法半夏 9g，丹参 30g，陈皮 10g，石菖蒲 10g，郁金 9g，甘草 6g。7 剂，水煎服。1 周后，症状缓解，夜间发作减轻，痰少，舌边尖有瘀点瘀斑，继用上方加乳香 10g，黄芪 15g，白术 12g，党参 20g。服用 7 剂后明显好转，继服上方月余，患者病情稳定。

按语：《金匮要略·胸痹心痛短气病脉证治第九》曰："胸痹不得卧，心痛彻背者，瓜蒌薤白半夏汤主之。"本方具有通阳泄浊，豁痰开结之功效。临床上用此方治疗胸阳不振，水饮结聚，痰浊壅阻，气机不通而致心痛。冠心病心绞痛属于中医"胸痹""真心痛"范畴，痰浊、瘀血是其重要的病理因素，从患者临床表现来看，主要病机是痰浊夹瘀，故用瓜蒌薤白半夏汤通阳泄浊、活血化瘀。方中瓜蒌开胸中痰结；半夏化痰降逆；薤白辛温通阳，豁痰下气；再加丹参、郁金活血行气之品，使痰浊得化，瘀血得运，胸痛自然缓解。

【现代药理研究】瓜蒌薤白半夏汤可以扩张冠状动脉、改善心肌缺血、抑制血小板聚集、减轻肺泡炎症及肺纤维化程度。临床用于治疗心血管疾病（冠心病心绞痛、心功能衰竭、心肌炎、心肌缺血、心律失常、高脂血症），肺系疾病（慢性支气管炎、支气管哮喘、阻塞性肺疾病、尘肺、肺心病、阻塞性睡眠呼吸暂停综合征），胸部疾病（非化脓性肋骨软骨炎、结核性渗出性胸膜炎、慢性胆囊炎、乳腺增生、肺癌、食管癌）等。

瓜蒌具有扩张冠脉、改善心肌缺血、保护内皮细胞、抗血栓、抗炎、抗氧化等作用。临床用于治疗冠心病心绞痛、心律失常、心功能衰竭、脑梗死、肺源性心脏病、慢性阻塞性肺疾病等。

薤白具有增强免疫力、保护心肌损伤、降脂、抗肿瘤等作用。治疗冠心病心绞痛、心肌梗死等心血管疾病常用 10 ～ 30g；治疗胃痛、溃疡性结肠炎、肠梗阻、痢疾、月经不调、食管狭窄等常用 8 ～ 20g；治疗中风、梅尼埃病、便秘等常用 10 ～ 15g；治疗哮喘、肺纤维化、支气管炎、肺炎等呼吸系统疾病时常用 10 ～ 20g。

半夏药理作用见"半夏厚朴汤"。

瓜蒌薤白半夏汤无显著毒副作用，未报道有显著不良反应。

十八、桂枝茯苓丸

【方源】《金匮要略·妇人妊娠病脉证并治第二十》：妇人宿有癥病，经断未及三月，而得漏下不止，胎动在脐上者，为癥痼害。妊娠六月动者，前三月经水利时，胎下血者，后断三月衃也。所以血不止者，其癥不去故也，当下其癥，桂枝茯苓丸主之。

桂枝、茯苓、牡丹（去心）、桃仁（去皮尖，熬）、芍药各等分。

上五味，末之，炼蜜和丸如兔屎大，每日食前服一丸，不知，加至三丸。

【方歌】《金匮》桂枝茯苓丸，芍药桃仁和牡丹，等分为末蜜丸服，活血化瘀癥块散。

【功用】活血化瘀，缓消癥块。

【主治】瘀阻胞宫证。妇人素有癥块，妊娠漏下不止，或胎动不安，血色紫黑晦暗，腹痛拒按，或经闭腹痛，或产后恶露不尽而腹痛拒按者，舌质紫暗或有瘀点，脉沉涩。

【方解】方中桂枝辛甘而温，温通血脉，以行瘀滞，为君药。瘀结成癥，不破其血，其癥难消，故配伍桃仁、丹皮活血破瘀，散结消癥，且漏下之症用行血之品，亦含通因通用之意；丹皮又能凉血以清瘀久所化之热，共为臣药。芍药养血和血，使破瘀而不伤正，并能缓急止痛；癥块的形成，与气滞、血瘀、痰结、湿阻密切相关，尤其以瘀血痰湿互结最为多见，配伍茯苓甘淡渗利，渗湿健脾，以消痰利水，配合祛瘀药以助消癥，并健脾益胃，以扶正气，为佐药。以白蜜为丸，取蜜糖之甘缓，并用丸药，"丸者缓也"，以缓和诸破泄药之力，为使药。诸药合用，共奏活血化瘀、缓消癥块之功，使瘀化癥消，诸症皆愈。

【名家医案】

1. 孙一奎医案

程相如丈令政，孕四月，头疼，遍身皆痛，腰痛更甚，恶寒发热，咳嗽口渴，六脉浮数，以小柴胡汤加防风、羌活、葛根、姜枣煎服。夜忽大发寒战，继而发热，五更又发战，告急于予。予曰：此作汗之兆。俄而汗出，口渴头痛，身热皆减，惟胸膈胀闷，此胎气上逼而为子悬，以大紫苏饮与之。紫苏、人参、白术、茯苓、甘草、当归、陈皮、大腹皮、川芎、白芍药，服后身冷而汗出不止，胸腹胀痛。急以夺命丹进，服下嗒然而睡，觉则痛止胀消，始进饮食，身温汗止，向安。夺命丹用白术、茯苓、牡丹皮、桃仁、白芍药、桂枝，醋水煎服，止痛如神。

2. 龚士澄医案

孙某，女，40岁。癫疾发作无常已四五年，每因志愿不遂而发，发则语言无序，多猜疑，昏倦又不能寐。以往除用安定、抗抑郁西药；中医多宗气郁生痰、神不守舍论治，予开郁清心、豁痰安神之剂，三两日即缓解如常人。近日月经前发病，以上述中西药治疗1周罔效，且时时躁狂，妄责其夫有暧昧关系，喃喃自语或怒目相对，眠食俱废，诚如王清任先生所说乃气血凝滞脑气之证。以桂枝8g，黄连3g，茯苓12g，赤芍9g，桃仁20g，牡丹皮9g，香附9g，苏子9g，半夏10g，陈皮6g，甘草10g为剂。服3帖，患者如梦初醒，神态正常，从此发作即甚少、甚轻。

按语： 经期发癫，痰瘀极易留着，所以病剧而难解。桂枝茯苓丸合癫狂梦醒汤中主药，破瘀结而开郁，使脑气与脏腑气相接，自然获效而前后判若两人。

3. 岳美中医案

赵某，女，47岁。4年前发现下腹部有一鸡蛋大肿物未予介意。但以后肿物逐渐增大，4年后肿物增大使腹围增至97cm，较前增加17cm，如怀胎状。两天前突发下腹剧痛，冷汗淋漓。经医院诊为"子宫肌瘤"。症见：形体瘦弱，面色萎黄，下腹肿物按之坚硬，压痛明显，舌质暗、少苔，脉沉细而涩。经水2～3月一行，量少色黯，夹有血块。证属癥积瘀血，治以疏肝健脾，破瘀消癥。处方：桂枝9g，茯苓9g，川芎9g，丹皮9g，桃仁9g，白芍21g，当归9g，泽泻21g，白术12g。服药10剂后，腹痛明显减轻，乃将原方改为散剂，每服9g，日服两次。服用两个月，下腹肿物日渐变小，症状大见好转。服药半年，下腹肿物消失，经水正常，诸症悉除。7年以后，患者复因处境不顺，情志不舒。下腹肿物又起，逐渐增大，症状同前。经岳老诊治，仍继服原方散剂，3个月后，又获痊愈。

按语：此病系肝郁气滞，血行不畅，气血滞于小腹，久积而成。岳老虑其体虚，不宜攻逐，当治病留人，缓消其瘕。故选用当归芍药散合桂枝茯苓丸以疏肝健脾，活血消癥，病虽重却免于手术，药治半年而愈。

4. 王立忠医案

毛某，女，22岁。月经周期不准2年余，行经腹痛半年。近半年每次行经，腹痛不堪，少腹阵发性剧痛，痛引腰骶，经色紫暗不畅而伴血块，唇舌紫暗、苔白，脉沉而涩。辨证：胞宫瘀阻。治法活血化瘀，方药：桂枝茯苓丸加味。桂枝6g，丹皮6g，蒲黄9g，茯苓12g，赤芍12g，桃仁10g，延胡索12g，五灵脂10g。5剂，水煎服，每日1剂，分两次服。嘱每次月经前开始服，服3剂，连服3个月经周期。服两剂后痛经减半，服两个周期后痛经已止，再服1个周期巩固，后追访数年痛经未再发作，月经正常。

按语：此案少腹剧痛，且痛引腰骶部，舌紫暗，脉沉涩，脉证相参，属血瘀经行腹痛无疑。逐瘀过猛则易于伤正，止血过急又易于留瘀。故治以桂枝茯苓丸，治之善行缓消少腹之瘀。合失笑散，加强活血祛瘀、散结止痛之功而获愈。

【名家方论】

1. 南宋·陈自明《妇人大全良方》：专治妇人小产，下血至多，子死腹中，其人憎寒，手指、唇口、爪甲青白，面色黄黑。或胎上抢心，则闷绝欲死，冷汗自出，喘满不食。或食毒物，或误服草药，伤胎动气，下血不止，胎尚未损，服之可安；已死，服之可下。此方的系异人传授，至妙，即本方［牡丹皮、白茯苓、桂心、桃仁（制）、赤芍药，上等分为细末］，以蜜丸如弹子大。每服一丸，细嚼，淡醋汤送下，速进两丸，至胎腐烂腹中，危甚者立可取出。

2. 明·龚廷贤《万病回春》：催生汤，候产母腹痛腰痛，见胞浆水下方服。桃仁（炒、去皮）、赤芍、牡丹皮（净）、官桂、白茯苓（去皮）各一钱，上锉一剂，水煎热服。

3. 清·周士祢《婴儿论》：妇人腰腹绞痛，面红者，此为血气所致也，宜桃核承气汤，桂枝茯苓丸亦主之。桂枝茯苓丸方：桂枝、茯苓、牡丹皮（去心）、桃仁（去皮尖，熬）、芍药各等分。上五味，末之，炼蜜和丸，如弹丸大，每日食前服一丸，不知，加至三丸。

4. 清·王秉衡《重庆堂随笔》：荡胞丸，凡屡屡堕胎者，堕后即以此丸服七日：丹皮、桂枝、赤芍、茯苓、桃仁（去皮尖），上五味等分，生研末，醋曲糊丸，梧子大，每朝用紫花益母草三钱煎汤，送下二十九。七朝后接用后方：玉环丸。前丸服至七朝，第八朝接服此丸，至十四朝而止：生地（切碎，同姜炒，去姜）、丹参（去头尾，酒洗炒）各四两，全当归三两，四制大香附、赤芍（酒炒）各二两，川芎（童便炒）、陈艾绒（鸡子二枚同煮，水干炒黑）各一两，上七味，研末，以黑驴皮胶三两酒化烊，和捣丸，梧子大，每服二十九。（注）半产之因不一，补虚清火，夫人知之。惟胞宫留瘀致堕者，世罕论及。录此二方，以补未备。方名"荡胞"，义自显然，但药非峻烈，虽与荡胞汤同名，而纯驳缓急大不侔矣。

5. 清·徐灵胎《医略六书》：催生汤，血实产难，脉紧涩滞者。并释之曰：方内桃仁破瘀通经以运胎，官桂温经散寒以缓胎，赤芍破瘀活血以逐胎，赤苓渗湿利营以下胎，丹皮凉血泻热以防上僭也。水煎热服，俾经寒外散，则血瘀顿化而胎孕灵活，产门自开，何致生产艰难，不得顺下哉！

【现代用量参考】桂枝、茯苓、牡丹皮（去心）、桃仁（去皮尖，熬）、芍药各等分（各6g），共为末，炼蜜和丸，每日服3～5g；亦可作汤剂，水煎服。

【现代应用】

1. 治疗脑梗死

徐某，男，69岁。右侧肢体力弱，言语不利两周。两周前突发右侧肢体力弱，活动不利，伴轻度言语不利，头颅MRI提示脑梗死，于社区静脉滴注银杏达莫、胞磷胆碱13日，病情部分缓解，患者感觉恢复不理想而来诊。既往有高血压、糖尿病、高脂血症等病史。查：患者右侧面舌瘫，言语謇涩，右侧上下肢肌力稍弱，远端为甚，取物困难，不能执筷，体形肥胖，面色及唇舌紫暗、舌苔白厚腻，脉滑。中医诊断为中风，证属痰瘀阻络。治以活血化瘀、化痰祛湿。拟桂枝茯苓丸合二陈汤加减。处方：桂枝、地龙、法半夏各10g，桃仁、赤芍、茯苓、牡丹皮、陈皮各15g，生姜4片，大枣6枚。6剂，每日1剂，水煎分两次温服。配合头针及针刺中脘、天枢、足三里、丰隆、委中、肩髃、曲池、外关。经针灸1次及服用药两剂后，自诉病情已减轻大半，6剂药后已能自如执筷。

按语：本案患者辨为血瘀之证；肥胖体质，舌苔白厚腻，又有痰湿表现，故治以桂枝茯苓丸加地龙活血化瘀，二陈汤化痰祛湿。方证相符而获得佳效。现代药理研究显示：桂枝茯苓丸有镇静、镇痛、抗炎、改善微循环、改善血液流变性等作用，对血瘀之证可获良效。

2. 治疗产后小便不通

张某，女，29岁。小便点滴不通1周。1周前剖宫产术后，小便点滴不通，服中西药罔效。观其腹部胀满，神倦乏力，小腹隆起、拒按，恶露色黑有块，大便3日未行。舌质暗、苔薄白，脉弦细。辨证为产后瘀阻下焦，膀胱气化失职所致。予桂枝茯苓汤加减。药用：桂枝15g，茯苓20g，桃仁、牡丹皮、赤芍各12g，车前子30g。水煎服。服药1剂后，渐有便意，后陆续排尿500mL，但仍感腹满胀痛，小便不畅。宗前方再进2剂，二便俱通，腹胀消，诸症悉解。

按语： 产后妇人加之剖宫产术后气血损伤，气血流通不畅，腑气为瘀所阻，决渎无权，气化不行致成癃闭。《灵枢·逆顺肥瘦》谓："血浊气涩，疾泻之，则可通也。"桂枝茯苓汤散其瘀滞，通其经气，滞去经畅则脏腑功能复常，此方消结滞，沟通上下而振奋气血，加车前子以净腑，故小便得通。

3. 治疗慢性血栓栓塞性肺动脉高压

瞿某，男，56岁。患者形体偏瘦，肌肤甲错，两目暗黑。胸闷、心慌、气急，眩晕甚则晕厥，神疲乏力；腹中痞胀，食欲不振，肠鸣。嘴唇紫暗；脉搏78次/分，脉重按无力。桂枝20g，肉桂10g（后下），炙甘草6g，川芎10g，赤芍30g，桃仁12g，丹皮12g，茯苓20g，红枣12g。另：大黄䗪虫丸，按说明书服用。服用1月余来复诊时见其脸色由青色转红润，精神明显好转，心慌消失，腹中痞胀减轻，凝血酶原时间由原来8月22日查的41秒减少为18.2秒（正常为11～14秒），患者服用本方加减3年余，期间住院次数明显减少。

按语： 患者脸色发青、面目暗黑、凝血酶原时间延长、嘴唇紫暗、有血栓形成可知其人瘀血较甚，治当活血化瘀，以桂枝茯苓丸为基本方。本案重用桂枝30g。此人表现以心悸为突出，胸闷、心慌、气急，眩晕甚则晕厥，神疲乏力，脉重按无力，故用大剂量的桂枝来安神定悸。而赤芍为活血良药，《神农本草经》曰芍药能"逐血痹"，对此瘀血重症当大剂量使用。

4. 治疗霰粒肿反复发作

陈某，女，25岁。患者因霰粒肿反复发作就诊。从去年10月开始，双眼霰粒肿反复发作，两个月间开刀3次，希望服用中药调理，控制霰粒肿发作。体形中等，面部长丘疹，下肢皮肤干燥，月经周期30～40天，无痛经，无经前乳房胀痛。左下腹轻压痛，有痔疮病史。黄煌教授处方：肉桂5g，桂枝10g，赤芍15g，桃仁15g，牡丹皮15g，制大黄5g，怀牛膝15g，茯苓15g，7剂。服药1周，霰粒肿未发作，自觉皮肤转白，面部丘疹减少，下肢皮肤滋润，上方共服用1个月，期间霰粒肿未发。今年初食榴莲后发作一次，原方加制大黄 10g 继服，病情有效控制。

按语： 患者半年来反复发作霰粒肿，提示本病的产生与体质因素密切相关。患者下肢皮肤干燥、面部丘疹、月经后期，左下腹压痛，有痔疮病史，均提示为桂枝茯苓丸体质，给予桂枝茯苓丸加味后的改善是多方面的。中医治"人"的病，着眼于"人"的调理，由此亦可见一斑。

【现代药理研究】 桂枝茯苓丸具有改善血液流变性、抗炎、镇痛、镇静、调节机体的免疫功能、调整性腺、调整脂代谢等作用，临床用于对脑缺血、肿瘤、前列腺组织增生、子宫肌瘤、肝纤维化等特定疾病的治疗。

桂枝、牡丹皮、白芍药理作用见"鳖甲煎丸"；茯苓药理作用见"半夏厚朴汤"；桃仁药理作用见"大黄牡丹汤"。

桂枝茯苓丸无显著毒副作用，未报道有显著不良反应。

十九、桂枝芍药知母汤

【方源】《金匮要略·中风历节病脉证并治第五》：诸肢节疼痛，身体尪羸，脚肿如脱，头眩短气，温温欲吐，桂枝芍药知母汤主之。

桂枝四两，芍药三两，甘草二两，生姜五两，麻黄二两，白术五两，知母四两，防风四两，附子二枚（炮）。

上九味，以水七升，煮取二升，温服七合，日三服。

【方歌】桂枝芍药知母汤，甘草生姜与麻黄，白术防风炮附子，寒热错杂此方良。

【功用】祛风除湿，通阳散寒，佐以清热。

【主治】主治肢节疼痛，身体羸弱，脚肿如脱，头眩短气，温温欲吐，舌偏红苔白，脉濡数。

【方解】本方以附子为君药用于温经散寒。白术祛湿，防风祛风，配麻黄开腠理予风寒湿以出路，疗历节病之外因。桂枝、芍药、甘草、生姜为桂枝汤去生姜、大枣，疗营卫不和内因，通阳解肌祛邪。本方生姜功效有三：一为用之以降逆止呕；二为配麻黄、桂枝、防风、白术，可助其宣散风寒湿气，紧扣病机；三与甘草、白术相配和胃调中，宣畅胃肠之气。知母苦寒佐制本方过于辛热，亦为本方高明之处。

【名家医案】

1. 胡希恕医案

徐某，男，19岁。左足肿痛已五六年，近两年加重。X线片证实为跟骨骨质增生。现症：左足肿痛，怕冷，走路则痛甚，不思饮，苔薄白，脉沉弦。此风湿属太阳少阴合病，为桂枝芍药知母汤方证：桂枝12g，麻黄6g，白芍9g，知母12g，生姜12g，川附子6g，防风12g，苍术12g，炙甘草6g。药服7剂，左足跟痛减，走路后仍痛，休息后较治疗前恢复快。增川附子为9g继服，1个月后左足跟肿消，疼痛已不明显。

按语： 本方多用于慢性风湿、类风湿关节炎呈现太阳少阴合病，尤其是见关节肿大变形而伴见气冲呕逆者。若风湿热关节红肿热明显者，可加生石膏。

2. 岳美中医案

陈某，女，50岁。风寒所袭后，发热，左肩关节疼痛不能活动，左拇指第一指节红肿热痛，两膝关节不可屈伸。症见：难自己行走，午后每发寒热，体温38℃，脉象细弱而数，92次／分。投与桂枝芍药知母汤后，热通，3剂后自己能行动，继服10余剂，诸症皆除。

按语： 本案关节红肿热痛、发热，风寒湿化热之象，故用桂枝芍药知母汤祛风除湿，兼清里热。岳老常将此方用于热痹初起之关节红肿热痛、屈伸不利之治疗，每获良效。

3. 刘渡舟医案

石某，女，34岁。患类风湿关节炎半年。症见：形体消瘦，手足小关节粗大，活动不便，大关节游走疼痛无定，痛甚时，如虎啮痛不可忍，低热不尽，脉象细滑，舌红苔白。治以祛风散寒，除湿清热，方选桂枝芍药知母汤：桂枝10g，赤芍12g，甘草6g，麻黄6g，生姜5片，白术10g，知母12g，防风9g，附子12g。加减连服50剂，关节疼痛基本控制，低热退尽，行走活动自如，体形渐壮，病邪已经衰退。原方加补气养血药调治，以防病情反复。

按语： 风寒湿热杂至，风胜则游走疼；湿胜则关节肿；寒胜则剧痛；热胜则发热。

4. 赵明锐医案

任某，男，54岁。两膝关节疼痛六七年。症见：膝关节屈伸不便，扶杖行走，遇冷则甚，盛夏也需穿棉裤。两踝关节疼痛，腿脚冰凉，脉迟缓，舌淡苔白。曾服乌头汤5剂，症状无改善，改服桂枝芍药知母汤。桂枝30g，白芍10g，甘草10g，知母10g，防风10g，麻黄30g，淡附子30g，白术15g。上药为末。半个月内分次服完。药后疼痛大减，下肢松动轻健，唯屈伸时仍有疼痛。原方再服3周，症状消失。

按语： 痹证日久，正气渐虚，治疗不可单攻邪气，而宜在祛邪同时施以扶正之品，桂枝芍药知母汤邪正兼顾，既可养阴气，又能助阳气，适于久痹正虚的治疗。

5.易华堂医案

病者周奠章，年甫二旬，住永川茶店场。始则两足酸麻，继而足膝肿大，屈伸不能，兼之两手战掉，时而遗精，体亦羸瘦。疗治三年罔效，几成废人。诊断左手脉沉弱，右手脉浮濡。脉证合参，此鹤膝风证也……前医见病者手战、遗精，误认为虚，徒用温补，势濒于危。岂知手战者系风湿入于肝，肝主筋而筋不为我用，遗精者系风湿入于肾，肾藏精而精不为我摄。溯其致病之由，要皆风湿之厉也，设非祛风祛湿，其病终无已时。择用仲景桂枝芍药知母汤。处方：川桂枝四钱，生白芍三钱，白知母四钱，白术四钱，附子四钱（先煮），麻黄二钱，防风四钱，炙甘草二钱，生姜五钱。次方：生白芍六钱，清炙草三钱。三方：麻黄一两，松节一两，芥子一两。研匀，用酒和调，布包患处。效果：服前方半日许，间用次方1剂，其脚稍伸。仍照前法再服半个月，其脚能立。又服一月，渐渐能行。后守服半月，手不战，精不遗，两足行走如常，今已二十余年矣。

按语：足胫渐细，足膝渐大，骨中酸痛，身渐瘦弱，此鹤膝风证也。其证有二：一本于水湿之入骨，重而难移，痛在一处而不迁；一本于风湿之入骨，轻而可走，其痛移来移去而无定。二者因证不同，治亦随之而各异。此案病因，系风湿内袭筋骨而成，法宗仲景，方亦对证，药既瞑眩，厥疾自瘳，真古方学派之佳案也。方用桂枝、芍药、甘草调和营卫，麻黄、防风祛风通阳，白术补土去湿，知母利溺散肿，附子通阳开痹，重用生姜以通脉络。间服芍药甘草汤，补阴以柔筋。外用麻黄、松节、芥子包患处，开毛窍以祛风湿。

【名家方论】

1. 清·徐彬《金匮要略论注》：此言历节病由风湿外邪而兼脾肾俱虚之方也。谓诸肢节疼痛，湿留关节也，因而身体为邪所痹则羸。湿从下受，亦或自上注之，总是湿善归下，故脚肿如脱。肾虚挟风，故头眩。卫气起于下焦，肾元既亏，三焦无主，致太阳与阳明相牵制为病，故胃气欲下行，而太阳掣其气在上，太阳欲上行，而胃湿相搏不利，故短气温温欲吐。用桂枝汤去枣加麻黄以助其通阳，加白术、防风以伸脾气，加知母、附子以调其阴阳，谓欲制其寒，则上之郁热已甚，欲治其热，则下之肾阳已痹，故并加之耳。

2. 清·沈明宗《金匮要略编注》：此久痹而出方也。……乃脾胃肝肾俱虚，足三阴表里皆痹，难拘一经主治。故用桂枝、芍药、甘、术调和营卫，充益五脏之元，麻黄、防风、生姜开腠行痹，而祛风邪外出，知母保肺清金以使治节，经谓风寒湿三气合而为痹，以附子行阳，燥湿除寒为佐也。

3. 清·张璐《张氏医通》：此即总治三焦痹之法。头眩短气，上焦痹也；温温欲吐，中焦痹也；脚肿如脱，下焦痹也；肢节疼痛，身体尪羸，筋骨痹也。由是观之，当是风寒湿痹其营卫筋骨三焦之病。然湿多则肿，寒多则痛，风多则动。用桂枝治风，麻黄治寒，白术治湿。防风佐桂枝，附子佐麻黄、白术，其芍药、生姜、甘草，亦如桂枝汤之和其营卫也。知母治脚肿，引诸药下行，附子以行药势，开痹之大剂也。

4. 清·尤在泾《金匮要略心典》：诸肢节疼痛，即历节也。身体尪羸，脚肿如脱，形气不足，而湿热下甚也；头眩短气，温温欲吐，湿热且从下而上冲矣，与脚气冲心之候颇同。桂枝、麻黄、防风散湿于表，芍药、知母、甘草除热于中，白术、附子祛湿于下；而用生姜最多，以止呕降逆。为湿热外伤肢节，而复上冲心胃之治法也。

5. 清·王泰林《王旭高医书六种》：是方用麻、防、姜、桂宣发卫阳，通经络以驱外入之风寒；附子、白术暖补下焦，壮筋骨而祛在里之寒湿。然三气杂合于筋骨血脉之中，久必郁蒸而化热，而欲束筋利骨者，必须滋养阳明，故又用芍、甘、知母，和阳明之血，以致太阴之液，斯宗筋润、机关利，而脚气历节可平，平则眩呕悉已矣。此为湿热外伤肢节，而复上冲心胃之治法也。

【现代用量参考】桂枝 12g，芍药 9g，甘草 6g，麻黄 6g，知母 9g，生姜 9g，白术 9g，防风 9g，附子 6g。

【现代应用】

1. 治疗肩周炎

周某，男，48 岁。右肩疼痛，活动受限 1 年余，起于肩部外伤，疼痛以夜间为重，夜间常痛醒，天气变化时尤甚。肩外展 80°、前屈 70°，患肢内旋后伸肘拇指达骶部。舌淡胖，脉细弦。曾经推拿、理疗，效不显。给予桂枝芍药知母汤加减：桂枝 10g，淡附片 9g，麻黄 3g，黄芪 10g，知母 12g，白术 10g，防风 10g，生姜 10g，赤白芍各 10g，甘草 9g，制川乌 8g。配合手法治疗，每日 1 次。5 剂后疼痛减轻，夜寐转安，以原方随症加减，继进 30 剂，疼痛消失，肩活动功能明显改善，惟有时感觉酸楚。肩外展上举 140°、前屈上举 110°，内旋后伸肘拇指达第 4 腰椎棘突。

按语：肩周炎，本病俗称"肩凝症""五十肩"，属中医"痹证"范畴，多发于中老年人。气虚血弱，肝肾不足为其内因；寒湿凝聚，阳气郁遏为其外因。本病起病缓慢，病程绵长，疼痛多昼轻夜重，后期常出现肩部肌肉萎缩。《金匮》

桂枝芍药知母汤，仲景以之治"诸肢节疼痛"之"历节病"，临床上，援引本方加减治疗肩周炎极合本病病机，疗效较佳。

2. 治疗原发性坐骨神经痛

许某，女，33岁。右腿疼痛，行走困难两周，经西医诊断为风湿性坐骨神经痛。右腿后外侧剧烈疼痛，足不敢触地，不能伸屈。舌质淡、苔白，脉弦紧。证属风寒湿流注关节，经络阻痹。治法：祛风除湿，温经散寒。方予桂枝芍药知母汤加减。处方：桂枝15g，白芍20g，甘草10g，麻黄10g，生姜20g，白术25g，知母20g，防风15g，附子10g，两剂，水煎服，服后避风。二诊：疼痛减半，行动已不蹒跚，脉象弦缓，效不更方，再续两剂。随访：服药后已痊愈，一直在家劳动。

按语：此患者过去在豆腐坊工作，风寒湿邪为病使然，以湿邪为主。故治以祛风除湿，温经散寒。故用桂枝治风；白术治湿；防风佐桂枝以祛散经络之风；麻黄宣开腠理，使寒邪从腠理外出而解；附子辛热散寒且行药势为开痹大剂；芍药、生姜、甘草亦和发其荣卫；知母治脚肿，引诸药祛邪益气力。

3. 治疗类风湿关节炎

刘某，男，38岁。两手关节对称性肿胀、强直、疼痛4年余。确诊为类风湿关节炎，疼痛日渐加重，屈伸不利，不能工作。投以燥湿祛风之剂无效，改用清热化湿之品合并激素类药物，病情时轻时重。症见：面色青黑，痛苦病容，舌质淡、苔白腻，四肢关节强直，肿胀疼痛，两手尤甚，得热痛减，遇寒加重，天阴疼痛更剧，脉沉细。此为风寒湿邪流注经络，治当温阳散寒，祛风除湿。投以桂枝芍药知母汤。方用：桂枝、白芍、知母各18g，防风、苍术、黄柏、炮附子各15g，麻黄、甘草各9g，白术、生姜各12g，薏苡仁、黄芪各30g。上方服4剂后，疼痛减轻，病机好转；守前方继服38剂，疼痛消失，关节屈伸自如，肿胀消除，临床治愈出院，5年来随访没复发。

按语：风寒湿邪侵袭，流注关节经络，气血运行不畅，故关节拘急疼痛。本方加苍术、黄柏、薏苡仁增强除湿之力，黄芪有妙用，既能助桂枝温阳化气，又能配附子温阳固表；寒重于湿，应加大桂枝、附子用量。诸药合用共奏温阳散寒、祛风除湿之力。

4. 治疗髂股静脉血栓

董某，男，27岁。腹部手术后左下肢肿胀热痛，不能行走，确诊为髂股静脉血栓形成。症见：形体较胖，面色微黄，舌质淡、苔黄腻，左下肢全腿肿胀、色呈潮红，抬高患肢减轻，下垂严重，不能行走，凉痛，遇冷加重，常觉恶寒，四肢无力，脉象滑数。此乃寒湿内郁，治宜温阳除湿，清热祛风。方用：白芍、知母、防风各30g，白术、桂枝、防己、炮附子、黄柏各15g，麻黄、生姜、甘草各9g。上方服10剂后疼痛、肿胀减轻，舌黄腻，脉滑数，此寒湿好转，热仍内郁，守上方加苍术15g，薏苡仁60g，金银花30g。服10剂后，舌苔退，脉缓涩，腿肿全消上方先后加桃仁、红花、苏木、刘寄奴、乳香、没药等药物调治而愈，追访3年未复发。

按语： 此病由于术后复发，病由瘀血阻于络脉，营血受阻，水津外溢，聚而为湿，肿胀乃作。苔腻而黄，脉滑数者湿热内郁，但肢肿而冷，身觉恶寒者，阳气衰也。尤以气候变冷加重是其辨证的关键，故用此方发散寒邪，温经散寒，表里之湿可去，知母、芍药清热和营，合黄柏、防己以清热利湿，使寒湿去而气血行，湿热除而肿胀消。寒湿热俱加减活血祛瘀药物疏通经脉，故能取得较好的疗效。临床体会，脉搏的快慢是预卜其病进退的标准，脉搏快是阳热甚，慢则易使气血凝滞，快者重用清热解毒之剂，若脉搏慢者可重用附子、桂枝、麻黄。

【**现代药理研究**】桂枝芍药知母汤具有消炎、镇痛、降压、提高免疫力等作用，常用来治疗类风湿关节炎、肩周炎、梨状肌综合征、膝关节积液等。

防风具有解热、镇静、镇痛、抗菌、抗炎、抗肿瘤、抗凝血、抗过敏等作用，常用于治疗类风湿关节炎、冠心病心绞痛、支气管哮喘、慢性阻塞性肺疾病等。

桂枝、白芍药理作用见"鳖甲煎丸"；生姜药理作用见"半夏厚朴汤"；甘草药理作用见"白虎汤"；附子、白术药理作用见"附子汤"；知母药理作用见"白虎汤"；麻黄药理作用见"葛根汤"。

【**使用禁忌及注意事项**】心功能不全者慎用。

二十、桂枝汤

【方源】《伤寒论》第12条：太阳中风，阳浮而阴弱。阳浮者，热自发；阴弱者，汗自出。啬啬恶寒，淅淅恶风，翕翕发热，鼻鸣干呕者，桂枝汤主之。

《伤寒论》第13条：太阳病，头痛发热，汗出恶风，桂枝汤主之。

桂枝三两（去皮），芍药三两，甘草二两（炙），生姜三两（切），大枣十二枚（擘）。

上五味，㕮咀三味，以水七升，微火煮取三升，去滓，适寒温，服一升。服已须臾，啜热稀粥一升余，以助药力，温覆令一时许，遍身漐漐微似有汗者益佳；不可令如水流漓，病必不除。若一服汗出病差，停后服，不必尽剂；若不汗，更服，依前法；又不汗，后服小促其间，半日许令三服尽。若病重者，一日一夜服，周时观之。服一剂尽，病证犹在者，更作服；若汗不出，乃服至二三剂。禁生冷、黏滑、肉面、五辛、酒酪、臭恶等物。

【方歌】桂枝汤治太阳风，芍药甘草姜枣同。桂麻相合名各半，太阳如疟此为功。

【功用】解肌祛风，调和营卫。

【主治】外感风寒表虚证，恶寒发热，汗出头痛，鼻鸣干呕，苔白不渴，脉浮缓或浮弱。

【方解】方中桂枝辛温，助卫阳，通经络，解肌发表而祛在表之风寒，为君药。芍药酸甘而凉，益阴敛营，敛固外泄之营阴，为臣药。桂枝、芍药等量配伍，既营卫同治，邪正兼顾，相辅相成；又散中有收，汗中寓补，相反相成。生姜辛温，助桂枝散表邪，兼和胃止呕；大枣甘平，协芍药补营阴，兼健脾益气。生姜、大枣相配，补脾和胃，化气生津，益营助卫，共为佐药。炙甘草调和药性，合桂枝辛甘化阳以实卫，合芍药酸甘化阴以益营，功兼佐使之用。药虽五味，但配伍严谨，发中有补，散中有收，营卫同治，邪正兼顾，阴阳并调。故柯琴誉其为"仲景群方之冠，乃滋阴和阳、调和营卫、解肌发汗之总方也"（《伤寒来苏集》）。

本方治证中已有汗出，何以又用桂枝汤发汗？盖本证之自汗，是由风邪外袭，卫阳不固，营阴失守，津液外泄所致。故外邪不去，则汗不能止。桂枝汤虽曰"发汗"，实寓解肌发表与调和营卫双重用意，外邪去而肌表固密，营卫和则津不外泄。故如法服用本方，于遍身微汗之后，则原证之汗出自止。近贤曹颖甫以"病汗""药汗"别之，区分两种汗出的不同性质。故指出："病汗常带凉意，药汗则带热意。病汗虽久，不足以去病；药汗瞬时，而功乃大著，此其分也。"（《经方实验录》）

本方具有调和营卫、阴阳之功，故其治疗范围不仅局限于外感风寒表虚证，亦可用于病后、产后、体弱等因营卫、阴阳不和所致之病症。正如徐彬《金匮要略论注》所云："桂枝汤，外证得之，解肌和营卫；内证得之，化气调阴阳。"

【名家医案】

1. 李士材医案

治吴君明，伤寒六日，谵语狂笑，头痛有汗，大便不通，小便自利。众议承气汤下之。士材诊其脉浮而大，因思仲景曰："伤寒，不大便六七日，头痛有热者……小便清者，知不在里，仍在表也。"方今仲冬，宜与桂枝汤。众皆咋舌，以谵语狂笑为阳盛，桂枝入口必毙矣。李曰：汗多神昏，故发谵妄，虽不大便，腹无所苦，和其营卫，必自愈耳。遂违众用之，及夜而笑语皆止，明日大便自通。故病多端，不可胶执，向使狐疑而用下药，其可活乎？

按语： 寥笙注：本案为桂枝汤证变证。《伤寒论》第56条说："伤寒，不大便六七日，头痛，有热者，与承气汤。其人小便清者，知不在里，仍在表也，当须发汗。……宜桂枝汤。"患者伤寒六日，表里兼病，究竟宜汗宜下，这是辨证的关键所在。众医议承气下之，以为不大便六七日，谵语狂笑，里证急，故宜下也。独士材以为不大便六七日，头痛，有热，小便清者，知不在里，仍在表也，当以汗解。众医与士材各有所见，脉症合参，从整个病情考虑，病人脉浮而大，虽不大便六七日，而腹无胀满之苦，仍头痛有热，自汗，小便不黄，表证仍在，应以桂枝汤调和营卫，解肌发汗，故药后及夜而谵语狂笑皆止，明日大便自通，承气证之假象，一剂而兼愈。所以治病无他秘诀，秘诀在于辨证，尤其在于辨证辨得准。

2. 曹颖甫医案

余尝于某年夏，治一同乡杨兆彭病。先，其人畏热，启窗而卧，周身热汗淋漓，风来适体，乃即睡去。夜半，觉冷，覆被再睡，其冷不减，反加甚。次日，诊之，病者头有汗，手足心有汗，背汗不多，周身汗亦不多，当予桂枝汤原方：桂枝三钱，白芍三钱，甘草一钱，生姜三片，大枣三枚。又次日，未请复诊。后以他病来乞治，曰：前次服药后，汗出不少，病遂告瘥。药力何其峻也？然安知此方乃吾之轻剂乎？

按语：或谓仲圣之脉证治法似置病因、病原、病理等于不问，非不问也，第不详言耳。惟以其脉证治法之完备，吾人但循其道以治病，即已绰有余裕。故常有病已愈，而吾人尚莫明其所以愈者。

3. 胡希恕医案

谢某，女，51岁。淋雨后发热，头剧痛，全身酸胀、疼痛，鼻流清涕，经西药治疗1周后，仍低热（体温37.5℃），且汗出恶风，头隐隐作痛，鼻流清涕遇风寒加重，舌苔白，脉浮弱，舌苔白，恶风发热，汗出，头痛，鼻流清涕，太阳中风证。中医辨证太阳中风桂枝汤方证。处方：桂枝9g，白芍9g，生姜9g，大枣4枚，甘草6g。结果：服1剂药后，体温降至正常。继服，症除。

熊某，女，56岁，3个月来，每日下午3～5点发热，两臂肘窝发紧，肩背拘急，发热、汗出，尤其午后定时发热，为太阳中风，桂枝汤处方：桂枝9g，白芍9g，生姜9g，大枣4枚，炙甘草6g。服两剂而解。

4. 刘渡舟医案

刘某，男，33岁。感冒并发肺炎，身热虽退，但干咳少痰，气促作喘，胸闷。伴头痛，汗出恶风，背部发凉，周身骨节酸痛，阴囊湿冷。舌苔薄白，脉来浮弦。证属太阳中风，寒邪迫肺，气逆作喘。法当解肌祛风，温肺理气止喘。桂枝10g，白芍10g，生姜10g，炙甘草6g，大枣12g，杏仁10g，厚朴15g。服药7剂，咳喘缓解，仍有汗出恶风，晨起吐稀白痰。上方桂枝、白芍、生姜均增至12g。又服7剂，咳喘得平，诸症悉除。医院复查，肺炎完全消除。

按语：本案为中风表虚兼肺失宣降之证。太阳中风，迫肺气逆，失于宣降，故见咳喘、胸闷、头痛、汗出、恶风，为"表虚"之证。故治宜在解肌祛风之中，佐以降气平喘之法。大论曰："喘家作，桂枝加厚朴、杏子佳。"本方以桂枝汤解肌祛风，用厚朴、杏子降气定喘，并能化痰导滞，为表里兼治之剂。临床用于治疗风寒表不解，而见发热、汗出、咳喘，屡屡获效。

【名家方论】

1.北宋·庞安时《伤寒总病论》：凡发汗，须如常覆腰以上，厚衣覆腰以下，以腰足难取汗故也。半身无汗，病终不解。凡发汗后，病证仍存，于三日之内，可二三发汗，令腰脚周遍为度。

2.明·许宏《金镜内台方议》：经曰：风淫于内，以辛散之，以甘缓之。乃用桂枝为君，以散邪气而固卫气。桂枝味辛甘性热，而能散风寒、温卫气，是辛甘发散为阳之义也。芍药味酸性寒，能行荣气，退热，理身痛，用之为臣。甘草、大枣味甘而性和，能谐荣卫之气而通脾胃之津，用之为佐。姜味辛性温，而能散邪佐气，用之为使。先圣配此五味之药，以治伤寒者，乃专主中风之症，而行解肌之法也。若非自汗恶风之症，不可服也。经曰：桂枝下咽，阳盛则毙，是也。

3.明·方有执《伤寒论条辨》：微火者，取和缓不猛而无沸溢之患也。滓，淀也。古人药大剂，金铛中煮，绵绞漉汤，澄滤取清，故曰去滓。啜，大饮也。热稀粥者，桂枝汤劫敌之奇兵，应赤帜于必胜之阵也。助药力，微旨也。譬如释氏之禅机，老氏之玄关，儒家之心法也。漐漐，和润而欲汗之貌也。微似二字，最为要紧，有影无形之谓也。不可，禁止之词也。如水流漓，言过当也，病必不除，决言不遵节制，则不效验也。小促，役催促值事也。禁者，若物皆病之反也。凡此事宜，皆责之医家耳。病家安能料理。今人之医，惟务拱默以自崖岸，至不获效，则反疑猜多口于桂枝。诸家集方，何尝见啜热稀粥四字，徒以发汗相授受。微似，视为美文，殊不知桂枝神算，捷在出奇，苟简之弊，牢不可破。

4.清·柯韵伯《伤寒附翼》：此为仲景群方之魁，乃滋阴和阳，调和营卫，解肌发汗之总方也。凡头痛发热恶风恶寒，其脉浮而弱，汗自出者，不拘何经，不论中风伤寒杂病，咸得用此发汗。若妄汗妄下，而表不解者，仍当用此解肌。如所云头痛、发热、恶寒、恶风、鼻鸣干呕等病，但见一症即是，不必悉具，惟以脉弱自汗为主耳。桂枝赤色，通心温经，能扶阳散寒，甘能益气生血，辛能解散外邪，内辅君主，发心液而为汗。故麻黄、葛根、青龙辈，凡发汗御寒者咸用之，惟桂枝汤不可用麻黄，麻黄汤不可无桂枝也，本方皆辛甘发散，惟芍药微苦微寒，能益阴敛血，内和营气。先辈之无汗不得用桂枝汤者，以芍药能止汗也。芍药之功，本在止烦，烦止汗亦止，故反烦、更烦，与心悸而烦者咸赖之。若倍加芍药，即建中之剂，非复发汗之剂矣。是方也，用桂枝发汗，即用芍药止汗，生姜之辛，佐桂以解肌，大枣之甘，佐芍以和里，桂芍之相须，姜枣之相得，阴阳表里，并行而不悖，是刚柔相济以为和也。甘草甘平，有安内攘外之功，用以调和气血者，即以调和表里，且以调和诸药矣。而精义尤在，啜热稀粥以助药力，盖谷气内充，外邪勿复入，热粥以继药之后，则余邪勿复留，复方之妙用又如此。故用之发汗，自不至于亡阳；用之止汗，自不至于贻患。

5. 清·尤在泾《伤寒贯珠集》：此方用桂枝发散邪气，即以芍药摄养津气。炙甘草合桂枝之辛，足以攘外；合芍药之酸，足以安内。生姜、大枣，甘辛相合，补益营卫，亦助正气、祛邪气之用也。盖以其汗出而邪不出，故不用麻黄之发表，而以桂枝助阳以为表，以其表病而里无热，故不用石膏之清里，而用芍药敛阴以为里，此桂枝汤之所以异于麻黄、大青龙也。服已须臾，啜稀粥一升余，所以助胃气，即所以助药力，盖药力必借胃气以行也。温覆令微汗，不使流漓如水者，所谓汗出少者为自和，汗出多者为太过也。一服汗出病瘥停后服者，中病即止，不使过之以伤其正也。若不汗，后服小促，及服至二三剂者，期在必克，以汗出为和而止也。仲景示人以法中之法如此。

6. 清·吴谦《医宗金鉴》：名曰桂枝汤者，君以桂枝也。桂枝辛温，辛能发散，温通卫阳。芍药酸寒，酸收能敛，寒走阴营，桂枝君芍药，是于发散中寓敛汗之旨；芍药臣桂枝，是于和营中有调卫之功；生姜之辛，佐桂枝以解表；大枣之甘，佐芍药以和中；甘草甘平，有安内攘外之能，用以调和中气，即以调和表里，且以调和诸药。以桂芍之相须，姜枣之相得，借甘草之调和阳表阴里，气卫血营，并行而不悖，是刚柔相济以为和也，而精义在服后须臾啜稀粥以助药力。盖谷气内充，不但易为酿汗，更使已入之邪不能少留，将来之邪不得复入也。又妙在温覆令一时许，漐漐微似有汗，是授人以微汗之法也。不可令如水流漓，病必不除，是禁人以不可过汗之意也，此方为仲景群方之冠，乃解肌发汗、调和荣卫之第一方也。凡中风、伤寒，脉浮弱，汗自出而表不解者，皆得而主之。其他但见一二证即是，不必悉具。故麻、葛、青龙发汗诸剂，咸用之也。若汗不出，麻黄证也。脉浮紧者，麻黄脉也，固不可与桂枝汤。然初起无汗，当用麻黄发汗，如汗解后复烦，脉浮数者，与下后脉仍浮，气上冲者，及下后下利止而身痛不休者，皆用此以解外。何也？此时表虽不解，腠理已疏，邪不在皮毛而在肌肉。且经汗下，津液已伤，故脉证虽同麻黄，而主治当属桂枝矣。

7. 清·陈修园《长沙方歌括》：桂枝辛温，阳也；芍药苦平，阴也。桂枝又得生姜之辛，同气相求，可恃之以调周身之阳气。芍药而得大枣、甘草之甘，苦甘合化，可恃之以滋周身之阴液。师取大补阴阳之品，养其汗源，为胜邪之本，又啜粥以助之，取水谷之津以为汗，汗后毫不受伤，所谓立身于不败之地，以图万全也。

【现代用量参考】桂枝 9g，芍药 9g，炙甘草 6g，生姜 9g，大枣 6g。

【现代应用】

1. 治疗自主神经功能紊乱

金某，女，46 岁。阵发性发热、汗出、失眠 3 个月。诊断为自主神经功能紊乱，疑似围绝经期综合征。中医按阴虚发热治疗，服药两个月无效。症见：失眠，自汗出，阵发性发热，以凌晨 3 ~ 5 点最明显，腋下体温多在 37.8 ~ 39.2℃之间，微恶风，饮食、二便尚可，月经正常，舌淡苔薄白，脉缓软无力。辨证：营卫不和，阴阳失调之证。治法：调营卫、和阴阳。处方：桂枝 15g，白芍 15g，甘草 10g。（自备生姜 15g，大枣 5 枚为引）水煎 3 剂，每日服 1 剂；并用药渣煎汤，临卧前泡脚。用药 1 剂后，当夜汗出多，但睡眠好转，隔日低热退，服完 3 剂，诸症悉除。

按语： 本案患者发热，恶风，自汗出，正具备桂枝汤证的辨证特点。而患者阵发性发热，发热凌晨 3 ~ 5 点明显，正为平旦之时，故用小阳旦汤（即桂枝汤）最合适不过。发热汗出见舌不红而淡，苔不少而白，脉不细而缓，则非阴虚发热之证，故滋阴降火药无效，此乃营卫不和也。营卫，即人体之阴阳，宜相和而不宜相离。营卫谐和，则阴阳协调，卫为之固，营为之守。若营卫不和，阴阳相悖，营阴不济卫阳而发热，卫阳不固营阴则汗出。故用桂枝汤"先其时发汗则愈"。本方煎水临卧前半小时泡脚，有安神之功。虽作用于身体下部，但取上病下治之法，使心火不亢，心神潜静，契合病机，故不寐证愈。

2. 治疗寒激性荨麻疹

杨某，男，45 岁。遇寒头面手足外露之处皮肤肿痒 3 年。现病史：每遇天寒地冻，头面手足外露之处，皮肤肿胀发痒，遇暖其病自行缓解，西医诊断："寒激性荨麻疹"。平素汗出恶风，乏力，舌质淡、苔薄白，脉浮而缓。辨证：卫阳不固，风寒外袭，营卫不和之荨麻疹。处方：当归 15g，黄芪 30g，白术 15g，防风 15g，桂枝 15g，白芍 15g，甘草 10g，附子 10g（先煎），僵蚕 10g，蝉蜕 10g，刺蒺藜 15g，乌梢蛇 20g，生姜 6g，大枣 5 枚为引。服药 3 剂后，遇寒头面手足外露之处皮肤肿消失，但入夜皮肤仍有微痒，上方加乌梅 15g，五味子 15g，3 剂而愈。

陈某，女，26 岁。主诉：冬天皮肤起风疹块两年。现病史：每遇冬天皮肤发痒，起丘疹或风团块，西医诊断：寒激性荨麻疹。多种西药治疗无效。刻诊：每遇冬天皮肤起红色丘疹，瘙痒，严重时风块突起，平素汗出恶风，易过敏，嗜食辛辣，舌质淡、苔薄白，脉细弱。辨证：卫外不固，风伤血热，营卫不和之荨麻疹。处方：防风10g，黄芪30g，白术15g，桂枝10g，白、赤芍各15g，甘草10g，乌梅15g，五味子15g，丹皮10g，徐长卿20g，乌蛇20g，僵蚕10g，蝉蜕10g，白蒺藜30g。服药1剂后，风块瘾疹消失。效不更方3剂而愈。

按语： 机体卫外不固，遇寒则发风瘾疹。皮肤痒者，阳也，风为阳邪，侵于肌肤，稽留不去而作痒疹。同时，风中令营卫不和，则汗出恶风，脉浮而缓，诸症迭现。故用玉屏风散补脾实卫、益气御风，合桂枝汤解肌祛风、调和营卫。两方合用共奏调和营卫气血，益气固表御风之功。再加上搜散风邪以止瘙痒、调畅气机以开腠理的僵蚕、蝉蜕，使之邪去痒止。

3. 治疗颈椎病

赵某，女，53岁。颈强、肩背酸痛3年。现病史：颈部僵直、肩背酸痛，余无不适，西医诊断颈椎病。舌质淡、苔薄白，脉沉缓。辨证：风寒外袭，经络痹阻之颈椎病。处方：葛根30g，桂枝15g，赤、白芍各15g，甘草10g，川芎15g，当归45g，羌活20g，姜黄25g，威灵仙20g，延胡索20g，乳香、没香各10g，香附10g。服药3剂后，颈部僵直消失，肩背酸痛减轻，上方去葛根，加海桐皮20g，水煎服3剂。

按语： 颈椎病又称颈椎综合征，是颈椎骨关节炎、增生性颈椎炎、颈神经根综合征、颈椎间盘脱出症的总称。方中葛根具有扩张血管，增强血流量的作用，配合白芍改善微循环、缓解肌痉挛，配合赤芍、川芎、当归、姜黄活血化瘀、通络止痛；桂枝祛风解肌、舒筋活络，羌活祛风散寒、活络止痛，威灵仙活血通络、补益肝肾，以防止颈椎退行性病变。

4. 治疗落枕

赵某，女，41岁。落枕反复两年余。在美容院工作，以低头为主，项背强紧，每年必落枕5～7次，近日发作频繁。刻诊：项背强紧，自汗出、恶风，偶感风寒易发作，发作时顾盼俯仰不能自如，项强及背拘急疼痛，饮食、二便尚可，月经正常，舌淡苔白润，脉浮迟。辨证：感受风寒，气血凝滞，筋络痹阻之落枕。处方：葛根30g，桂枝15g，赤、白芍各15g，炙甘草10g，当归15g，黄芪30g，麻黄10g，防己10g，秦艽20g，生姜5片，大枣10枚。连服两周，病告痊愈，随访1年未复发。

按语： 落枕是一种常见病，好发于青壮年，以冬春季多见，是一种以颈部疼痛，颈项僵硬，转侧不便为主要表现的颈部软组织急性扭伤或炎症。本案发则见项背强几几，汗出，恶风，脉浮迟，桂枝加葛根汤证备，是用之即效。

5.治疗冠心病

王某，男，43岁。胸中憋闷3年，今年诊断为冠心病。近日误服泻药加剧。症见：胸中憋闷难忍，气短不足以息加剧，伴有四肢不温，时恶风寒，大便溏，腹胀。舌质淡、苔白，脉弦而缓。辨证：胸阳不振，阴气内阻胸痹证。处方：桂枝10g，生姜10g，大枣10枚，附子6g，炙甘草6g。服药3剂后症状减轻；继服3剂，胸满、腹胀、气短诸症皆愈。

按语： 胸闷或胸痛，是胸痹之主症，其病机主要是上焦心胸阳气虚弱而阴寒之气内盛，《金匮要略·胸痹心痛短气病脉证治第九》云："夫脉当取太过不及，阳微阴弦，即胸痹而痛，所以然者，责其极虚也。今阳虚知在上焦，所以胸痹心痛者，以其阴弦故也。"因为胸为阳位似天空，心肺二脏居其内，营卫二气由此而得以宣发。如果胸阳不振，阴寒内凝，阳气不能布达而痹阻，心肺之气血不畅。对于胸痹医生习惯用金匮瓜蒌薤白半夏汤加味，但误用下法后，患者出现胸中憋闷难忍，气短不足以息加剧，还伴有四肢不温，时恶风寒，显为胸阳不振之象。所以，治当振奋胸阳，蠲除浊阴，用桂枝去芍药加附子汤。附子辛热气厚，力雄气猛，"益火之源，以消阴翳"。故本方用于阳虚阴盛之胸痹证，有较好的疗效。

【现代药理研究】 现代药理研究表明桂枝汤具有双向调节体温和胃肠运动、抗炎、抗病毒、镇痛、镇静、促汗腺分泌、降血糖和血压、保护心脏等作用。常用于治疗感冒、呼吸道炎症等呼吸系统疾病，消化性溃疡、急慢性肠炎等消化系统疾病，心律不齐、高血压等循环系统疾病，系统性红斑狼疮、荨麻疹等皮肤疾病，痛经、崩漏等妇科疾病。

桂枝、白芍药理作用见"鳖甲煎丸"；生姜药理作用见"半夏厚朴汤"；大枣药理作用见"半夏泻心汤"；甘草药理作用见"白虎汤"。

【使用禁忌及注意事项】 外感风热证者禁用，嗜酒者慎用。

二十一、厚朴麻黄汤

【方源】《金匮要略·肺痿肺痈咳嗽上气病脉证治第七》：咳而脉浮者，厚朴麻黄汤主之。

厚朴五两，麻黄四两，石膏如鸡子大，杏仁半升，半夏半升，干姜二两，细辛二两，小麦一升，五味子半升。

上九味，以水一斗二升，先煮小麦熟，去滓。内诸药，煮取三升，温服一升，日三服。

【方歌】厚朴麻黄夏杏膏，更加五味方真妙，宣肺降逆饮咳止，咳而脉浮症对好。

【功用】宣肺降逆，化饮止咳。

【主治】咳而脉浮，症见咳嗽喘逆，胸满烦躁，咽喉不利，痰声漉漉，苔白滑。

【方解】厚朴麻黄汤方以厚朴泄满下气为主药，辅以麻黄、杏仁宣肺降逆平喘，又佐以细辛、干姜、半夏温化寒饮，石膏清解郁热；更有五味子酸敛肺气，以防麻黄、细辛、干姜过于耗散肺气，小麦养正安中护胃，共同顾护正气。合而用之，具有降逆化饮、宣肺平喘之功，使上逆之势平，寒饮得化，肺气宣降复常，则咳逆上气自愈。

【名家医案】

1. 毛德西医案

王某，男，53岁，于冬季就诊。刻诊：患慢性支气管炎、肺气肿10年，曾因咳喘住院3次，并以"肺心病"治疗。就诊时频频咳嗽，痰多而稠，张口抬肩，喘闷不能平卧，烦躁气促，舌质暗、苔白滑润，脉浮大、重按无力。体征：口唇青紫，颈静脉怒张，桶状胸。听诊：心音弱，两肺可闻及干湿啰音。脉证合参，归属中医"肺胀、痰饮"等范畴，属饮邪夹热上迫于肺所致。治以蠲饮清热，止咳平喘，宁心保肺，方取厚朴麻黄汤加味治之。炙麻黄10g，厚朴10g，生石膏30g，炒杏仁10g，姜半夏10g，淡干姜6g，五味子6g，细辛5g，小麦30g，百部10g，全瓜蒌15g。5剂，水煎服。服用5剂后，咳喘略平稳，烦躁气促减轻。上方加葶苈子12g，继服10剂，已能平卧，脉略有根，两肺湿啰音减少。后以上方加倍制成蜜丸，每丸9g，每日3次，每次1丸，温开水送服，回家调理。3个月后随访，病情稳定，咳痰喘明显减轻，未再做其他治疗。

按语： 厚朴麻黄汤证的形成机制是，外有风寒表邪，内有水饮，表邪引动水饮，水饮动而心肺之气痹而不扬，故有所述症状。因有表邪，故用麻黄、杏仁辛温解散之；而内有水饮，故用干姜、细辛、五味子开阖肺气，解散水饮；半夏与杏仁相伍，可使肺气肃降，水饮不致上逆，心肺可安；而方内用石膏，一是可助肺气下降，二是以防辛温燥烈之品伤及肺阴。妙用小麦先煮，补心养肺，固其正气。所加葶苈子具有止咳、平喘、肃肺、消炎、强心之综合效果；百部与全瓜蒌，有助于清理肺部的痰液，并通达肺络。全方可使肺气开阖有节，心脏循环有助，痰饮排出有力。应用厚朴麻黄汤时，有以下几点需要注意，一是咳喘不能平卧；二是痰多黏稠；三是两肺有干湿啰音；四是脉浮而苔滑。结合当代医家所用该方经验，应用指征可概括为四个字，即：咳、喘、痰、浮。这里的"浮"包括脉浮无根与颜面虚浮。厚朴麻黄汤的应用约言为：咳而脉浮，胸闷，喉中有水鸡声，肺部有干湿啰音者，厚朴麻黄汤主之。

2. 赵守真医案

朱某，病患咳嗽，恶寒头疼，胸闷气急，口燥烦渴，尿短色黄，脉浮而小弱。以《金匮》厚朴麻黄汤药服3剂，喘满得平，外邪解，烦渴止。再2剂，诸恙如失。

按语： 如此寒热错杂内外合邪之候，宜合治不宜分治，要不出疏表利肺、降浊升清之大法，因处以《金匮》厚朴麻黄汤。其方麻、石膏合用，不惟功擅辛凉解表，而且祛痰力巨；厚朴、杏仁宽中定喘，辅麻黄、石膏以成功；干姜、细辛、五味子温肺敛气，功具开阖；半夏降逆散气，调理中焦之湿痰；尤妙在小麦一味补正，斡旋其间，相辅相需，以促成健运升降诸作用。但不可因麻黄之辛，石膏之凉，干姜之温，小麦之补而混淆杂乱目之。

3. 刘景祺医案

许某，男，60岁，干部，1982年8月13日初诊。哮喘已半年余，夜间喘剧，虚汗多，胸部异常憋闷，吐白黏痰，不能平卧，屡用中西药无效，活动后喘剧，气短。舌苔薄白，脉浮紧。辨证：风寒袭肺，邪气外束，卫气郁闭。治则：散寒宣肺平喘。处方：厚朴 15g，麻黄 12g，炒杏仁 9g，石膏 24g，小麦 18g，五味子 9g，干姜 6g，细辛 6g，半夏 9g。服 3 剂后症状明显减轻，夜能平卧，又服 3 剂症状消失。

按语：原来厚朴麻黄汤是从麻黄石膏汤演化而来。中虚胃逆，肺金莫降。厚朴降冲逆而止嗽，破壅阻而定喘，最消胀满。小麦润辛金而除燥，能清烦渴。干姜、细辛、五味子、半夏温化寒饮。所以厚朴麻黄汤适用于那种本身胸有寒饮，后又胃气上冲化热，咳逆哮鸣的久咳患者。经方应该不论阴阳、五行的，最多只论寒热、表里、虚实，还是以证为准。

4. 王希军医案

徐某，男，初诊于 2017 年 6 月 17 日。咳嗽 1 个月，有气上冲感，脉浮滑，舌质淡。治以厚朴麻黄汤加减。蜜麻黄 10g，旋覆花 10g，炒紫苏子 10g，厚朴 15g，乌梅 30g，五味子 9g。服药半月余咳嗽明显好转。

按语：《金匮要略》指出："咳而脉浮者，厚朴麻黄汤主之。"该患者即是咳而脉浮者，方选厚朴麻黄汤之意。患者出生于 1989 年 3 月，于厥阴风木司天之时，2017 年亦是厥阴风木不足，故加乌梅以养肝阴；2017 年 6 月又为阳明燥金司天之时，故加旋覆花以降阳明。

【名家方论】

1. 清·喻昌《医门法律》：若咳而其脉亦浮，则外邪居多，全以外散为主，用法即于小青龙汤中去桂枝、芍药、甘草，加厚朴、石膏、小麦，仍从肺病起见。以故桂枝之热，芍药之收，甘草之缓，概示不用，而加厚朴以下气，石膏以清热，小麦引入胃中，助其升发之气，一举而表解脉和，于以置力于本病，然后破竹之势可成耳。一经裁酌，直若使小青龙载肺病腾空而去。

2. 清·徐彬《金匮要略论注》：咳而脉浮，则表邪居多，但此非在经之表，乃邪在肺家气分之表也。故于小青龙汤去桂、芍、草三味，而加厚朴以下气，石膏以清热，小麦以辑心火而安胃。

3. 清·沈明宗《沈注金匮要略编注》：此以脉之浮沉而分肺之营卫受病也。咳而脉浮，风邪在卫，即肺胀之类，其病尚浅，当使邪从表出。故以厚朴、杏仁下泄胸中气实，麻黄开腠驱邪，石膏以清风化之热，辛、半、干姜兼驱客寒而涤痰饮，五味收肺之热，小麦以调脾胃也。

4. 清·尤在泾《金匮要略心典》：厚朴麻黄汤与小青龙加石膏汤大同，则散邪蠲饮力居多。而厚朴辛温，亦能助表，小麦甘平，则五味敛安正气者也。仲景之意，盖以咳皆肺邪，而脉浮者气多居表，故驱之使从外出为易。

5. 清·王子接《绛雪园古方选注》：厚朴麻黄汤，大、小青龙之变方也。咳而上气作声，脉浮者，是属外邪鼓动下焦之水气上逆，与桂枝、芍药、甘草和营卫无涉。故加厚朴以降胃气上逆，小麦以降心气来乘，麻、杏、石膏仍从肺经泄热存阴，细辛、半夏深入阴分，祛散水寒，干姜、五味摄太阳而监制其逆，一举而泄热下气，散邪固本之功皆备，则肺经清肃之令自行，何患咳逆上气作声有不宁谧者耶？

【现代用量参考】 厚朴 15g，麻黄 10g，半夏 12g，五味子 12g，细辛 3g，干姜 10g，杏仁 15g，石膏 50g，小麦 20g。

【现代应用】

1. 治疗慢性支气管炎

林某，女，45 岁。咽痒咳嗽，反复发作已有 1 年多，服用中西药及静脉用药，可咳嗽未能消除，近因病症加重而前来诊治。二诊：咽因凉即痒，咽痒即咳，呈阵发性，痰少夹黄，胸闷、胸满，口干欲饮水且少，手心发热，舌淡、苔薄白，脉沉紧。辨为寒饮郁肺夹热证，给予厚朴麻黄汤加味：厚朴 15g，麻黄 12g，石膏 48g，杏仁 12g，半夏 12g，干姜 6g，细辛 6g，小麦 24g，五味子 12g，葶苈子 15g，桔梗 15g，甘草 10g。6 剂，每日 1 剂，水煎两次合并分三次服。二诊咽痒好转，咳嗽减轻，继服 20 余天，诸症悉除。

按语： 根据咳嗽因凉即发辨为寒，再根据胸闷、胸满辨为气逆，又因痰少夹黄，口干欲饮水辨为郁热，以此选用厚朴麻黄汤宣肺平喘。加桔梗宣利咽喉，葶苈子降肺气，甘草益气祛痰。方药相互为用，以奏其效。

2. 治疗肺结节

付女士，51 岁，2018 年 7 月 28 日首诊。5 年来反复出现胃肠多发息肉，4 年前查出肺结节，未行特殊治疗。半年前肠镜见升结肠、横结肠、降结肠散在多发大小 0.3 ~ 0.5cm 广基隆起，表面充血（升结肠活检 1 块），逐一行氩气电凝治疗，病理示腺瘤样息肉。症见：汗出多，活动后加重，水肿易发，腿疼，腰部不痛，睡眠好，食欲可，大小便正常。无乏力。舌淡、舌体胖大、边有齿痕，苔白厚腻，脉沉。病机为风邪入里，痰热互结。方用厚朴麻黄汤加味：厚朴 30g，麻黄 6g，杏仁 12g，干姜 3g，石膏 30g，五味子 6g，姜半夏 30g，黄芪 30g，防风 10g，白术 10g，煅瓦楞子 30g，蛤壳 30g，猫爪草 15g，浙贝母 15g，乌梅

10g，薏苡仁 30g。

按语：厚朴麻黄汤是治疗肺癌和肺结节的常用方，《金匮要略》用其治疗肺痿咳喘，功效寒热并用，化痰散结，又能宣肺祛风。

3. 治疗咳嗽

张某，33 岁，昨晚夜半咳嗽起坐不能平卧，痰多质稠难咯。舌淡红、边有齿痕，苔薄白，脉细。治法：化痰降逆，理气宽胸。方剂：厚朴麻黄汤加味：厚朴 10g，炙麻黄 5g，杏仁 10g，石膏 10g，半夏 9g，细辛 3g，干姜 3g，小麦 10g，五味子 3g，浙贝母 10g，百部 10g，5 剂。二诊咳嗽已除，咽部有痰，舌脉如上。中药守上方去浙贝母，加紫菀 10g，5 剂。三诊药后咳痰均除。

按语：厚朴麻黄汤是治疗"咳而脉浮"的方剂。方中厚朴行肺气；麻黄、杏仁宣肺止咳；干姜、细辛、五味子合麻黄温肺化痰，收敛肺气，半夏化痰湿，石膏监制诸药之温；小麦和胃气。该案因子宫腺肌瘤久病气血已虚，虽未外感，而突发咳嗽，痰多难咯，以致夜不能卧者，为脾失健运，痰贮肺器之故。用厚朴麻黄汤加浙贝母、百部、紫菀，肺气得宣，痰湿得化，咳嗽顿除，二诊其病若失。

【现代药理研究】现代药理研究表明，厚朴麻黄汤具有抗菌、抑制血小板聚集、增强免疫力等功效。在临床中，厚朴麻黄汤治疗慢性支气管炎合并肺气肿疗效显著，可有效改善患者的肺功能。

石膏具有退热、抗炎消肿、镇痛、抑菌等作用。临床可用于治疗小儿肺炎、急性呼吸窘迫综合征、糖尿病、急性痛风性关节炎、急性病毒性心肌炎以及小儿发热等疾病。

杏仁具有止咳平喘、润肠通便、抗炎镇痛、抗肿瘤、美容等作用。所含有的脂肪油可使皮肤角质层软化，润燥护肤，有保护神经末梢血管和组织器官的作用，并可抑杀细菌。临床常用于治疗慢性支气管炎、急慢性呼吸道感染、便秘，外用可用于外阴瘙痒等。

五味子在中枢神经系统方面具有镇静催眠、健脑益智、镇痛、抗惊厥和抗抑郁的作用，在消化系统方面可调节胃肠道蠕动并可保肝护肝，在免疫系统方面可发挥抗肿瘤和抗人类免疫缺陷病毒（HIV）的作用，同时具有保护心血管、降血糖、保肺护肾、促进生殖、抗菌抑菌、抗高泌乳血症、抗骨质疏松，以及保护胚胎和视网膜等作用。现代常用于治疗慢性肝炎、神经衰弱、神经官能症、儿童遗尿症、盗汗、腹泻、哮喘及梅尼埃综合征等。

麻黄药理作用见"葛根汤";细辛药理作用见"当归四逆汤";小麦药理作用见"甘麦大枣汤";半夏、厚朴药理作用见"半夏厚朴汤";干姜药理作用见"半夏泻心汤"。

【**使用禁忌及注意事项**】年老体弱者及失眠患者注意麻黄使用量,不可过量。

二十二、厚朴七物汤

【方源】《金匮要略·腹满寒疝宿食病脉证治第十》：病腹满，发热十日，脉浮而数，饮食如故，厚朴七物汤主之。

厚朴半斤，甘草、大黄各三两，大枣十枚，枳实五枚，桂枝二两，生姜五两。

上七味，以水一斗，煮取四升，温服八合，日三服。呕者加半夏五合，下利去大黄，寒多者加生姜至半斤。

【方歌】厚朴七物是复方，甘桂枳朴姜枣黄；腹满发热脉浮数，表里交攻效力彰。

【功用】解肌散寒，和胃泻肠。

【主治】里实热兼表寒的腹满病症，主症见腹满或痛、拒按，大便不通，兼恶寒发热，苔薄黄，脉浮数。

【方解】方中厚朴行气消满，导滞而和畅腑气。大黄泻热通便，通降浊气，使浊气借气机通畅而下出，物以藉气而行也。桂枝解肌散风寒，使营卫之气和合，与生姜相用，使解肌之力专，散寒之力强，散邪之中以和营卫。枳实泻热消痞，与厚朴相用，增强调达气机，并使厚朴温而不助热；与大黄相用，则泻热通便，寓清热之中以调气，使邪不得集聚而消散。甘草、大枣益气，一助桂枝、生姜借卫气调和以抗邪祛邪；一使厚朴、大黄、枳实泻热通下而不伤正气，更能调和诸药而相辅相成，以奏其效。

【名家医案】

1. 刘渡舟医案

患儿，男，8岁。外感风寒，发热头痛，无汗，又内夹食滞，腹中胀痛，大便不通。脉浮紧，舌苔黄白杂腻。处方：大黄6g，厚朴9g，枳实6g，桂枝3g，麻黄3g，杏仁3g，甘草3g。服药1剂，大便通达，汗出热退而解。

按语： 本案由于发热无汗证属表实，所以取厚朴七物汤之法而易姜、枣为麻黄、杏仁，加强了达表散寒的作用，治疗表里各半之证，所以 1 剂药后则使表里气机畅达，汗出便通而安。亦可谓师古而不拘泥于古。

2. 谭日强医案

潘某某，男，43 岁。先因劳动汗出受凉，又以晚餐过饱伤食，致发热恶寒，头疼身痛，脘闷恶心。以藿香正气丸 3 包、保和丸 3 包，未解，仍发热头痛，汗出恶风，腹满而痛，大便 3 日未解。舌苔黄腻，脉浮而滑，此表邪未尽，里实已成，治以表里双解为法。用厚朴七物汤：厚朴 10g，枳实 6g，大黄 10g，桂枝 10克，甘草 3g，生姜 3g，大枣 3 枚，白芍 10g。嘱服 2 剂。得畅下后即止后服，糜粥自养，上证悉除。

按语： 劳汗当出，又过饱伤食，故外见发热恶寒，汗出恶风；内见腹满而痛，大便不下。投厚朴七物汤以表里双解。于方中加白芍，因腹满且痛之故。

3. 王占玺医案

王某，女，6 岁。发热、纳差 1 周，食后即吐，体温 39.5℃，大便 3 日未排，小便黄赤，阵阵烦躁不安，但无咳嗽等症状。曾用中药清热解表药和注射青霉素，无效。腹部触诊有胀气，拒按。舌苔白厚，脉象滑数。此夹食上感，遂处以厚朴七物汤合保和丸加减。厚朴 3g，生大黄 2g，甘草 6g，桂枝 1g，枳壳 3g，焦三仙各 30g，茯苓 9g，半夏 1g，陈皮 6g，莱菔子 5g，连翘 9g，鸡内金 3g，藿香 3g。服药 1 剂，当晚体温降至 37.5℃，又进 1 剂，大便泄下如败卵，腹部柔软，胀气已消，呕吐已止，体温 36.5℃，诸症消失。

按语： 腹满发热，夹食上感，用厚朴七物汤乃对证之方，因其纳差，又合保和丸以开胃消食。

【名家方论】

1. 清·沈明宗《金匮要略编注》：此有表证腹满也。发热十日之久，脉尚浮数，当责风邪在表。然风气内通于肝，肝盛乘胃，故表见发热，而内作腹满；风能消谷，即能食而为中风，所以饮食如故。用小承气荡涤肠胃之热，桂、甘、姜、枣调和营卫，而解在表之风耳。

2. 清·张璐《张氏医通》：此本小承气合桂枝汤，中间裁去白芍之酸收，不致引邪入犯营血。虽同用桂枝、甘草，与桂枝汤泾渭攸分。其厚朴独倍他药，正以泄气之浊逆耳。

3. 清·尤在泾《金匮要略心典》：腹满，里有实也。发热，脉浮数，表有邪也。而饮食如故，则当乘其胃气未病而攻之。枳、朴、大黄所以攻里，桂枝、生姜所以攻表，甘草、大枣则以其内外并攻。故以安脏气，抑以和药气也。

4. 现代·段富津《金匮要略方义》：本方乃表里双解之剂，主治外证未解，里已成实，里重于表之腹满证。邪热入里，浊气不通，燥屎不行，故病腹满。表证尚在，故仍发热。然本证以腹满为主，可知里证重于表证，气滞生于积滞，故治以行气除满为先，兼以泻热去积，解表散邪。方中重用厚朴为君药，行气除满；臣以枳实，快气消痞。二者配伍，则行气导滞，除满消痞之功尤著，倬气行则腹满得消，气下则积滞得行。更加大黄之泻下通便，使热下便通，浊气下泄，而腹满自消。佐以桂枝、生姜、大枣，解肌发表，调和营卫。使以甘草，和药性，护胃气。全方重在行气除满，兼以解表散邪。若表邪重于腹满者，当先解表，而后攻里，不宜使用本方。

【现代用量参考】 厚朴24g，甘草9g，大黄9g，大枣2枚，枳实15g，桂枝6g，生姜15g。

【现代应用】

1.治疗胃扭转

夏某，女，26岁，农民。就诊时脘腹胀满，饭后2小时余即吐，呃逆频作，大便干结已半个月，伴烦热。口干口苦，诊见面潮红，腹痛拒按，舌红、苔黄，脉弦数。经上消化道钡餐透视诊为胃扭转，给予厚朴七物汤加味治之。处方：厚朴20g，生大黄9g（后下），枳壳15g，半夏12g，桂枝6g，白芍15g，甘草3g，生姜3片，代赭石15g。水煎服，每日1剂，服4剂后呕吐止，大便通，腹满消，此方大黄减至3g，继服6剂，腹痛、呃逆诸症皆除。

按语： 厚朴七物汤原为太阳、阳明表里双解而设，但该方药物分量及配伍十分微妙，全方倍生姜后温中散寒通下，与桂枝相合则其无解外之功，而有治里之用；与厚朴用量相等，更主导生姜功用不在解外而在温里，并使桂枝作用走里而不走表，与温里药物的共同作用，致使大黄、枳实之性去，用其功而不用其性。结合临证加减，达到调畅气机升降，消除胀满之效。

2.治疗完全性肠梗阻

关某某，男，3个月。确诊为完全性肠梗阻，经灌肠、下胃管等治疗，不见好转，前来中医处诊治。患儿面色苍白，精神萎靡，时出冷汗，腹胀拒按，大便不通，脉微，舌苔灰白，系脾阳不运，积滞内停所致。治以行气泄满，温中散寒，厚朴七物汤治之。处方：厚朴10g，桂枝7.5g，甘草10g，枳实10g，大黄

2.5g，生姜 5g。经 10 余日，逐渐好转。

按语： 本案并无表邪之象，与条文所述不符，其运用之妙，在于剂量及药物的增换上。本案用大黄量极小，配合较大量的朴、桂、枳、姜，即为温下之剂。去大枣者，以呕家不喜甘之故也。

3. 治疗哮喘

白某，女，43 岁。患支气管哮喘 15 年，过敏性鼻炎 5 年。诊见：活动后喘息憋气，腹部胀满，空腹时减轻、食后加重，嗳气，纳差，鼻塞、流清涕，吹空调后加重，夜眠欠安，大便干燥，2～3 天排便 1 次，小便调，舌微暗红、苔白，脉沉滑。查体，双肺可闻及少量哮鸣音。西医诊断为支气管哮喘。中医诊断为哮证，证属风寒闭肺、阳明内实证（亦即太阳阳明合病），治以开宣肺气，通腑除满为法。方用厚朴七物汤化裁。处方：厚朴、枳实各 15g，桂枝、半夏、生姜各 10g，生大黄、炙甘草各 6g，大枣 7 枚，茯苓 20g。7 剂后复诊见：喘息、憋气及腹部胀满好转，流涕止，稍有打嗝，咽部堵塞不适，偶有咯痰，夜眠安，大小便调，舌淡红、苔白，脉滑。效不更方，守上方，茯苓加至 30g，桂枝加至 15g。如法继服 14 剂，2 周后电话随访，喘息憋气未再发作，亦未出现腹胀及咽部堵塞等症状。

按语： 本案为支气管哮喘急性加重，予厚朴七物汤后取得较好疗效。嗳气，腹胀腹满，大便不通，脉沉滑，是阳明腑气内实之候。肺与大肠相表里，胃气上逆，肺气不得肃降。故嗳气、腹胀及喘满。用下法行气除满，使腑气通畅，肺气肃降，则嗳气、腹胀及喘满俱除。

【现代药理研究】 厚朴七物汤具有促进肠推进、胃排空、保护胃黏膜的作用，临床常用于治疗消化系统疾病（功能性消化不良、急性胰腺炎、胃反流性食管炎等）、呼吸系统疾病（支气管哮喘）、泌尿系统疾病（急性前列腺肥大等）等。

厚朴、生姜药理作用见"半夏厚朴汤"；大黄、桂枝药理作用见"鳖甲煎丸"；枳实药理作用见"大柴胡汤"；大枣药理作用见"半夏泻心汤"；甘草药理作用见"白虎汤"。

厚朴七物汤无显著毒副作用，未报道有显著不良反应。

二十三、黄连汤

【方源】《伤寒论》第173条：伤寒，胸中有热，胃中有邪气，腹中痛，欲呕吐者，黄连汤主之。

黄连三两，甘草二两（炙），干姜三两，桂枝三两（去皮），人参二两，半夏半升（洗），大枣十二枚（擘）。

上七味，以水一斗，煮取六升，去滓。温服，昼三夜二。

【方歌】黄连汤证上焦热，中寒腹痛欲呕哕；半夏泻心加桂枝，减去黄芩散寒邪。

【功用】清上温下，和胃降逆。

【主治】胸中有热，胃中有寒。胸中烦闷，欲呕吐，腹中痛，或肠鸣泄泻，舌苔白滑，脉弦。

【方解】本方由半夏泻心汤去黄芩加桂枝而成，善治上热下寒，升降失常之证。方中黄连苦寒，清胸中之热，兼和胃气；干姜、桂枝辛散温通，祛寒止痛；半夏和胃降逆止呕，宽胸散结消痞；人参、大枣、甘草益气健脾，缓急止痛。全方清上温下，辛开苦降，补泻同施，但以辛开温通为主。

【名家医案】

1. 刘渡舟医案

林某某，男，52岁。患腹痛下利数年，诊为"慢性非特异性溃疡性结肠炎"。症见：腹中冷痛，下利日数行，带少许黏液。两胁疼痛，口渴，欲呕吐。舌边尖红、苔白腻，脉沉弦。辨为上热下寒证。治以清上温下，升降阴阳。为疏加味黄连汤：黄连10g，桂枝10g，半夏15g，干姜10g，党参12g，炙甘草10g，大枣12枚，柴胡10g。服药7剂，腹痛、下利、呕吐减轻，仍口苦、口渴、胁痛。又用柴胡桂枝干姜汤清胆热温脾寒，服7剂而病愈。

按语：上有热，下有寒，寒热阻拒，阴阳不交，影响胃肠的消化、传导功能，而见腹痛、下利、呕吐、口渴、舌红之证。治以黄连汤清上热，温下寒，交通上下阴阳，实为正治之法耳。

2. 赵守真医案

陈襄人，男，25岁。久泻愈后，又复呕吐，医进参、术、砂、半，复进竹茹、麦冬、芦根，诸药杂投无效。其证身微热，呕吐清水，水入则不纳，时有冲气上逆，胸略痞闷，口不知味，舌光红燥，苔腻不渴，脉阴沉迟而阳浮数，乃上热中虚之证，应用黄连汤。方中姜、桂、参、草温脾胃而降冲逆，黄连清胸热，伴半夏以止呕吐，为一寒一热错综之良方。服药呕吐渐止；再剂，症全除，能进稀粥。后用五味异功散加生姜温胃益气而安。

按语： 胸中有热，则胸脘痞满，舌光红燥，寸脉浮数；胃中有寒，呕吐清水，苔腻不渴，关脉沉迟。此上热下寒，黄连汤证也，是再剂而安。

3. 丁带川医案

王某，男，45岁。晚间突然胃脘疼痛，呕吐不已，呕吐物初为食物，后为痰沫，次晨呕出绿色胆液，饮水则呕。刻诊：按其痛处确在脐上部，脉象弦数，舌尖边赤、苔黄薄。证属胸中有热，胃中有寒，寒热不调，阴阳升降失常。法当和解，处方：黄连3g，淡干姜2.4g，法半夏9g，潞党参9g，川桂枝3g，甘草2.4g，大枣3枚。嘱服1帖，徐徐饮之，以防将药呕出。复诊：药后呕吐已止，惟脘部尚有微痛。仍宗原方，以巩固疗效。5个月后随访，并未复发。

按语：《伤寒论》曰："伤寒，胸中有热，胃中有邪气，腹中痛，欲呕吐者，黄连汤主之。"联系本案，甚为贴切。

4. 肖琢如医案

黄某，先患外感，医药杂投，方厚一寸，后更腹胀而呕，脉象弦数，舌色红而苔黄，口苦。余曰：此甚易事，服药一剂可愈，多则两剂，何延久乃尔，与黄连汤，果瘥。黄连3g，法夏9g，干姜3g，桂枝3g，党参9g，甘草3g，大枣6g。

按语： 本案为上热下寒，腹痛呕吐证。患者因杂药乱投，久治不效，腹痛而呕，脉象弦数，致成上热下寒，阴阳升降失其常度。阳在上不能下交于阴，故胃热而呕吐；阴在下不能上交于阳，故肠寒而腹中痛。阴阳相格，上热者自热，下寒者自寒，故病乃作。病既寒热错杂，药亦寒热并施。方以黄连为君，性味苦寒，以清胸中之热；干姜辛温为臣，以温胃中之寒；半夏辛温降逆，佐黄连呕吐可止；人参味甘补中，佐干姜腹痛能除；桂枝辛温，散胃口之滞；甘草甘平，缓腹中之痛；大枣甘平，补脾胃，缓和药性，所以培土也。本方以桂枝代柴胡，黄连代黄芩，干姜代生姜，换小柴胡之和表里法，而为寒热并用，攻补兼施之上下温清法。凡治久病、坏病，贵在得间，肖氏对此证独具只眼，故曰此甚易事，服药一剂可愈。既而果然。

【名家方论】

1. 金·成无己《注解伤寒论》：上热者，泄之以苦，黄连之苦以降阳。下寒者，散之以辛，桂、姜、半夏之辛以升阴。脾欲缓，急食甘以缓之，人参、甘草、大枣之甘以益胃。

2. 明·许宏《金镜内台方议》：湿家下后，舌上加苔者，以丹田有热，胸中有寒，是邪气入里，而为上热下寒也。此伤寒邪气传里，而为上热下寒也。胃中有邪气，使阴阳不交，阴不得升为下寒，故腹中痛。阳不得降为上热，故欲呕吐也。故与半夏泻心汤中加桂枝，升降阴阳之气也。为下痛，故去黄芩。经曰：上热者泄之以苦，下寒者散之以辛，故用黄连为君，以治上热；干姜、桂枝、半夏以散下寒为臣。人参、大枣、甘草之甘，以益胃而缓其中也。

3. 明·方有执《伤寒论条辨》：热搏上焦，黄连清之，非桂枝不解也；寒郁中焦，人参理之，非干姜不散也；甘草大枣，益胃而和中；半夏辛温，宽胸而止呕吐也。

4. 清·柯韵伯《伤寒论注》：此亦柴胡加减方也。表无热，腹中痛，故不用柴芩。君黄连以泻胸中积热，姜桂以驱胃中寒邪，佐甘枣以缓腹痛，半夏除呕，人参补虚，虽无寒热往来于外，而有寒热相持于中，仍不离少阳之治法耳。此与泻心汤大同，而不名泻心者，以胸中有之热，而非寒热相结于心下也。看其君臣更换处，大有方寸。

5. 清·王子接《绛雪园古方选注》：此即小柴胡汤变法。以桂枝易柴胡，以黄连易黄芩，以干姜易生姜。胸中热，呕吐，腹中痛者，全因胃中有邪气，阻遏阴阳升降之机。故用人参、大枣、干姜、半夏、甘草专和胃气，使入胃之后，听胃气之上下敷布，交通阴阳，再用桂枝宣发太阳之气，载黄连从上焦阳分泻热，不使其深入太阴，有碍虚寒腹痛。

【现代用量参考】黄连9g，甘草9g（炙），干姜9g，桂枝9g（去皮），人参6g，半夏6g（洗），大枣12枚（擘）。

【现代应用】

1. 治疗慢性胆囊炎

罗某，男，48岁。病者胃脘痞痛牵引右胁下痞满不舒，食后腹胀，有时大便溏软，厌油，腹泻稀溏，失于寒温则呕吐，痞满更甚，行胆囊造影，确诊慢性胆囊炎。脉象弦缓，舌质淡红、苔白黄腻。拟用黄连汤加味：黄连6g，干姜6g，法半夏9g，党参12g，炙甘草6g，桂枝6g，大枣3枚，瓜蒌壳15g，郁金9g。服3剂药后痞满大减，舌转为薄白微黄而润；再进5剂，饮食增加，厌油好转，继服原方至20余剂，病告痊愈。

按语： 此例胃痛系由胃热肠寒、肝胆气滞所引起。胃热则呕吐，苔黄腻；肠寒则腹胀，便溏；寒热交阻、土壅木郁则胁痞、脉弦；土虚木乘则胃痛。故采用黄连汤分解寒热，加蒌皮、郁金理气疏肝，3剂见效，20余剂痊愈。

2. 治疗头痛

张某，男，72岁。头痛，痛剧时头面烘热，心烦懊恼。CT检查未发现异常。胃纳可，口干苦，大便一至两日一行，嗳逆泛酸，肠鸣腹胀。腹中气上冲逆，每欲以手按之。饭菜稍冷即腹痛。舌质淡红、苔根厚腻，脉沉弦细。触腹皮薄弱，腹肌挛急，心下、当脐悸动。证属中虚乏运、浊气上逆。故健脾胃，调寒热，理升降，用黄连汤：黄连10g，桂枝15g，党参15g，炙甘草10g，半夏15g，干姜10g，红枣10枚，3剂。二诊：头痛大减，腹中仍冲逆，守上方5剂。三诊：头痛未发作，上方加白术15g，黄芪30g，每两日1剂。

按语： 饮食稍多便疼痛加剧，饥饿则症减，应辨为实证而非虚证之候，何不攻下反予补益？需攻者腹诊拒压而非喜压，脉应沉滑有力而非细弱不足。本案病者年迈久病，中气虚损，运化乏力，是以饮食稍多便难以运化，浊气益盛而疼痛有加。若作实证泻之，其必含冤。

3. 治疗脘痛

孙某，男，55岁。脘腹疼痛，已历年余。痛时按之不减。起床睡觉，衣被稍冷便腹痛泄泻，杂治不效。查阅所服之方，皆有干姜、肉桂等温中之品。既属寒证，何以服之不效？再询之，知其干呕恶心，口苦思饮。视其舌，边尖红赤，苔黄厚腻。诊其脉，脉象弦滑。证候分析：受冷则腹痛泄泻为肠寒之症，然口苦思饮、舌红苔黄则属胃热之象。由此观之，当系上热下寒、中脘痞塞之证，故屡投温药不效也，宜寒热并用，苦辛分消。拟黄连汤原方：黄连4.5g，党参15g，肉桂6g，干姜6g，半夏10g，炙甘草4.5g，红枣3枚，3剂。二诊：脘痛大减，畏寒亦轻，纳运仍差，原方加神曲 10g，连服 5 剂而愈。

按语：脾胃居中州，为阴阳升降之枢纽，虚则阴阳升降失常。阳在上不能下承于阴，则下寒者自寒；阴在下难以上交于阳，则上热者自热。故寒热共用，辛苦同施，阴阳和顺，而痛失矣。

4. 治疗心悸（冠心病，心律失常，窦性心动过缓）

胡某，男，67 岁。冠心病史 5 年。1 个月前，因感冒高热后出现阵发性心慌气短，热退后症状逐渐加重并伴头痛，在医院诊为冠心病，心律失常，窦性心动过缓。5 天前因生气而诸症加重。症见：面色苍白，精神差，乏力，心慌、气短频发，阵发性头顶痛，动辄发怒，干呕，异常心烦、焦虑，口干，口渴不欲饮，纳差，眠差，舌质暗、舌体胖大，苔白水滑，脉沉缓。心率 56 次 / 分。辨证为太阳、少阴、厥阴合病，治宜清上温下，温经扶阳，祛瘀化饮，方予黄连汤合麻黄细辛附子汤加味：黄连、炙甘草、干姜、党参、炮附子（先煎 1 小时）各 18g，麻黄、细辛各 15g，桂枝、川芎、吴茱萸各 20g，清半夏、茯苓各 30g，红枣（掰开）12 枚，5 剂。每日 1 剂，水煎。二诊：心慌、气短明显减轻，心率 62 次 / min。舌苔黄滑腻，脉滑，上方去麻黄、细辛、附子，加陈皮、枳实各 15g，生姜 30g，继服 7 剂，诸症消失。

按语：患者久病阳气素虚，脉络瘀阻，又外感风寒之邪直中少阴，下焦阳虚寒盛，水饮内停，饮自下乘而心悸、头痛、干呕。又郁怒伤肝，气机失畅，郁而化火，扰及心神而心烦、焦虑异常。既有厥阴上热下寒，升降失调之证，又有少阴阳虚寒盛，饮瘀互阻之证，兼而治之。故一诊主以黄连汤辛开苦降甘益气，清上温下复升降，温中化水饮，通阳益心气。合以麻黄细辛附子汤温经化饮，鼓舞心阳，活血通脉。二诊仍有心烦、焦虑、干呕，苔黄滑腻，脉滑，有痰热扰心之象，故去麻黄细辛附子汤，加陈皮、枳实、生姜合黄连温胆汤意以化痰清心，除烦治呕。临床上，黄连温胆汤对心烦、焦虑、心神不宁属痰热者疗效甚好。经方与时方亦可据证相合，有是证则用是方，有是证则合是方，此亦经方的圆机活法。

5. 治疗胎动不安

某女，31 岁。早妊 3 月余。症见：阴道少量下血，腰酸，小腹隐痛，怯寒，心下痞，纳呆，泛吐白唾沫，大便溏。舌质略淡、苔白微厚，脉细弱。辨证施以黄连汤，处方：黄连、干姜各 6g，桂枝、法半夏各 10g，仙鹤草、泡参各 24g，大枣 15g，甘草 3g，服 2 剂。二诊：阴道下血止，诸症消失。继投益气固冲剂调服半个月而停药，追踪观察，后足月顺产一男孩，发育良好。

按语： 患者始服益气固冲、凉血止血、补肾安胎之品为何不效？盖因本症并非单纯气虚、血热、肾虚等所致的胎动不安，而临床证候表现为寒热互见，清阳不升，浊阴不降，表里不和，纯服补益、凉血止血等滋腻之品，助邪满中。脾之清阳不升，焉能摄血载胎？脾的功能受阻，血之化源不足，岂能濡养胎元？用黄连汤者，以黄连泻胸中之热，姜、桂散胃中之寒，半夏和胃降逆，亦燥脾湿，参、枣、草益气和中。使气机畅达，升降复常，诸症消失，脾肾功能正常，自能摄血固胎，是病即愈。

6.治疗功能性子宫出血

某女，35 岁。经血淋漓不断已 5 个月，伴怯寒，心下痞闷，纳呆呕恶，泛吐白唾沫，大便溏，舌淡、苔白厚，脉细缓。5 个月前曾做过人工流产，术后下血淋漓不断，据其脉症，遣黄连汤为治。处方：黄连 6g，泡参 30g，桂枝、干姜、法半夏各 10g，大枣 15g，甘草 3g，益母草 24g，服 3 剂。二诊：经血净，痞闷消，纳谷馨，怯寒、吐呕恶诸症皆除。继以益气健脾之品调治而愈。

按语： 此案为功能性子宫出血（中医称"经漏"），以黄连汤治之获效。心下痞，纳呆，泛吐白唾沫，乃为胸中有热，胃中有寒，致清阳不升，浊阴不降，表里不和；怯寒是脾之清阳不升，致卫外之阳不布，清阳不升，则不能摄血，故而阴道下血，腰酸腹痛；舌、苔白厚，乃脾胃寒湿；脉细弱，乃湿邪主病兼见虚象。

【现代药理研究】 现代药理研究表明黄连汤具有抗菌、保护胃黏膜等作用，常用于治疗胃炎、消化性溃疡等疾病。

半夏药理作用见"半夏厚朴汤"；黄连、人参、干姜、大枣药理作用见"半夏泻心汤"；桂枝药理作用见"鳖甲煎丸"；甘草药理作用见"白虎汤"。

黄连汤无显著毒副作用，未报道有明显的不良反应。

二十四、黄芪桂枝五物汤

【方源】《金匮要略·血痹虚劳病脉证并治第六》：血痹，阴阳俱微，寸口关上微，尺中小紧，外证身体不仁，如风痹状，黄芪桂枝五物汤主之。

黄芪三两，芍药三两，桂枝三两，生姜六两，大枣十二枚。

上五味，以水六升，煮取二升，温服七合，日三服。

【方歌】黄芪桂枝五物汤，芍药大枣与生姜，益气温经和营卫，血痹风痹功效良。

【功用】温补肝肾，行气止痛。

【主治】肝肾不足，寒滞肝脉证。睾丸冷痛，或小腹疼痛，疝气痛，畏寒喜暖，舌淡苔白，脉沉迟。

【方解】本证乃营卫气血不足、加之风寒之邪乘虚客于血脉，使血行涩而不畅，致肌肤失于濡养而麻木不仁，微恶风寒，舌淡等；虽状如风痹，但与风痹之区别在于痹而不痛，其脉微涩兼紧，亦为邪滞血脉，凝涩不通之象。《素问·痹论》曰："营气虚，则不仁。"故法当益气温经，和血通痹。方中黄芪甘温益气补在表之卫气，为君药。桂枝散风寒而温经通痹，与黄芪配伍，益气温阳，和血通经。桂枝得黄芪益气而振奋卫阳；黄芪得桂枝辛散固表而不致留邪。芍药养血和营，濡养肌肤以通血痹，与桂枝合用，调营卫而和表里，两者皆为臣药。生姜辛温，疏散风邪，以助桂枝之力；大枣甘温气养血，以资黄芪、芍药之功；与生姜为伍，又能和营卫，调诸药，为佐使之用。本方为治血痹之常用方。

【名家医案】

1. 刘渡舟医案

融某，男，61岁。患头晕病史3年之久，近来自觉左太阳穴处如虫蚁爬行状，左侧肢体麻木不仁，经多方医治无效。脉浮大无力，舌苔薄白。生黄芪40g，桂枝12g，生姜12g，白芍12g，大枣7枚，6剂。服药后头晕明显好转，太阳穴处虫蚁爬行感消失，肢体麻木亦减轻。乃改用黄芪为 50g，另加当归 10g，再进 6 剂后，诸症全部消失。3 个月后追访，未见反复。

按语："血痹"病是一种以肌肤麻木不仁为主要临床表现的病证，其病机在于营卫不足，气血阴阳俱弱，由于外受风寒邪气而使阳气痹阻，血行不畅，所以被称为血痹。该病的脉象以虚涩微紧或浮大无力为主，治疗应采用调补营卫，益气和血的方法，张仲景立黄芪桂枝五物汤为其治疗的主方。该方有三个特点：其一，以桂枝汤为主调和营卫并能解肌祛风。其二，加黄芪重在益气，取意于气行则血行，血行则痹通。临床上有时加当归同用，目的是加强益气活血的作用。由于黄芪甘温，补卫气而行于表，所以桂枝汤中去炙甘草。其三，桂枝汤中倍用生姜，取其外散走表，载芪、桂之力而行于外，也是临床取效的关键，不可忽视。

2. 张怀亮医案

孙某，男，58 岁。中风后肢体麻木 3 月余。症见：左侧肢体麻木，全身乏力，畏寒肢冷、面白、纳差，睡眠欠佳，小便自利，大便稀，舌暗淡、苔薄白，脉细涩。中医诊断：中风；证属辨证：阳气亏虚，经脉痹阻。方药：黄芪 30g，桂枝 15g，炒白芍 12g，当归 15g，细辛 15g，川芎 20g，川牛膝 15g，乌梢蛇 30g，桑枝 30g，生姜 3 片，大枣 3 枚。7 剂，水煎服。次诊肢体麻木减轻两分，守上方黄芪加至 60g，连服 14 剂后，肢体麻木减轻七分，继服 14 剂后，肢体麻木基本恢复正常。随访 1 年未复发。

按语：中风后肢体麻木或烧灼疼痛感为丘脑梗死后临床常见病症，患者久治不愈，深受折磨。中风病后气血亏虚，经络痹阻，遂发本症，黄芪桂枝五物汤切合病机，效果显著。该患者脑脉闭阻，发病 3 月有余，正气损耗，现一派虚寒证候，方中黄芪桂枝五物汤益气补血，温通经络，细辛、川芎、牛膝增强活血辛散之力，乌梢蛇祛风通络。有资料证实黄芪桂枝五物汤联合针灸能提高中风后遗症期活动、认知能力优于常规西药加针灸。

3. 胡希恕医案

马某，女，65 岁。偶发跌倒，出现四肢不能动，10 多天后恢复活动，但右臂无力，两手麻木不能紧握，口干不思饮，苔白少津，脉弦数。证属血痹，予黄芪桂枝五物汤：生黄芪 15g，桂枝 10g，白芍 10g，生姜 10g，大枣 4 枚，生石膏 30g。药服 6 剂，两手麻木均减，但仍握不紧，上方增黄芪为 24g，因脉仍数，故仍加生石膏 30g。继服 6 剂，两手麻木又减，左手已能正常握拳，仍继续调理之。

4. 邓铁涛医案

许某，男，52岁。四肢麻木、乏力1个月。患者近1个月来出现四肢麻木、乏力，以夜间为甚，影响睡眠，伴口干，大便干结。有糖尿病病史10余年，服消渴丸，血糖控制不理想。查体：四肢呈手套、袜套样痛觉减退，空腹血糖9.6mmol/L。舌偏红、苔少，脉弦细数。西医诊断：糖尿病性末梢神经炎。中医诊断：痿证。辨证为肝肾阴虚型。治宜滋肝肾，通经络。拟黄芪桂枝五物汤加味：桂枝10g，黄芪、白芍药、麦冬、女贞子、玉竹各15g，生姜3片，大枣5枚，山药、玉米须、五爪龙、肉苁蓉、太子参各30g，每天1剂，水煎服。加服消渴丸以控制血糖。配合针灸治疗，取穴：足三里、阴陵泉、三阴交、解溪、八风、曲池、手三里、外关、八邪，均针双侧，平补平泻手法，合梅花针叩打腕、踝关节（即十二原穴）。经治疗1个月后，四肢麻木、乏力症状消失，血糖恢复到正常水平，痊愈出院。

按语： 四肢麻木，诊断痿证，又有糖尿病病史10余年，为肝肾阳虚之证。以治血痹之黄芪桂枝五物汤益气通络；女贞子、肉苁蓉滋肝肾之阴，肉苁蓉又可以通便；山药、麦冬、玉米须益脾阴；五爪龙、太子参补气以缓和黄芪、桂枝之温热。遣方用药切证，疗效如鼓应桴。

5. 张灿玾医案

郭某之妻，女，中年。产后不久，气血亏损，风寒侵袭肌肤，经络营运不畅，气血难以养筋，一身尽痛，关节不舒，四肢重滞，恶露尚行，二便正常，舌红、苔薄白，脉浮紧。乃气血不足，风寒外束，筋脉失养所致。当以补血温经，通络散寒为法。处方如下：黄芪三钱，当归三钱，苍术三钱，川牛膝二钱，桂枝二钱，独活二钱，防风二钱，威灵仙二钱，甘草一钱。复诊：服上方6剂后，疼痛已完全消除，再为其调养气血，以善其后。处方如下：黄芪四钱，当归五钱，桂枝三钱，川牛膝二钱，生姜三片，大枣（去核）三枚，每日1剂，水煎，温服。肢体活动亦恢复正常，再为调养气血予川芎三钱，红花二钱，酒白芍三钱，炙甘草一钱，每日1剂，水煎，温服。

按语： 本案以新感风寒所致。虽系风寒外束，实由气血虚亏为因，故法仍以补血通络为主，佐以辛泄风寒之药，以风药多燥，燥甚则伤血，血伤则筋脉尤损。本方初以黄芪、当归即大补血汤为主固本，以牛膝、桂枝二药下行上引，以威灵仙通十二经脉之滞，以独活、防风散其外邪，苍术、甘草入脾而守中焦也。后方是以《金匮要略》黄芪桂枝五物汤加川芎、当归二药，以补其气血，调其营卫，佐以红花者，既可活血，又可通络，再加牛膝，既可引药下行，亦可壮腰膝，众药同功，尽合王道之治。

6.路志正医案

樊某，女，30岁。顺产后4天因侧切伤口处疼痛而行高锰酸钾坐浴。7天后开始出现四肢大小关节游走性疼痛，以双髋、双膝、双肩、双腕及十指关节为甚，屈伸不利，不能着地行走，生活不能自理，遇冷更甚，周身酸楚，伴倦怠乏力，口干便秘。症见：面色少华，舌黯淡、苔薄白，脉细弱。查抗"O">500U，血沉28mm/h。此为气血亏虚，痰瘀阻络之产后痹证。治以气血双补，祛风活血，化痰通痹。处方如下：生黄芪12g，炒桑枝15g，赤芍药12g，白芍药12g，秦艽10g，片姜黄12g，丹参15g，地龙12g，海桐皮10g，生地黄12g，山甲珠9g，露蜂房10g，木瓜10g，草河车12g。二诊：上方6剂后，关节疼痛锐减，仍有周身酸楚，因舌尖红、苔薄黄，脉细缓，有化热之势，前方去露蜂房，加忍冬藤15g。三诊：上方10剂后，关节疼痛及周身酸楚明显好转，但觉双上肢麻木，大便带鲜红色血丝。舌尖红、苔薄黄，脉细小数。上方去地龙、山甲珠、秦艽、海桐皮、木瓜、草河车，加威灵仙10g，黄芩9g，败酱草15g，当归10g，炒槐花10g。服药6剂后大便带血消失。之后，以此方加减进退共48剂，复查抗"O"、血沉恢复正常，诸症悉愈。随访未再复发。

按语： 产后痹证是指产后百脉空虚，气血不足，复受风寒湿邪，气血运行不畅，致筋脉拘挛疼痛，不能屈伸的一种病证。它不同于一般的痹证，有多虚多瘀的特点。其气血亏虚乃病之根本，只有正气强盛，人体才能在药物的协同下驱逐病邪。因此治疗上宜大补气血，濡润筋脉，通利关节，而不宜过用辛烈刚燥，更伤阴血而犯虚虚之戒。日久津血运行不畅，津停为痰，血滞为瘀，而致痰瘀互结，治疗上又应适当配以祛痰、活血药，方为正治。补益气血常选黄芪桂枝五物汤、当归补血汤等化裁，祛痰药常选加白芥子、僵蚕、胆南星、半夏、威灵仙、地龙、桃仁、红花、乳香、没药、片姜黄、赤芍药、丹参、泽兰等，实寓"治风先治血，血行风自灭"之意，同时亦可制约风药的刚燥之性。本案为产后气血未复，过早坐浴感受风寒湿邪痹阻经络所致。方以黄芪桂枝五物汤为主，以桑枝易桂枝以减其辛燥之性，益气养血，活络通痹；酌加祛痰药，使痰化瘀消。三诊时寒湿欲解而有化热之势，故减辛燥之风药，加大清热养阴凉血之品，以防微杜渐。

【名家方论】

1. 宋·陈无择《三因极一病证方论》：黄芪五物汤治尊荣人骨弱肌重，因疲劳汗出，卧不时动摇，加以微风，遂作血痹，脉当阴阳俱微，尺中少紧，身体如风痹状。

2. 清·魏荔彤《金匮要略方论本义》：黄芪桂枝五物汤，在风痹可治，在血痹亦可治也。以黄芪为主固表补中，佐以大枣；以桂枝治卫升阳，佐以生姜；以芍药入营理血，共成厥美。五物而营卫兼理，且表营卫里胃肠亦兼理矣。推之中风于皮肤肌肉者，亦兼理矣。固不必多求他法也。

3. 清·尤在泾《金匮要略心典》：阴阳俱微，该人迎、趺阳、太溪为言。寸口关上微，尺中小紧，即阳不足而阴为痹之象。不仁者，肌肤顽痹，痛痒不觉，如风痹状，而实非风也。黄芪桂枝五物和荣之滞，助卫之行，亦针引阳气之意。以脉阴阳俱微，故不可针而可药，经所谓阴阳形气俱不足者，勿刺以针而调以甘药也。

4. 清·吴谦《医宗金鉴》：治风痹身无痛，半身不遂，手足无力，不能动履者久久服之，自见其功。黄芪（蜜炙）六钱，白芍药（酒炒）三钱，桂枝（嫩枝连皮）三钱，生姜（外皮）三钱，大枣（去核）四枚，水煎服。（注）经曰：虚邪偏客于身半，其入深者，内居营卫，营卫衰则真气去，邪气独留，发为偏枯；其邪气浅者，脉偏痛，此谓虚邪贼风之中人也。营卫虚则其入深，久留发为偏枯，半身不遂也。营卫实则其入浅，即作经脉偏痛，风痹病也。八风、五痹之病，营卫实者，则以续命汤、换骨丹发其营卫之邪。风痹、偏枯之病，是营卫虚，则当以此汤补其营卫之虚也。故君黄芪以补卫，臣桂芍以补营，佐姜枣补而兼通，以和营卫也。此方乃小建中汤之变制，加黄芪减甘草、饴糖者，是其意在补外，而不在补中也。若左半身不遂，则加当归以补血；右半身不遂，则倍黄芪以补气。手软倍桂枝，足软加牛膝，筋软加木瓜。骨软加虎骨，元气虚加人参，阳气虚加附子，在临证者消息之。久久服之，无不应也。如外风邪盛，则又当从事乎羌活愈风汤，补而散之可也。

5. 清·梁廉夫《不知医必要》：黄芪五物汤，热补，治半身不遂，或瘫痪不用，其人心清语謇，舌软无力者。炙芪四钱，当归、白芍（酒炒）、桂枝各一钱五分。加生姜二片，大枣二枚煎。

【现代用量参考】黄芪三两（9g），芍药三两（9g），桂枝三两（9g），生姜六两（18g），大枣十二枚（4枚）。

【现代应用】

1. 治疗类风湿关节炎

王某，女，55 岁。1 年前于劳累后出现双手腕、手指及双膝关节对称性疼痛肿胀、活动受限，晨僵明显。查体：血沉 94mm/h，抗 "O" 1 02IU/mL，类风湿因子 1 007IU/mL，C 反应蛋白 60.69mg/L，诊断为类风湿关节炎。症见：神疲乏力，形体消瘦，面色无华，纳差，舌质淡红、苔薄白，脉沉细。中医诊断：痹证，辨证为风寒湿痹。治法：温经散寒，祛湿通络，活血止痛。方以黄芪桂枝五物汤加减。处方如下：生黄芪 30g，桂枝 10g，赤芍药 15g，当归 15g，淫羊藿 15g，鸡血藤 15g，血藤 15g，制川乌 10g（先煎），制草乌 10g（先煎），雷公藤 10g（先煎），苦参 9g，焦三仙各 15g，青风藤 10g。14 剂，每日 1 剂，水煎服。另予醋氯芬酸美诺芬 0.1g/ 次，早晚各服 1 次。二诊：药后疼痛及关节肿胀减轻，前方加威灵仙 15g，田三七 10g，继服 14 剂。三诊：诸症明显好转，时见晨僵，复查血沉 28mm/h，抗 "O" 160IU/mL，类风湿因子 233IU/mL，C 反应蛋白 8.18mg/L，病情逐渐缓解，正气渐复，痹闭已获宣通。原方加减，以善其后，加秦艽 15g，继服 3 个月后，随访其病未见复发。

按语：寒痹，其总的病机为寒凝络脉，络脉瘀阻，不通则痛。主症为关节肌肤触之冰冷，疼痛部位较深，喜按打叩击，关节活动障碍，特点是畏寒明显，关节疼痛得热则舒，纳少便溏，舌淡苔薄，脉沉弦缓。偏风者，则恶风，遇风刺痛，疼痛走窜不仅限于骨节经间，还在关节周围肌肤，舌淡苔薄白而干，脉缓；偏湿者，则见骨节皮肤酸胀疼痛，疼痛部位以肌肉为主，舌淡苔薄白而腻；单纯寒型者，则无偏风、偏湿症状，而出现一派纯寒之象。治以温经散寒，祛湿通络、活血止痛。以黄芪桂枝五物汤益气固表，理血通络，而奏除痹止痛之效。

2. 治疗水肿

患者，女，85 岁。双下肢水肿半年余，加重半个月。刻下症：双下肢水肿，精神差，四肢乏力，纳眠一般，小便调，大便 2～3 日一行、质偏干，舌暗红、苔白腻，脉细涩。中医诊断：水肿，证属气虚血瘀。治以益气活血。方选黄芪桂枝五物汤治疗。处方：黄芪 60g，桂枝 12g，白芍 30g，当归 10g，川芎 24g，车前子 15g（包煎），枳实 20g，瓜蒌 30g，大黄 3g，火麻仁 30g，炒莱菔子 10g。7 剂，水煎，每日 1 剂，分早晚两次服用。二诊：水肿较前缓解。舌暗红、苔白腻，脉沉细。上方去桂枝，改黄芪为 80g，车前子 30g（包煎），加麸炒苍术 20g，地龙 10g。7 剂，煎服法如前。三诊：水肿明显缓解，精神可，舌暗红、苔白腻，脉沉细。首方去瓜蒌、火麻仁、炒莱菔子，改黄芪 100g，加附片 6g（先煎），茯苓 10g，川牛膝 15g。10 剂，煎服法如前。四诊：水肿已不明显。后多次随访，未诉双下肢水肿。

按语：水肿的病因不外乎风邪袭表、疮毒内犯、外感水湿、饮食不节及禀赋不足、久病劳倦，病机为肺失通调，脾失健运，肾失开阖，三焦气化不利。此患者首诊辨证为水肿，气虚血瘀证，主因年事已高，脾肾气虚，不能有效助心行血，久则血行不畅而成瘀，表现为水肿，故予以黄芪桂枝五物汤治疗。方中黄芪为君药，可大补脾气；桂枝、白芍共为臣药，可养血和血，助阳化气；当归、川芎、车前子为佐药，可活血化瘀利水；余药随症加减，共奏益气活血、利水消肿之功。二诊患者症状大为改善，但仍呈气虚血瘀之象，遂加大黄芪、车前子用量以培补脾气，利水消肿，同时加苍术、地龙以通络。三诊患者水肿已明显缓解，故继续调整黄芪，并加附片、茯苓、川牛膝培补脾肾，巩固疗效。

3. 治疗糖尿病周围神经病变

患者，女，62 岁，有糖尿病病史 5 年余。近日出现双手及双下肢麻木、疲乏，纳食一般，稍食寒凉即感不适，眠尚可，小便调，大便 2 日一行、质偏干，舌暗淡、苔薄黄，脉沉细。平素规律服用降糖药，并坚持糖尿病饮食及适当锻炼，空腹血糖 5.7 ～ 7.1mmol/L，餐后 2 小时血糖 10.2 ～ 11.5mmol/L，尿常规、肝肾功能、血清电解质检查均未见异常，排除其他因素引起的周围神经病变，诊断为早期糖尿病周围神经病变。中医诊断：消渴、痹证，证属气虚血瘀。治法：补气活血、通经活络。方选黄芪桂枝五物汤治疗：黄芪 40g，桂枝 12g，白芍 30g，当归 10g，川芎 24g，麸炒苍术 20g，山药 20g，麦冬 10g，炒莱菔子 30g，甘草片 6g，生姜 3 片，大枣 3 枚。7 剂，水煎，每日 1 剂，分早晚两次服用。二诊：患者双手及双下肢麻木、疲乏感较前稍减轻，纳眠尚可，大便每日一行、质稍干。空腹血糖 5.2 ～ 6.5mmol/L，餐后 2 小时血糖 10 ～ 11mmol/L。舌暗红、苔薄黄，脉沉。上方去炒莱菔子、麦冬，改黄芪为 60g。7 剂，煎服法如前。三诊：症状明显好转，守二诊方服用 10 剂。1 个月后随访，自诉上述症状均未再复发。

按语：本例患者患有早期糖尿病周围神经病变，与中医"消渴""痹证"相似，证属气虚血瘀。痹证的发生内因为素体虚弱，正气不足，腠理不密，卫外不固；外因为感受风、寒、湿、热等邪气。该患者久病伤及脾肾，耗气伤精，经脉失养，继而出现双手及双下肢乏力；气虚又可致血行不畅，久则成瘀，故见四肢麻木。治以黄芪桂枝五物汤加减，正如《灵枢·邪气脏腑病形》所载："阴阳形气俱不足，勿取以针，而调以甘药。"方中黄芪为君药，补脾气；桂枝为臣药，温通经脉；当归、川芎、白芍为佐药，活血化瘀；生姜、大枣为使药，调和脾胃；余药为随症加减。诸药合用，共奏益气活血、温经通痹之效。二诊时患者症状已缓解，谨守气虚血瘀之病机，加大黄芪量以补气健脾。三诊时患者症状已明显改善，故守前方以培补脾肾，增强疗效。治疗该患者时，谨守气虚血瘀之病机，灵活配伍，充分发挥益气活血类药物的功效。

【现代药理研究】黄芪桂枝五物汤具有改善神经传导、抗炎、镇痛、保护心脑血管等作用，临床用于治疗糖尿病周围神经病变、颈椎病、心肌缺血、弥漫性脑萎缩、脑血管意外后遗症、腔隙性脑梗死、缺血性脑卒中、血管性头痛、肩周炎、雷诺病、坐骨神经痛、风湿性关节炎、高血压、面肌痉挛、小儿麻痹症、小儿多汗症、膝关节慢性滑膜炎、老年眩晕、红斑狼疮肢端坏死症、硬皮病、血栓闭塞性脉管炎、顽固性荨麻疹、多发性神经炎、白细胞减少症、增生性骨关节病、糖尿病肾病、疲劳综合征、特发性水肿、消化性溃疡、冻疮等。

黄芪有增强免疫功能、抗疲劳、抗感染、调脂和减缓衰老等作用，临床用于治疗缺血性心脏病、病毒性心肌炎、急性肾小球肾炎和糖尿病肾病等疾病。

白芍、桂枝药理作用见"鳖甲煎丸"；生姜药理作用见"半夏厚朴汤"；大枣药理作用见"半夏泻心汤"。

【使用禁忌及注意事项】

（1）体瘦、腹胀者慎用。

（2）黄芪大量使用时，可以导致食欲减退。

二十五、胶艾汤

【方源】《金匮要略·妇人妊娠病脉证并治第二十》：师曰：妇人有漏下者，有半产后因续下血都不绝者，有妊娠下血者，假令妊娠腹中痛，为胞阻，胶艾汤主之。

川芎、阿胶、甘草各二两，艾叶、当归各三两，芍药四两，干地黄六两。

上七味，以水五升，清酒三升，合煮取三升，去滓，内胶，令消尽，温服一升，日三服，不差更作。

【方歌】胶艾四物甘草结，调经安胎补止血，经多淋漓或崩漏，胎漏腹痛脉细涩。

【功用】养血止血，调经安胎。

【主治】妇人冲任虚损，血虚有寒证。症见崩漏下血，月经过多，淋漓不止；产后或流产损伤冲任，下血不绝；或妊娠下血，腹中疼痛。

【方解】本方为养血调经安胎的常用方剂。方中主药阿胶补血止血，艾叶温经止血，二者为调经安胎，止崩漏要药；白芍、干地黄、当归、川芎，补血活血调经，防出血留瘀，共为辅佐；使以甘草调和诸药。共具补血活血止血，调经安胎作用。全方的配伍特点：养血与止血并行，治标与治本兼顾，补中寓活于养，补血不碍滞，活血不伤正。

【名家医案】

1. 刘渡舟医案

于某，女，40岁。素来月经量多，近月余淋漓不断，某医院诊为"功能性子宫出血"。经色鲜红，质稀，头晕乏力，腰酸腿沉，口渴，口苦，便干。舌体肥大，舌边有齿痕、苔白，脉沉、按之无力。此证属气血两虚兼有虚热。经云：冲为血海，任主胞胎。今冲任不固，阴血不能内守，而成漏经。治当养血止血，益气养阴调经，方用胶艾汤加味。阿胶珠 12g，艾叶炭 10g，川芎 10g，当归

15g，白芍 15g，生地黄 20g，麦冬 20g，太子参 18g，炙甘草 10g。服 7 剂而血量大减，仍口苦，腰酸，大便两日一行，于上方中加大麻仁 12g。又服 7 剂，诸症皆安。

按语： 综合本案脉证，月经不止、质稀、头晕、乏力、舌胖、脉沉无力；究为气血两虚，冲任不固，故用胶艾汤调补冲任，固经止血。又见经色鲜红、口渴，此出血日久，伤阴损津所致，故加麦冬以养阴生津也。

2. 丁甘仁医案

唐某，妊娠 4 个月，忽然腹痛坠胀，腰酸漏红，脉细小而弦。胎气不固，营失维护，虑其胎堕，急拟胶艾四物汤养血保胎。阿胶珠 6g，生白术 4.5g，厚杜仲6g，大白芍 4.5g，广艾炭 2.4g，炒条芩 4.5g，川断肉 9g，苎麻根 6g，当归身 6g，生地炭 12g，桑寄生 6g。

按语： 本案用胶艾汤去川芎、甘草，加诸安胎之品，可见处处从保胎入手，此为治胞阻之第一要事也。

3. 许永龙医案

吴某，女，28 岁。自述已流产三胎，每次都在怀孕三四个月发生。现孕 80天，症见：面无血色，精神不快，食欲不振，脉象濡小。系因流产过多，气血双亏，冲任脉衰，肝肾不足，不能濡养胎儿，当以补养气血，其胎自固。当归身四钱，川芎二钱，白芍三钱，大熟地四钱，甘草一钱五分，黄芩一钱五分，阿胶四钱，白术三钱，桑寄生三钱，党参三钱，黄芪四钱，艾叶七片。嘱其每月服两剂，半月一剂，连服三个月。足月生产一女，母女安全。

4. 裘笑梅医案

俞某某，37 岁，1965 年 4 月初诊。经后少腹绵绵作痛，已逾 6 年。按之痛减，量少，色淡红，面色苍白，精神倦怠，眩晕心悸，自诉由流产大出血而起，脉细无力，舌质口唇均淡红，苔薄白。证属脾虚失运，气血不足，治宜健脾胃，补气血，养冲任。方用：党参、阿胶各 12g，炙黄芪 30g，当归 20g，熟地 15g，白芍 9g，川芎、艾叶各 3g，陈皮 4g。二诊：服 14 剂，痛经已除，纳谷已馨，经量尚少，经色稍红，腰酸乏力，头晕心悸，目眩，脉舌如前。处方：前方除艾叶，加丹参 30g。服 14 剂后，获全功而妊娠。

按语： 痛经发于流产之后，乃因失血过多，气血两虚，冲任失养所致，正合胶艾汤证病机，以之加减，其痛即瘥。

【名家方论】

1. 唐·孙思邈《备急千金要方》：治妊娠二三月，上至七八月，其人顿仆失踞，胎动不下，伤损，腰腹痛欲死；若有所见，及胎奔上抢心，短气，胶艾汤方。

2. 宋·《太平惠民和剂局方》：治劳伤血气，冲任虚损，月水过多，淋漓漏下，连日不断，脐腹疼痛，及妊娠将摄失宜，胎动不安，腹痛下坠。或劳伤胞络，胞阻漏血，腰痛闷乱，或因损动，胎上抢心，奔冲短气，及因产乳，冲任气虚，不能约制，经血淋沥不断，延引日月，渐成羸瘦。

3. 明·王纶《明医杂著》：胎前动红，此因失跌动伤，恶血破，来如水流不止，急用胶艾汤，以止其血。

4. 明·薛己《女科撮要》：若顿仆胎动，腹痛下血，用胶艾汤。

5. 明·吴昆《医方考》：孕妇漏胎不安者，此方主之。漏胎者，怀胎而点滴下血也。此是阴虚不足以济火，气虚不足以固血，故有此证。是方也，阿胶、熟地、当归、川芎，益血药也。黄芪、甘草、艾叶，固气药也。血以养之，气以固之，止漏安胎之道毕矣。

6. 清·蒋介繁《本草择要纲目》：胶艾汤治虚痢及妊娠产后下血。老人丹田气弱。脐腹畏冷者。

【现代用量参考】川芎、阿胶、甘草各二两（各6g），艾叶、当归各三两（各9g），芍药四两（12g），干地黄四两（12g）。以水五升，清酒三升，合煮取三升，去滓，内胶令消尽，温服一升，日三服，不瘥，更作。

【现代应用】

1. 治疗过敏性血小板减少

马某，男，61岁。3年前出现皮肤紫癜，牙龈出血，经血细胞分析等检查诊断为过敏性血小板减少，牙龈出血色淡，下肢紫癜，面色不荣，少气乏力，头晕目眩，口淡不渴，舌质红、苔薄，脉沉弱。辨为血虚出血证，方用胶艾汤加味：川芎6g，炙甘草6g，艾叶9g，当归9g，白芍12g，生地黄18g，红参6g，白术15g。6剂，每日1剂，水煎两次，合并，分3次服。二诊：头晕目眩减轻。续服前方治疗6剂。三诊：复查血小板已恢复正常。又服前方12剂。随访1年，一切正常。

按语：根据面色不荣、少气乏力、头晕目眩辨为血虚。再根据牙龈出血色淡、下肢紫癜、舌淡红辨为血虚出血，用胶艾汤补血止血，加红参益气摄血，白术健脾益气止血。方药相互为用，以奏其效。

2. 治疗崩漏

陈某，41岁。2008年4月7日初诊。患者劳累后此次月水一月两潮，末次月经2008年3月27日，经水量少，色淡质稀，淋漓不断10余日，伴神疲气短，面色㿠白，腰酸肢倦，纳谷不馨。舌淡胖，脉虚细。诊为崩漏。治宜益气摄血，固冲止血。予胶艾汤加味：阿胶、白芍、熟地各12g，当归、杜仲、白术、黄芪各9g，艾叶炭、甘草各6g。3剂后淋漓即净，但纳谷未馨，去艾叶炭、熟地，入怀山药、炒扁豆各12g。续服5剂后，面色渐润，食欲转佳。随访1年，经汛如常。

按语： 患者劳倦伤脾，统摄失司，冲任不固，阴血不能内守而致经血淋漓不尽，故投胶艾汤加味，方中阿胶养血止血，熟地滋阴养血于资阴之中行止漏之法，合当归、白芍补血和血，白术益气健脾，杜仲补益肾气，黄芪、甘草补中益气，艾叶炭温经止血。诸药合用，气血双补，冲脉得固，血崩自止。

3. 治疗胞阻（胎动不安）

江某，24岁。2007年5月22日初诊。患者妊娠3个月。因操劳家务，1周前感腰酸神疲，近两天少腹坠痛，阴道漏红，色褐量少，乃来就诊。诊见：患者面色㿠白，心悸气短，神疲肢倦。舌淡、少苔，脉细滑。B超示宫腔内可见孕囊及胎心搏动。诊为胎动不安。治宜益气安胎，养血止血。胶艾汤加味：白芍、熟地各15g，阿胶、当归、艾叶炭各9g，川断、黄芪、白术各10g，甘草6g。2剂后出血止。上方去艾叶炭，加桑寄生、茯苓各15g，再服7剂，诸症均除，于同年12月平安生产。

按语： 本例患者劳倦伤脾，气血虚弱，冲任匮乏，不能固摄滋养胎元，致胎元不固，出现上述诸症。故以胶艾汤益气安胎、养血止血，加黄芪补脾益气，白术健脾安胎，川断益肾安胎，故获效甚佳。

4. 治疗胎堕不全

黄某，33岁。2008年2月28日初诊。患者1年前有2次堕胎史。今停经2个月，10天前出现阴道少量出血，色暗，次日出血量增多，伴少腹坠痛，有胎块排出，但阴道出血淋漓不净10余日而来就诊。尿HCG阳性，B超示宫腔内可见少量妊娠残留物。舌淡红，脉沉细无力。诊为胎堕不全。治宜活血逐瘀，养血止血。胶艾汤合生化汤加减：阿胶、当归、桃仁、甘草各8g，白芍、艾叶各9g，炮姜6g，蒲黄、益母草各10g。3剂后出血止，腹痛消失，但感腰酸、头晕。上方去桃仁、蒲黄，加杜仲、桑寄生各 10g。续服 7 剂后，诸症消失。两周后 B 超复查，宫内未见异常回声。

按语：本例患者因禀赋薄弱，孕后血聚养胎，使气血更虚，加之屡次堕胎损伤冲任，冲任不固，胎元不实，以致堕胎。胎殒已堕，堕而未尽，瘀阻子宫，新血不得归经，故阴道出血不止。投生化汤祛瘀下胎，胶艾汤养血止血，故收止血不留瘀之效。

5. 治疗产后恶露不绝

刘某，女，28 岁。2008 年 10 月 8 日初诊。患者产后 20 天，分娩时出血较多，至今恶露淋沥不绝，自汗出，夜寐不安，胃纳欠佳，面色白，气短懒言。苔薄白，脉虚细。诊为产后恶露不绝。治宜补气摄血固冲。胶艾汤合补中益气汤加减：阿胶、当归、蒲黄、白芍、白术各 10g，艾叶、甘草各 6g，黄芪、升麻各 12g，益母草 15g。4 剂后恶露即止，仍自汗出，夜寐梦多，上方去当归、白芍、白术、蒲黄、益母草，加麦冬、乌贼骨各 12g，五味子 6g，又进数剂，诸症均解。

按语：患者产后伤血，气随血耗，气虚下陷，冲任失固不能摄血，以致恶露不绝；气虚则卫阳不固，故自汗出。方中胶艾汤温经养血止血，补中益气汤补中益气，又因产后"多虚多瘀"的病机特点，故投益母草祛瘀止血，诸药同用，切中病机，故收效甚捷。

6. 治疗鼻衄

张某，男，25 岁，工人，1988 年 9 月 30 日初诊。患者左侧鼻孔出血已 3 年余，每次出血 3～5 日，用西药消炎止血或自服云南白药而缓解。今于 5 日前不明原因而鼻孔出血，再用前方治疗血不止。症见面色萎黄，眼睑稍淡，头晕乏力，夜寐多梦，鼻燥，口干微苦，舌质红、苔薄黄，脉数。查：两鼻孔未见异物。血常规：血红蛋白 10g/mm^3，血红细胞 340 万 /mm^3，白细胞 9 200/mm^3，中性粒细胞 64%，淋巴细胞 36%，血小板计数：12 万 /mm^3。病属鼻衄，乃肺内积热，血热妄行所致。治宜清泄肺热，止血补血。方用胶艾汤加味：阿胶（烊化）、霜桑叶各 10g，当归身 12g，熟地 20g，川芎 3g，艾叶炭、甘草各 6g，生地炭 30g，白芍、黄芩各 15g。每日 1 剂，水煎服。外用棉花蘸青黛粉塞入鼻腔。1988 年 10 月 2 日二诊：用上方 1 剂血止，2 剂诸症减轻，继用上方加减 2 剂巩固疗效。1989 年 3 月底追访，鼻未出血，化验血常规各项正常。

按语：鼻衄一证，往往认为是小疾，易被忽视，日久出现血虚诸症。此例患者，每次出血仅止血治其标，不及其本，出血竟达 3 年之久。而采用内外兼治，塞鼻以速止其血，防阴血丢失；内服以治其本，使肺热得清，阴血得补，多年鼻衄得以速愈。

【现代药理研究】现代药理研究证明，胶艾汤能够有效增强子宫平滑肌的收缩、激活凝血系统和抑制纤溶系统活性、调节内分泌、养血止血及助孕安胎。临床用于治疗月经病，如经期延长、崩漏及痛经等；治疗妊娠病，如胎动不安、滑胎等；治疗产后病，如产后输液臂痛、产后恶露不绝；治疗妇科疾病，如癥瘕、慢性盆腔疼痛等；也可治疗其他疾病如紫癜、乳糜尿、皮肤瘙痒、血尿、肾性贫血等。

艾叶具有抗菌、抗病毒、抗氧化、保肝利胆、止血及抗凝血、抗过敏、免疫调节、抗癌等作用，主要用于妇科、呼吸系统、男科疾病的治疗。

阿胶具有加快钙吸收、抗休克、抗衰老、抗肿瘤、调整缺铁性贫血状况、养颜美容、提高睡眠质量、强化记忆以及提升机体免疫力的作用，临床上用于治疗出血性疾病（吐血、便血、血尿等）、月经病、血液病（血小板下降、缺铁性贫血、白细胞减少）等。

川芎具有抗炎、镇痛、抗血栓形成、促血管舒张、抗哮喘、抗呼吸抑制、抗纤维化、抗阻塞性疾病及抗肿瘤作用，临床常用于治疗妇科病、心脑血管病、内分泌疾病、脑卒中、高血压等。

地黄药理作用见"百合地黄汤"；当归药理作用见"当归四逆汤"；白芍药理作用见"鳖甲煎丸"；甘草药理作用见"白虎汤"。

胶艾汤无显著毒副作用，未报道有显著不良反应。

二十六、桔梗汤

【方源】《伤寒论》第311条：少阴病二三日，咽痛者，可与甘草汤。不差者，与桔梗汤。

《金匮要略·肺痿肺痈咳嗽上气病脉证治第七》：咳而胸满，振寒脉数，咽干不渴，时出浊唾腥臭，久久吐脓如米粥者，为肺痈，桔梗汤主之。

桔梗一两，甘草二两。

上二味，以水三升，煮取一升，去滓，分温再服（《伤寒论》）。

上二味，以水三升，煮取一升。分温再服，则吐脓血也（《金匮要略》）。

【方歌】甘草桔梗治咽痛，消炎解毒妙堪用，阴中伏热结于喉，切忌苦寒投此证。

【功用】宣肺利咽，清热解毒。

【主治】主治风邪热毒客于少阴，上攻咽喉，咽痛喉痹，风热郁肺，致成肺痈，咳嗽，胸满振寒，咽干不渴，时出浊沫，气息腥臭，久则吐脓者。

【方解】桔梗，味苦、辛，性平，归肺经，因其具辛散苦泄之功，故能开宣肺气而利胸膈咽喉，并有较好的祛痰作用，治咳嗽痰多，不论肺寒、肺热俱可应用，与甘草相配有排脓之效。甘草性平，归心、肺、脾、胃经，本品能润肺，有一定止咳平喘之效，因其性平，故寒证、热证均可配伍应用，其还有良好的解毒功效，与桔梗相伍则加强排脓解毒之效，应用于痈疽疮毒，《珍珠囊》中评价桔梗"与甘草同行，为舟楫之剂"，舟楫者，有如船之载物上浮也，桔梗与甘草同用，可治疗上焦病证，其他药配用可引药上行达于上焦病所，而上焦为肺之所居，故该方可治肺痈、胸痛、咳吐黏痰脓血。方用桔梗宣肺利咽，甘草清热解毒，两者一宣一清，祛痰止咳，利咽止痛。临床应用以咽喉肿痛、咳嗽痰多为辨证要点。

【名家医案】

1. 胡希恕医案

唐某，男，35 岁。感冒 3 天，咽痛，口干，恶心，不欲食，头痛、头晕，咳则右上胸痛，舌苔白，脉弦细稍数。证属少阳阳明合病，为小柴胡加石膏桔梗汤方证：柴胡 12g，半夏 9g，黄芩 9g，党参 9g，生姜 9g，大枣 4 枚，炙甘草 6g，桔梗 9g，生石膏 45g。上药服 3 剂，口干、咽痛已，咳嗽亦不明显，但感恶心、腰痛，下肢凉，上方去桔梗，加桂枝、赤芍各 9g，生龙骨、生牡蛎各 15g，服 3 剂，诸症已。

按语： 感冒并非皆表证，治疗当忌都发汗。小柴胡方既为少阳病之主方，理当出于少阳病篇，而《伤寒论》中却出在太阳病篇，可见本方原可治太阳病，为太阳与少阳统治之方。古人云：若无虚，风寒小能独伤人。外邪之人，必因卫气不足，肌表失于固密，所以体虚之人（包括老年人在内），更易感冒，而小柴胡汤却为虚人及老年人感受风寒最为对症之方。虚人感冒多属太阳，而竟用少阳之方，体虚之人，卫外不同，外邪侵袭，可直达腠理。腠理者，少阳之分也。故虚人感冒纵有太阳表证，亦为病之标也；纵无少阳正证或变证，却总是腠理空疏，邪与正搏，故可借用小柴胡汤，从少阳之枢以达太阳之气，则太阳表证亦可除矣。无论经方抑或时方，治疗外感疾病诸方中，能广泛适应、普遍使用者，唯有小柴胡汤而已。

2. 马铭鞠医案

倪仲昭，患喉癣，邑中治喉者偏矣。喉渐渐腐去，饮食用面粉之烂者，必仰口而咽，泣数行下。马曰：此非风火毒也，若少年曾患微霉疮乎？曰：未也。父母曾患霉疮乎？曰然。愈三年而得我。马以为，此必误服升药之故。……倘不以治结毒之法治之，必死。以甘桔汤为君，少入山豆根、龙胆草、射干，每剂用土茯苓半斤浓煎，送下牛黄二分，半月而痊。

按语： 毒热内结，肺窍不利，气道不宣，而病喉癣。故用桔梗汤清热解毒，宣肺豁痰，利咽止痛。加豆根、射干、胆草、土茯苓等以增解毒利咽之功。

3. 马大正医案

陈某，31 岁，带下增多 1 周，色乳白似水，偶夹有血丝，或觉阴痒。月经周期基本规则，经量正常，6 天净。小腹及腰胀，纳可，大便偏结。末次月经2006 年 3 月 25 日来潮。生育史：孕 2 产 1，放置宫内节育环。舌淡红、苔薄白，脉细。妇科检查：外阴无殊，阴道通畅，宫颈轻度糜烂，宫体前位，正常大小，活动，质地中等，压痛，右侧附件增粗压痛，左侧附件压痛。西医诊断：①慢性子宫颈炎。②慢性盆腔炎。治法：化痰排毒止带。方剂：桔梗汤合赤小豆当归散加味。桔梗9g，甘草6g，赤小豆30g，当归6g，半夏10g，茯苓10g，海浮石20g，白芷10g，苍术10g，海螵蛸20g，5剂。二诊：2006年4月10日。进药4剂，带下完全消失，舌脉如上。中药守上方续进7剂。三诊：2006年4月21日。大便秘结，两天一解，带下不多，色白，舌脉如上。中药守上方加虎杖20g，7剂。四诊：2006年5月4日。月经4月28日来潮，今已净，带下量少，舌脉如上。中药守初诊，续进7剂。

按语： 带下何以使用化痰排脓的桔梗汤治疗？读丹溪书，便可知晓。丹溪说："漏与带，俱是胃中痰积流下，渗入膀胱，无人知此，只宜升提，甚者上必用吐以提其气，下用二陈汤加白术、苍术，仍用丸子。"带下或有色白质稀如痰、色黄质稠臭秽如脓者，从痰论治而使用桔梗汤治疗，可以促使白带顺利排出，这就是桔梗汤治疗带下的依据。治于上者可疗于下，不拘于成文，可使法活。该案在非排卵期出现带下增多，色乳白似水，经过查证，患有慢性子宫颈炎和慢性盆腔炎，辨证属于痰湿热毒下流。故以桔梗汤合半夏、茯苓、海浮石、白芷、苍术、海螵蛸化痰燥湿，桔梗汤合赤小豆当归散排脓消带。此两法之中，化痰治带之上源，是治本之法，排脓治其下流，是治标之法。标本兼治，故带下即除。方中海浮石味咸，性寒，朱震亨称其能"清金降火，化老痰"。近人张又良从痰病论治带下，方中加用蛤壳者，与海浮石理无二致。

4. 冯向东医案

栗某，男，45岁，2012年6月9日诊。患者因心情不畅而突然牙痛。开始牙龈如半球状肿胀突起，红肿光亮，疼痛如刀割，时常用冰块冷敷，疼痛不止。服用各种止疼药，但是仍不能止痛，可谓是痛不欲生。查其舌红、苔黄腻，脉滑数，大便两日未解。故认为是胃火炽盛而引起。处方：甘草50g，桔梗24g，大黄10g，蝉衣10g，姜黄10g，僵蚕10g，白芷10g。方用4剂，两剂并煎，每4小时喝一次，两日后疼痛明显减轻，检查时轻压牙龈有脓液流出，红肿明显清退。继服3剂，脓消而痛止。

按语： 桔梗具有清解热毒排脓作用，牙周脓肿皆因胃火上蒸，其热循经，熏蒸牙龈，伤及牙龈肉血络而生脓肿。桔梗和甘草同为舟楫，引将军（大黄）诸药上行，共奏清解热毒之功。仲景的排脓汤与排脓散均用桔梗。桔梗汤与排脓汤的组成，均有桔梗与甘草，但用量不同。桔梗汤重用甘草，排脓汤重用桔梗，故桔梗汤重在解毒，排脓汤则重在排脓。而排脓汤与排脓散都适用于疮痈。从药物组成看，排脓汤还调和营卫，养胃扶正以祛邪，故以治肺胃之痈为主；而排脓散还有破滞气之功，则以胃肠痈为主。

5. 曹颖甫医案

陈某，肺痈，咳嗽，胸中痛，上连缺盆，而所吐绝非涎沫，此与悬饮内痛者，固自不同，宜桔梗甘草汤。桔梗五钱，甘草五钱。二诊：五进桔梗汤，胸中痛止，而左缺盆痛。继服他药，痊愈。

按语： 肺痈一证，咳吐时，胸中必隐隐作痛，所吐浓厚之痰，杂以如米粥者，至地甚有力，渐乃发酵成气泡，不复平塌地上。盖胸中热如沸汤，蒸烂肺之本体，然后吐出如脓之痰，则所吐之物其中实有蒸气热力，故吐出而发酵也。予亲见之。若夫脉之滑大沉实，与夫大便之燥结，则本证均有之。

【名家方论】

1. 金·成无己《注解伤寒论》：桔梗辛温以散寒，甘草味甘平以除热，甘梗相合，以调寒热。

2. 宋·王怀隐等《太平圣惠方》论喉痹言：夫喉痹者，为喉里肿塞痹痛，水浆不得入也。人阴阳之气，出于肺，循喉咙而上下也。风毒客于喉间，气结蕴而生热，故喉肿塞而痹痛也，其脉沉者为阴，浮者为阳，若右手关上，脉阴阳俱实者，是喉痹之候也，桔梗一两，甘草一两生用，服后有脓出即消。而咽喉干痛者，可用甘桔汤加牛蒡子，甘桔汤亦治马喉痹，马喉痹者，谓热毒之气，结于喉间，肿连颊骨，微壮热，烦满而数吐气。

3. 明·许宏《金镜内台方议》：少阴咽痛者，与甘草汤，若不差者，是邪气结甚，甘草不能下也。故用桔梗为君，桔梗能浮而治上焦，利肺痿，为众药之舟楫也，以甘草为臣佐，合而治之，其气自下也。

4. 清·王子接《绛雪园古方选注》：桔梗味苦平，苦主于降，辛主于散，功专开提足少阴之热邪，佐以甘草，载之于上，则能从肾上入肺中，循喉咙而清利咽嗌。张元素谓其为舟楫之剂者，譬之铁石，入水本沉，以舟载之，则浮于上也。

5. 清·陈修园《长沙方歌括》：甘草生用，能清上焦之火而调经脉。若不差，与桔梗汤以开提肺气，不使火气壅遏于会厌狭隘之地也。

【现代用量参考】桔梗 3g，甘草 6g。

【现代应用】

1. 治疗咽喉炎

某男，教师。感觉咽喉部疼痛，到医院治疗，确诊为咽喉炎。症见：咽喉疼痛，说话声音细小，自觉费力，面容苍白无神，口中津液多，舌淡、苔白腻，脉沉细，咽喉不红不肿，肾囊潮湿，无房事要求。以为肾气不藏，上攻咽喉而致者，但并非阴虚火旺，实由阳虚阴减所致。处方：炮姜80g，甘草80g，桔梗50g，2剂。服后无不良反应，以附子理中汤加桔梗汤治之。处方：附片100g，炮姜50g，干姜50g，甘草100g，白术50g，党参50g，桔梗50g，4剂。咽喉疼痛有所减轻，说话声音亦洪大。改用潜阳丹纳气归肾治之。处方：附片100g，苏龟板20g，砂仁50g，甘草40g，4剂（其中附片和龟板合包先煎1小时）。上方连服4剂，咽喉不再疼痛，声音恢复正常。

按语：上方乃辛甘化阳，苦甘化阴之方也。《伤寒论》云："少阴病二三日，咽痛者，与桔梗汤。"阳明一经，以燥为本；少阳一经，以火为本；少阴一经，以热为本，其经脉皆循咽喉，故咽痛喉痛以热证为多，但外感风寒，郁遏卫阳，少阴寒邪，太阴痰湿，上泛于咽喉，亦可导致咽喉痛。本病既为肾气不藏，上攻咽喉而疼痛，故以潜阳丹治之而愈。

2. 治疗慢性咽炎

马某，女，48岁。有20年慢性咽炎病史。刻诊：咽肿痛，咽干，心烦急躁，咯痰量少，时有夹血，声音嘶哑，五心烦热，神疲乏力，舌红少苔，脉虚弱。辨为津气两虚证，治当益气养阴、利咽止痛。给予麦门冬汤与桔梗汤合方加味：麦冬168g，半夏24g，红参9g，粳米18g，大枣12枚，桔梗9g，生甘草18g，桂枝10g，薄荷12g，玄参24g。6剂，水煎服，每日1剂，每日三服。二诊：咽肿痛、咽干好转，咯痰夹血消除，复以前方6剂。三诊：声音嘶哑有改善，又以前方6剂。四诊：诸症悉除，又以前方继续治疗20余剂。随访1年，一切尚好。

按语：根据咽肿痛、咽干、舌红少苔辨为阴虚，再根据神疲乏力、脉虚弱辨为气虚，因五心烦热、咯痰夹血辨为虚热伤络，以此辨为津气两虚证。方以麦门冬汤滋阴益气，兼以化痰；以桔梗汤清利咽喉、缓急止痛；加玄参清热凉血利咽，薄荷利咽止痛，桂枝通阳散瘀，兼防滋腻药壅滞。

3. 治疗慢性扁桃体炎

李某，男，7岁。有3年慢性扁桃体炎病史。刻诊：咽肿（扁桃体肿大），咽痛，声音嘶哑，舌质红、苔黄腻，脉略数。辨为痰热伤咽证，治当清热涤痰利咽。给予苦酒汤与桔梗汤合方：半夏5g，鸡蛋清（入药液冲服）1枚，醋（苦酒）50mL，鸡子壳1个，桔梗10g，生甘草20g。6剂，每日1剂，水醋合煎，少少含咽，每日6服。二诊：声音嘶哑减轻，以前方6剂。又相继以前方30余剂。随访1年，一切尚好。

按语： 根据咽肿、舌质红辨为热壅，再根据声音嘶哑、苔黄腻辨为痰热，以此辨为痰热伤咽证。方以苦酒汤清热涤痰利咽；以桔梗汤宣利咽喉。方药相互为用，以奏其效。

4. 治疗喉源性咳嗽

纪某，女，40岁。1个月前感冒发热，体温38.6℃。刻诊：干咳少痰，咽喉干痒则咳，咳嗽连声，入夜尤甚，咽喉有疼痛感，胸透未见异常，检查咽部可见黏膜充血，舌质偏红少津、苔薄黄，脉细微，属喉源性咳嗽。方用桑杏汤合桔梗汤加减：桑叶12g，杏仁15g，川贝母10g，沙参15g，桔梗12g，甘草10g，蝉衣12g，牛蒡子12g，炙枇杷叶12g，牡丹皮12g，金银花15g，连翘12g，水煎服，每日1剂，分两次服。服药5剂，咳嗽咽痒等症明显减轻，上方继服5剂，咳嗽消失，咽部无充血，随访半年无复发。

按语： 喉源性咳嗽是近年来的多发病，临床以咳嗽咽痒、咽痒则咳为特征，痰或多或少，咽部不适明显，相当于现代医学的"慢性咽炎""上呼吸道感染"。究其病因多为外邪由口鼻而入，搏结于咽喉，疏解不彻，或乱服寒凉收涩之药物，或长期乱用抗生素等，使邪滞肺脏，肺失清肃，气逆而咳，日久易伤津耗气，表现为肺阴虚，咽喉为肺之门户，肺阴虚则液不养咽，津不润喉，干生燥，燥生风，风生痒，故而出现咽干、咽痒即咳之症。金匮之桔梗汤有清咽止咳之功效，两方化裁中杏仁、川贝、沙参清热润肺，化痰止咳；蝉衣、桑叶辛散清凉，疏风止痒；桔梗、牛蒡子清热解毒，利咽散结；生甘草既解毒利咽又润肺止咳，且调和诸药。全方共奏清热利咽，生津润燥，散风化痰止咳之功效。

5. 治疗赤带

叶某，28岁，因继发不孕3年前来就诊。平时月经正常，带下多，色黄。末次月经11天方净，10多天出现赤带，3天未净，量多。舌红、苔薄白，脉细。妇科检查：宫颈重度糜烂，宫体前位，偏小，活动，质地中等，压痛，两侧附件压痛。西医诊断：慢性子宫颈炎、慢性盆腔炎、继发不孕。治以清热解毒止带，桔梗汤合芍药甘草汤加味：桔梗9g，甘草6g，生白芍20g，侧柏10g，阿胶（烊冲）10g，海螵蛸 30g，5 剂。进药 1 剂，阴道出血即净，腰酸倦，带多色白质稀。舌稍红、苔薄白，脉细。继以桔梗汤合清震汤（《素问·病机气宜保命集》）加味：桔梗 9g，甘草 6g，升麻 6g，苍术 10g，荷叶 10g，防风 10g，羌活 6g，海螵蛸 20g，5 剂。

按语：对于外感风热壅结的咽痛，桔梗汤配伍清热解表类药物，疗效翔实可靠。本案赤带，其量多，起因于热毒下注，宫颈重度糜烂和慢性盆腔炎症所致，故以桔梗汤清热解毒，芍药甘草汤加侧柏、阿胶、海螵蛸凉血止血。

【现代药理研究】现代药理研究表明桔梗汤具有祛痰、镇咳、抗炎、抗肿瘤、提高人体免疫力、降血糖、降血脂、抗疲劳、减肥等作用。

桔梗具有祛痰、抗炎、免疫调节、增强巨噬细胞功能、抗肿瘤、保肝、清除氧自由基、抑制脂质过氧化、保护心血管、治疗糖尿病、抗肥胖、镇痛、抗光老化等作用。临床治疗呼吸系统疾病（咽喉肿痛、扁桃体炎等）、内分泌系统疾病（甲状腺功能亢进、糖尿病等），用量为 3 ~ 30g；治疗呼吸系统疾病（肺纤维化、梅核气等）、妇科疾病（乳腺囊肿等），用量为 3 ~ 10g。

甘草药理作用见"白虎汤"。

【使用禁忌】虚寒者忌用，阴虚燥咳不宜用本方。

二十七、橘皮竹茹汤

【方源】《金匮要略·呕吐哕下利病脉证治第十七》：哕逆者，橘皮竹茹汤主之。

橘皮二升，竹茹二升，大枣三十枚，生姜半斤，甘草五两，人参一两。

上六味，以水一斗，煮取三升，温服一升，日三服。

【方歌】橘皮竹茹治呕呃，人参甘草枣姜益，胃虚有热失和降，久病之后更相宜。

【功用】降逆止呃，益气清热。

【主治】胃虚有热之呃逆。呃逆或干呕，虚烦少气，口干，舌红嫩，脉虚数。

【方解】方中橘皮辛苦而温，行气和胃；竹茹苦寒，清热和胃，降逆止呕。二药相伍，降逆止呃，清热除烦，行气和胃，共为君药。生姜和胃止呕，助君药以降逆止呃，人参益气补中，与橘皮相合，行中有补，共为臣药。大枣、甘草益气补脾和胃，合人参补中以治胃气之虚；大枣、生姜为伍，调和脾胃，俱为佐药。甘草调和药性，兼作使药。诸药合用，共奏降逆止呃、益气清热之功。

【名家医案】

1. 孔光一医案

患者，呃逆1周。体检时发现白血病，经某医院化疗后，出现血象偏低。上周输血和服用益气养血中药后，出现呃逆，平卧加重，故来我门诊就诊。现症：呃逆频频，卧则重，心烦，腰酸，大便软，小便黄，脉弦，左尺弱，舌淡、苔黄厚少津。诊其为呃逆，证属脾虚不运，积热留胃，上逆动膈。处方：橘皮竹茹汤合半夏泻心汤加减。治疗3次，患者共服药14剂，疗效显著。

按语：本证法当调中理脾，清热和胃，降逆止呃。

2. 伍炳彩医案

患者，女，61岁，已婚，退休。因患有胆囊炎，胃脘灼热1个月就诊。1个月前患者因饮食不甚，出现胃脘灼热，口服吗丁啉、三九胃泰、木香顺气丸。诊时症见：嗳气，胃痛，胃脘灼热感，左侧胸前区疼痛，偶尔泛酸水，胃不胀，纳差，尿频，大便干，舌淡、苔薄白，脉弦细。诊断：呃逆，西医诊为胆囊炎，证属：胃虚有热；治疗：和胃降逆，益气养阴清热。方用：橘皮竹茹汤合左金丸加减，治疗1个月，症状缓解，临床显效。

【名家方论】

1. 明·吴昆《医方考》：呃逆者，由下达上，气逆作声之名也。大病后，则中气皆虚，余邪乘虚入里，邪正相搏，气必上腾，故令呃逆；脉来虚大，虚者正气弱，大者邪热在也。是方也，橘皮平其气，竹茹清其热，甘草和其逆，人参补其虚，生姜正其胃，大枣益其脾。

2. 明·徐彬《金匮要略论注》：此不兼呕言，是专胃虚而冲逆为哕矣。然非真元衰败之比，故以人参、甘草培胃中元气，而以橘皮、竹茹一寒一温，下其上逆之气。亦由上焦阳气以御之，乃呃逆不止，故以姜、枣宣其上焦，使胸中之阳渐畅而下达。谓上焦固受气于中焦，而中焦亦禀承于上焦，上焦既宣，则中气自调也。

3. 清·周扬俊《金匮玉函经二注》：中焦者，脾胃也。土虚则在下之木得以乘之，而谷气因之不宣，变为哕逆。用橘皮理中气而升降之；人参、甘草补土之不足；生姜、大枣宣发谷气，更散其逆；竹茹性凉，得金之正，用之以降胆木之风热耳。

4. 清·魏念庭《金匮要略方论本义》：哕逆者，胃气虚寒固矣。亦有少挟虚热作哕者，将何以为治？仲景主之橘皮竹茹汤。橘皮、竹茹行气清胃，而毫不犯攻伐寒凉之意。佐以补中益气温胃之品，而胃气足，胃阳生，浮越不必留意也。……橘皮竹茹为胃气既虚、复有痰热者立也。

5. 清·吴谦《医宗金鉴》：哕即干呕也。因其有哕哕之声，而无他物，故不曰干呕，而曰哕逆，属气上逆为病也。上逆之气，得出上窍，皆能作声，故肺虚气上逆，则作咳，气从喉出而有咳逆之声，若为邪所阻，则为喘满，故无声也。胃虚气上逆，则作哕，气从咽出而有哕逆之声。若与物凝结，则为痞痛，故无声也，是知气病也明矣。然邪之所凑，正气必虚，故用橘皮、竹茹、生姜以清邪气，人参、甘草、大枣以补正气，则上逆之气自可顺矣。

【现代用量参考】橘皮、竹茹各 15g，大枣 5 枚，生姜 9g，甘草 6g，人参 3g。

【现代应用】

1. 治疗呃逆

袁某，女，24 岁。诉急行汗出较多，饮冷开水，即呃逆连声，平素胃弱而饮食不多，宜养胃降逆。处方以橘皮竹茹汤加减：橘皮 9g，淡竹茹 12g，党参 12g，炙甘草 6g，生姜 2 片，大枣 5 枚，柿蒂 6g，丁香 4.5g。本方仅服 1 剂，呃即止。

按语：本案患者素体胃弱，复由饮冷，寒邪客逆中焦，胃气上逆，而致呃逆。经投橘皮竹茹汤加丁香、柿蒂，具有温胃散寒，降气止呃之效，故 1 剂即愈。

2. 治疗妊娠恶阻

贾某，30 岁。停经 47 天即开始出现呕恶、厌食、嗜睡。B 超示：宫内早孕。2 天前开始呕吐加剧，食入即吐，呕苦吞酸，伴头晕，胸胁胀满，口苦便结。舌红、苔薄黄，脉弦滑。处方：陈皮 12g，竹茹 6g，半夏 10g，砂仁 10g，白术 10g，茯苓 10g，黄连 6g，瓜蒌仁 12g，甘草 3g，生姜 3 片。3 剂，每日 1 剂，浓煎，少量温服。服药 3 剂后，呕吐减轻，能少进饮食，大便得润，续服 2 剂后恶心呕吐已止，基本痊愈。

按语：此乃素体胃虚加之孕后阴血骤虚，肝气横逆，挟冲气上逆犯胃，胃失和降所致。治宜清肝和胃，降逆止呕，方用橘皮竹茹汤加减。

3. 治疗百日咳

陈某，男，5 岁，阵挛性咳嗽 20 余天。现症见：痉咳阵作，发时咳嗽连声，涕泪交进，面红耳赤，夜间尤甚，每次连续咳 20 ～ 30 声后，则发出鸡鸣样吸气性吼声，呕出大量痰沫方止。视目睛充血，舌下系带潮破，舌红、苔白腻薄黄，脉弦滑。处方以橘皮竹茹汤加味：橘皮 6g，竹茹、党参、杏仁、葶苈子各 10g，生姜 2 片，大枣 5 枚，甘草 3g。服 6 剂后，痉咳缓解，惟出汗较多，口干多饮。原方去葶苈子、党参，加桑叶、沙参各 10g。续服 3 剂，诸症悉失。

按语：百日咳。证属冲脉上逆，肺胃失和。治以平冲降逆，肃肺和胃。

4. 治疗胆汁反流性胃炎

陶某，男，42 岁。3 年前诊断为胆汁反流性胃炎。现症见：胃中嘈杂，浊气上冲于咽，时有胃痛，吐酸，口苦，胸中烦热，饮食不佳，乏力，舌红、苔薄黄，脉沉略弱。辨为虚热上逆证，给予橘皮竹茹汤加味：橘皮 50g，竹茹 50g，大枣 30 枚，红参 3g，生姜 24g，生甘草 15g，黄连 15g，牡蛎 30g，代赭石 10g。6 剂，每日 1 剂，水煎两次合并分三服，胃中嘈杂及吐酸好转。继服 20 余剂，诸症悉除。

按语： 根据胃中嘈杂，浊气上冲于咽辨为虚热气逆，再根据口苦辨为热，又因乏力辨为气虚，以此选用橘皮竹茹汤清胃降逆，加黄连清胃降逆，牡蛎制酸降逆，代赭石清泻重镇降逆。方药相互为用，以奏其效。

【现代药理研究】 橘皮竹茹汤有一定的抗病原微生物、抗炎、抗氧化作用，可抗溃疡、保护胃黏膜等，对炎症所致幽门不全梗阻有一定治疗作用。研究还发现该方对心脏、血管、血液流变有积极影响，对胃炎、胃溃疡等疾病也有治疗作用，因此可扩大适用范围。

橘皮可抑制葡萄球菌生长，调节心功能。所含挥发油对消化道有缓和刺激作用，有助于消化；能刺激支气管，引起腺体分泌增多，从而起到祛痰作用。橘皮煎剂有抗乙酰胆碱作用，所含橙皮苷对肠道平滑肌呈双向调节作用。

竹茹可清热化痰，在临床上多用于治疗上呼吸道感染、急性支气管炎、大叶性肺炎、急慢性咽炎等；具有增强免疫作用。

人参、大枣药理作用见"半夏泻心汤"；生姜药理作用见"半夏厚朴汤"；甘草药理作用见"白虎汤"。

【使用禁忌及注意事项】 因实热或虚寒而致呕吐、呃逆者禁用。

二十八、理中丸

【方源】《伤寒论》第159条：伤寒服汤药，下利不止，心下痞硬，服泻心汤已，复以他药下之，利不止，医以理中与之，利益甚。理中者，理中焦，此利在下焦，赤石脂禹余粮汤主之。复不止者，当利其小便。

《伤寒论》第386条：霍乱，头痛发热，身疼痛，热多欲饮水者，五苓散主之；寒多不用水者，理中丸主之。

《伤寒论》第396条：大病差后，喜唾，久不了了，胸上有寒，当以丸药温之，宜理中丸。

人参、白术、甘草（炙）、干姜各三两。

上四味，捣筛为末，蜜和为丸，如鸡子黄许大。以沸汤数合，和一丸，研碎，温服之，日三服。

【方歌】理中丸主理中乡，甘草人参术干姜，呕利腹痛阴寒盛，或加附子总扶阳。

【功用】温中祛寒，补气健脾。

【主治】脾胃虚寒证。脘腹冷痛，喜温欲按，自利不渴，畏寒肢冷，呕吐，不欲饮食，舌淡苔白，脉沉细；或阳虚失血；或小儿慢惊；或病后喜唾涎沫，或霍乱吐泻，以及胸痹等中焦虚寒所致者。

【方解】方中干姜为君，大辛大热，温脾阳，祛寒邪，扶阳抑阴。人参为臣，性味甘温，补气健脾。君臣相配，温中健脾。脾为湿土，虚则易生湿浊，故用甘温苦燥之白术为佐，健脾燥湿。甘草与诸药等量，寓意有三：一为合参、术以助益气健脾；二为缓急止痛；三为调和药性，是佐药而兼使药之用。纵观全方，温补并用，以温为主，温中阳，益脾气，助运化，故曰"理中"。

【名家医案】

1. 许叔微医案

曹生初病伤寒，六七日，腹满而吐，食不下，身温，手足热，自利，腹中痛，呕，恶心。医者谓之阳多，尚疑其手足热，恐热蓄于胃中吐呕，或见吐利而为霍乱，请予诊。其脉细而沉。质之曰：太阴证也。太阴之为病，腹满而吐，食不下，自利益甚，时腹自痛。予止以理中丸，用仲景云"如鸡子黄大"。昼夜投五六枚。继以五积散，数日愈。

按语：本案脉证，一派太阴虚寒之象。至于"手足热"，是手足不冷之意，即"手足自温"也。说明本证还未发展至少阴阳衰阴盛之四肢厥冷，仅为太阳虚寒之证，故用理中汤理中焦之阳而愈。

2. 张景岳医案

倪孝廉者，年逾四旬，素以灯窗之劳，伤及脾气，时有呕吐之证，过劳即发，常以理阴煎、温胃饮之属随饮而愈。一日于暑末时，因近日交际，致劳心脾，遂上冲吐血，下为泄血，俱大如手片，或紫或红，其多可畏，急以延余。而余适他往，复延一时名者云：此因劳而火起心脾，兼之暑气正旺，而二火相济所以致此。乃与犀角、地黄、童便、知母之属，药及两剂，其吐愈甚，脉益紧数，困惫垂危。彼医云：此其脉证俱逆，医无理，不可为也。其子惶惧复至恳余，因往视之，则形势俱剧，第以素契不可辞，乃用人参、熟地、干姜、甘草四味大剂与之，初服毫不为动，次服觉呕恶稍减，而脉中微有生意。乃复加附子、炮姜各二钱，人参、熟地各一两，白术四钱，炙甘草一钱，茯苓二钱。黄昏与服，竟得大睡，直至四鼓，复进之而呕止血亦止，遂大加温补调理，旬日而复健如初。

按语：脉证所现，乃中焦虚寒，脾不统血之象，故以理中汤加温中益气、调经之品获愈。干姜易炮姜者，在于缓燥烈而增止血之用。

3. 杨志一医案

李某某，男，34岁。腹痛里急，下痢赤白，每日三四次。小便清利，形寒肢冷。脉象细弱，舌苔薄白。此太阴寒痢，仿东垣法，以理中汤加枳实温中导滞。处方：西党参9g，白术9g，炮姜9g，炙甘草4.5g，枳实6g。3剂后腹痛下利已止，大便正常，饮食较好，但手足未温，脉仍沉细，再以附桂理中汤3剂调治而愈。

按语：腹痛里急，下痢赤白，当分寒热。若发热、口渴、溲赤、舌红、苔黄者，厥阴热利也，白头翁汤主之。今小便清利、形寒肢冷、舌苔薄白、脉象细弱，乃太阴寒利也，用理中汤加枳实温中导滞治之，法见李东垣《脾胃论》。

4. 杨介医案

宋徽宗食冰太过，病脾疾，国医不效。召杨介，进大理中丸。上曰：服之屡矣。介曰：疾因食冰，臣请以冰煎此药，是治受病之源也，果愈。

按语： 此案之效不仅在于用冰，而且在于令"煎"，改丸为煎，则力大而效速。

5. 袁文斐医案

王某，男，39岁。腹泻已逾1年，经常肠鸣，大便稀溏，日下八九次，食欲欠佳，完谷不化，曾经数十医诊治而不效。予诊时，患者面色苍白无华，精神疲乏，腹部稍胀而喜按，舌苔浮有一层黄色厚腻物，脉细迟。此是脾虚泄泻，治宜补中益土，方用理中汤：人参9g，炒白术9g，黑干姜7.5g，炙甘草6g。连服6剂，病情大有好转，继服6剂，药尽即瘥。

按语： 脾主运化，胃主腐熟。脾胃阳虚，则釜薪无焰，水反为湿，谷反为滞，下注肠道而令泄泻。理中汤正为中焦虚寒，脾虚湿停而设，故投之即效。

【名家方论】

1. 金·成无己《伤寒明理论》：心肺在膈上为阳，肾肝在膈下为阴，此上下脏也。脾胃应土，处在中州，在五脏曰孤脏，属三焦曰中焦，自三焦独治在中，一有不调，此丸专治，故名曰理中丸。人参味甘温，《内经》曰：脾欲缓，急食甘以缓之，缓中益脾，必以甘为主，是以人参为君。白术味甘温，《内经》曰：脾恶湿，甘胜湿，温中胜湿，必以甘为助，是以白术为臣。甘草味甘平，《内经》曰：五味所入，甘先入脾，脾不足者，以甘补之，补中助脾，必先甘剂，是以甘草为佐。干姜味辛热，喜温而恶寒者，胃也，胃寒则中焦不治，《内经》曰：寒淫所胜，平以辛热，散寒温胃，必先辛剂，是以干姜为使。脾胃居中，病则邪气上下左右，无病不至，故又有诸加减焉。若脐下筑者，肾气动也，去白术加桂，气壅而不泄，则筑然动，白术味甘补气，去白术则气易散；桂辛热，肾气动者，欲作奔豚也，必服辛味以散之，故加桂以散肾气。《经》曰：以辛入肾，能泄奔豚气故也。吐多者，去白术，加生姜，气上逆者则吐多，术甘而壅，非气逆者之所宜也。《千金方》曰：呕家多服生姜，此是呕家圣药。生姜辛散，是于吐多者加之。下多者，还用术，气泄而不收，则下多，术甘壅补，使正气收而不泄也。或曰，湿胜则濡泄，术专除湿，是于下多者加之。悸者，加茯苓，饮聚则悸，茯苓味甘，渗泄伏水，是所宜也。湿欲得水者加术，津液不足则渴，术甘以补津液。腹中痛者加人参。虚则痛,《本草》曰:补可去弱,即人参、羊肉之属是也。寒多者加干姜,辛能散也。腹满者,去白术,加附子,《内经》曰:甘者令人中满,术甘壅补,于腹满者则去之,附子味辛热,寒气壅郁腹为之满,以热胜寒,以辛散满,故加附子。《内经》曰:热者寒之,寒者热之,此之谓也。

2. 元·王好古《阴证略例》:大便软者宜汤,大便结者宜丸,以丸蜜润也。仲景治霍乱吐下,脾湿大胜,而用丸何也?答曰:以湿言之,岂有润之之理,此正湿已太过,津液极亡,所以转筋也。筋得血而养,故能屈伸。利下既多亡阴,失血反成枯燥,燥则所以不能屈伸也。故湿剂以润之,只用丸也,与妇人血崩过极不止而用四物汤润剂同意。

3. 清·钱潢《伤寒溯源集》:参、术、甘草补中气而益脾,干姜温热,守中而散寒,为足太阴之专药,故能治理中焦而逐阴翳,为脾胃虚寒之主剂也。后加减方,文理背谬,量非仲景之法。

4. 清·陈修园《长沙方歌括》:此为温补第一方,论中言四逆辈,则此汤俱在其中。又治大病瘥后喜唾。善读书者,于喜唾二字推广之,凡脾胃虚皆是,便可悟调理之善方矣。

【现代用量参考】人参(15g),干姜(15g),白术(15g),甘草(15g)。

【现代应用】

1. 治疗胃痛便秘

黄某,女,35岁。患水肿病新瘥,面部仍有轻微浮肿,面色淡黄,唇色不荣。近日胃脘作痛,绵绵不休,口中干燥,大便3日未通。脉象沉涩,舌白而干。拟理中汤1剂,方用:党参12g,白术9g,干姜6g,炙甘草9g。次日复诊,大便已通,口舌转润,胃脘痛随之而减,遂与六君子汤以善其后。

按语:此证乃脾虚中阳不振,运化失司,水津不布。津液不上输,故口燥舌干;不下行,故大便秘。是太阴里虚寒证,而非阳明里实热证。本例口燥便秘而用理中汤,是根据塞因塞用,反治法原理。诊断关键在于分析病因、病情,辨别属寒属热、属虚属实。属虚寒者,才可用本方;属实热者,即当考虑用承气汤。所谓"差之毫厘,失之千里",辨证论治岂容疏忽!从患者以往病史及当前面色、脉象可知。其痛绵绵不休,腹无硬结,不拒按,是虚痛。故用理中汤温中健脾,使脾阳振奋,津液得行,所有症状即可解除。

2. 治疗荨麻疹

陈某,女,36岁。昨天下午始出现腹胀满,轻微阵痛。全身起疙瘩块,此伏彼起，瘙痒无度，夜难成眠。口苦燥，饥时腹反胀甚。症见：面淡白，痛苦病容，胸、腹、双臂、肘伸侧、腿、臀等处布满形状大小不一、高出皮肤的风疹块。精神萎靡，食欲不振，喜热饮。素健，无食物及药物过敏史。近日未进食虾、蟹、鱼等物。大便较硬，每日一次，昨日至今未行，小便尚可。体温 37℃，血压 112/71mmHg。腹部触诊、心肺听诊均无异常。舌淡红、苔薄腻微黄，脉沉弦细。诊为瘾疹。证属上焦有热，中焦虚寒之寒热错杂证。治宜清上温中，寒热并用以燮理阴阳。拟理中汤加黄芩。处方：党参 15g，白术、黄芩各 10g，干姜 5g，甘草 9g。2 剂。每日 1 剂，水煎两次温服。药尽两剂，腹痛止，疹块全消，大便通畅，知饥欲食。遂停药。

按语：此病发于肌肤之间，脾主肌肉，肺主皮毛，脾肺同病。本案脉证为肺热脾寒所致，故用理中汤温中焦虚寒，加黄芩以清上焦肺热。

3. 治疗冠心病

周某，女，52 岁。诉间发心悸，气促，伴呕吐 5 年，曾在某医院经心电图等检查，西医诊断为"冠心病"，服西药效果不佳。近 5 个月来因受凉后复发心悸，气促，神疲乏力，纳差，呕吐较剧，大便稀，每日 2 次，小便正常。查舌淡、苔薄白，脉沉细，证属脾胃虚寒，心阳不足。治以健脾益气，温中助阳止呕。方投理中汤加桂枝：人参 15g，白术 10g，干姜 6g，桂枝 6g，炙甘草 3g。服5 剂后呕吐减轻，心悸气促好转。守方再服 10 剂，心悸、气促、呕吐消失，食欲增加。嘱继服原方 5 剂调理善后，半年后随访病未复发。

按语：本案脉证，究其因则为脾阳不足而致心阳不振，故以理中汤加桂枝以温中健脾后振奋心阳，此上焦之病治从中也。

4. 治疗血吸虫病肝硬化

张某，男，59 岁。患者从小生长在血吸虫病流行区，年幼发现脾肿大，曾有消化道出血、腹水及血吸虫病治疗史。面目黄染发现半个月，精神不佳，胃纳少，大便溏，小便略黄，舌质淡紫、苔薄腻，脉小涩。检查：慢性病容，苍老，巩膜轻度黄染，心肺无异常发现，肝未及，脾肿大三级，腹部无移动性浊音，腹壁静脉可见，肝功能：黄疸指数 30μmol/L，硫酸锌浊度 17U，血清白蛋白 2.05g，球蛋白 3.65g，谷丙转氨酶正常，诊断为晚期血吸虫病肝硬化巨脾、肝功能不良之黄疸。此属中焦虚寒兼有瘀滞之虚黄。

自拟丹茵理中汤加减治之：党参、炒白术各 10g，干姜 5g，丹参 30g，绵茵陈 15g。服 5 剂后，黄疸稍退，诸恙略减。续服前方半个月，黄疸退尽，症状消失，肝功能：黄疸指数 8μmol/L，硫酸锌浊度 15U，血清白蛋白 3.25g，球蛋白 3.20g，谷丙转氨酶正常。

按语：《医学纲目》云："内伤黄疸，因劳役伤形，饮食失节，中州变寒，病生黄。"本案虫卵积聚，肝络郁滞，木郁乘土，脾胃虚寒，湿从内生，阻于肝胆而发黄。其病机关键是中焦虚寒，血瘀络阻。故以理中汤加丹参、茵陈治之。

【现代药理研究】理中丸具有保护胃黏膜、降低胃张力、抑制小肠功能亢进、抗炎、抗氧化、增强机体免疫力、改善肾功能、提高中枢神经系统兴奋性、降血糖、保护血管内皮细胞等作用。临床用于治疗急慢性胃炎、胃下垂、慢性结肠炎、肠炎、慢性细菌性痢疾、冠心病、风湿性心脏病、慢性肾功能不全、小儿多涎症、上消化道出血、盆腔炎、过敏性反应性鼻炎、血小板减少性紫癜等。

人参、干姜药理作用见"半夏泻心汤"；甘草药理作用见"白虎汤"；白术药理作用见"附子汤"。

【使用禁忌及注意事项】

（1）饮食宜清淡，忌食辛辣、生冷、油腻食物。

（2）高血压、心脏病、糖尿病、肝病、肾病等慢性病严重者慎用。

（3）儿童、年老体弱者慎用。

（4）对本品过敏者禁用，过敏体质者慎用。

二十九、苓桂术甘汤

【方源】《伤寒论》第67条：伤寒，若吐若下后，心下逆满，气上冲胸，起则头眩，脉沉紧，发汗则动经，身为振振摇者，茯苓桂枝白术甘草汤主之。

茯苓四两，桂枝（去皮），三两，白术、甘草（炙）各二两。

上四味，以水六升，煮取三升，去滓，分温三服。

《金匮要略·痰饮咳嗽病脉证并治第十二》：心下有痰饮，胸胁支满，目眩，苓桂术甘汤主之。夫短气有微饮，当从小便去之，苓桂术甘汤主之。肾气丸亦主之。

茯苓四两，桂枝、白术各三两，甘草二两。

上四味，以水六升，煮取三升，分温三服，小便则利。

【方歌】苓桂术甘化饮剂，温阳化饮又健脾，饮邪上逆胸胁满，水饮下行悸眩去。

【功用】温阳化饮，健脾利湿。

【主治】中阳不足之痰饮。

【方解】方中以茯苓为君，取其甘淡性平，健脾利湿、化饮。饮属阴邪，非温不化，故以桂枝为臣，温阳以化饮。苓、桂相伍，一利一湿，颇具温化渗利之效。湿源于脾，脾阳不足，则湿聚为饮，故以白术为佐，健脾燥湿，俾脾气健运，则湿邪去而不复聚。使以甘草，调药和中。药仅四味，配伍精当，温而不热，利而不峻，实为治痰饮之和剂。此方服后，当小便增多，是饮从小便而去之征。

【名家医案】

1. 刘渡舟医案

陆某，男，42岁。形体肥胖，患有冠心病心肌梗死而住院，抢治两月有余，未见功效。现症见心胸疼痛，心悸气短，多在夜晚发作。每当发作之时，自觉有气上冲咽喉，顿感气息窒塞，有时憋气而周身出冷汗，有死亡来临之感。颈旁之血脉又随气上冲，心悸而胀痛不休。视其舌水滑欲滴，切其脉沉弦，偶见结象。辨为水气凌心，心阳受阻，血脉不利之"水心病"。处方：茯苓 30g，桂枝 12g，白术 10g，炙甘草 10g。此方服 3 剂，气冲得平，心神得安，诸症明显减轻。但脉仍带结，犹显露出畏寒肢冷等阳虚见症。乃于上方加附子 9g，肉桂 6g，以复心肾四气。服 3 剂手足转温，而不恶寒，然心悸气短犹未痊愈，再与上方中加党参、五味子各 10g，以补心肺脉络之气。连服 6 剂，诸症皆瘥。

按语： 本案冠心病由水气上冲所致，刘老名之为"水心病"。总由心、脾、肾阳虚，水不化气而内停，成痰成饮，上凌无制为患，心阳虚衰，坐镇无权，水气因之上冲，则见胸痛、心悸、短气等心病证候，用苓桂术甘汤治疗，效果堪优。

2. 岳美中医案

卢老太太，1967 年五六月间来诊。身体矮瘦，患心下水饮已数年。平日心下觉寒，稍胀满，西医确诊为幽门狭窄。积五六日则头晕呕吐清水，吐尽方休。如此反复数年，愈演愈重，近又犯病而住院，服中西止呕药无效。余虑其胃寒积饮而吐，且心下有时逆满，颇与苓桂术甘汤证相近，此证非温阳涤饮莫治，因久病寒甚，稍加干姜。拟方如下：茯苓 30g，桂枝 10g，焦白术 24g，甘草 10g，干姜 5g，嘱服 3 剂，以观后效。时隔 10 余日，其夫告余：仅服 2 剂呕吐立止，近 2 日仅有泛酸感。拟前方量减半并加吴茱萸，水炒黄连少许，牡蛎 12g，常服。

按语： 胃寒积饮，心下逆满，气上冲胸，呕吐清水不止，与苓桂术甘汤证病机相符，用之果获良验。

3. 郝万山医案

王某，女，44 岁。患者胃脘痞塞半个月，食后胃脘痞胀不适，夜餐后尤甚，胃脘无疼痛，无泛酸，时有恶心欲呕，肢末欠温，小便调，大便不实，脉缓，舌淡、苔薄黄腻。胃镜示"慢性浅表性胃炎"。治以半夏泻心汤加味和胃消痞，降逆止呕。药用：半夏 15g，黄连 6g，黄芩 10g，炙甘草 6g，干姜 6g，党参 15g，茯苓 10g，枳壳 15g，蒲公英 20g，鸡内金 15g，大枣 3 枚，生姜 3 片，3 剂。二诊，药后不作呕，胃痞症状缓解，余症同前，意继进 5 剂，以冀消除，然服药后仍如故，未显大效。问患者口稍干不欲饮，且近两年来背脊正中寒凉甚，面积如掌大。结合脉症，考虑留饮作祟，即用苓桂术甘汤合前方化裁，连服 5 剂，诸症尽瘥。

按语： 本病胃痞用"半夏泻心汤"当属正治，缘何缓而不除，实为留饮未除，邪祟未清故也。加强问诊，知其背寒，口干不欲饮，方知留饮为患。胃为阳土，饮邪伤阳，胃痞不解。见是证用是方，谨守病机，各施其法。方增温阳化饮之力，参入苓桂术甘汤，俾饮邪去，中阳复，胃痞除。

4. 蓝青强医案

李某，男，58岁。口咽干燥两个月。近两个月来口咽干燥，需频频饮水，迟则燥渴难耐，饮至腹胀仍觉口渴。昼夜饮水七八暖瓶，小便清长，舌微红、苔白腻，脉濡数。查空腹血糖5.94mmol/L，尿糖阴性。曾服清热养阴、生津止渴中药50余剂不效。辨证：水饮内停，中焦水湿不化，膀胱气化失司。治法：温阳化湿，化气行水。苓桂术甘汤加减：茯苓30g，桂枝10g，白术20g，甘草6g。3剂，每天1剂，水煎服，分3次温服。二诊：口渴似有减轻，继服4剂证除。

按语： 本案初治辨证有误，后经细询病情，知渴饮不止反而腹胀，是水湿不化；口渴咽干而舌苔不黄，亦非有热。当属中焦阳微，不能化气行水，津不上承于口所致。然因无小便不利。故不用五苓散渗利膀胱，而以苓桂术甘汤辅助中阳，温化水湿，土健湿化，津液四布则燥渴渐除。

【名家方论】

1. 明·许宏《金镜内台方议》：大吐则伤阳，大下则伤阴。今此吐下后，阴阳之气内虚，则虚气上逆，心下逆满，气上冲胸，起则头眩。若脉浮紧者，可发汗。今此脉沉紧者，不可发汗，发汗则动经，身为振摇者，此阳气外内皆虚也。故用茯苓为君，白术为臣，以益其不足之阳，经曰：阳不足者，补之以甘，是也。以桂枝为佐，以散里之逆气。以甘草为使，而行阳气且缓中也。

2. 清·周扬俊《金匮玉函经二注》：心胞络循胁出胸下。《灵枢》曰：胞络是动，则胸胁支满，此痰饮积其处而为病也。目者心之使，心有痰水，精不上注于目，故眩。《本草》茯苓能治痰水，伐肾邪；痰，水类也，治水必自小便出之，然其水淡渗手太阴，引入膀胱，故用为君。桂枝乃手少阴经药，能调阳气，开经络，况痰水得温则行，用之为臣。白术除风眩，燥痰水，除胀满，以佐茯苓。然中满勿食甘，用甘草何也？盖桂枝之辛，得甘则佐其发散，和其热而使不僭也；复益土以制水，甘草有茯苓则不支满而反渗泄。《本草》曰：甘草能下气，除烦满也。

3. 清·柯韵伯《伤寒来苏集》：君以茯苓，以清胸中之肺气，则治节出而逆气自降。用桂枝以补心血，则营气复而经络自和。白术培既伤之元气，而胃气可复。甘草调和气血，而营卫以和，则头目不眩而身不振摇矣。

4. 清·尤在泾《金匮要略心典》：痰饮，阴邪也，为有形。以形碍虚则满；以阴冒阳则眩。苓、桂、术、甘，温中祛湿，治痰饮之良剂，是即所谓有温药也。盖痰饮为结邪，温则易散，内属脾胃，温则能运耳。

5. 清·王子接《绛雪园古方选注》：此太阳、太阴方也。膀胱气钝则水蓄，脾不行津液则饮聚。白术、甘草和脾以运津液，茯苓、桂枝利膀胱以布气化。崇土之法，非但治水寒上逆，并治饮邪留结，头身振摇。

【现代用量参考】 茯苓12g，桂枝9g，白术9g，甘草6g。

【现代应用】

1. 治疗肺痿

刘某，女，19岁。15岁时曾患肺结核，经抗痨治疗后痊愈。但此后渐见口吐涎沫，纳谷不馨，历时四载，逐渐加重。曾间断服用阿托品等，但药后口干异常，停药又复唾如故，且觉背部寒冷，小便短少。舌淡、苔白润，脉沉缓。初辨为中焦虚寒，治拟理中汤加味，服药10剂未效。透思其故，此患者非脾胃虚寒，乃水湿困脾，当从饮论治，改用苓桂术甘汤加味：茯苓18g，桂枝、白术各10g，干姜、炙甘草各6g。服用1剂，尿较多，口纳转佳。3剂后吐唾止，背冷若失。减茯苓为9g，加党参10g。随访3年，未见复发。

按语： 肺痨之后，肺气耗散，子病及母，脾阳难运，津液输布失常，积而为饮，致频频吐唾，用苓桂术甘汤加味，给饮邪以出路，饮去唾止。然久病必虚，饮去证缓之后，当减少茯苓之渗利，加入党参以补虚。

2. 治疗咳喘

姬某，男，15岁。咳嗽、气喘反复发作5年有余，每逢感冒加重，但近1年来，整天咳嗽不止，已停课休养月余，逐渐出现胸痛、心悸、怔忡、咳喘不能平卧等症。症见：咯吐大量涎沫，恶心呕吐，胸痛背胀，口渴不欲饮，小便黄，舌质稍红、苔白滑，脉弦滑。此饮邪留积胃肠，而有化热之象。饮停膀胱，气化不利，水饮上凌心肺而致。孔老用苓桂术甘汤加味，14剂转危为安。仍以温阳利水之法，以善其后。历时半载随访，疗效巩固，未见复发。

按语： 脾为生痰之源，肺为贮痰之器，饮邪停留中焦，上逆犯肺，每致咳喘。本案咳喘伴吐涎沫，渴不欲饮，呕恶，舌苔白滑，为饮停脾胃之眼目，故投苓桂术甘剂为治之得法，是获良效。

3. 治疗神经症

成某，女，50岁。头晕目眩，心下满闷，泛恶，气短，善太息，背部寒冷，夏日酷暑亦不能离毛背心，病已7年之久，经西医检查诊断为神经症。症见：精神尚好，体质肥胖，面色晦暗，舌体胖大、舌边有齿痕、舌苔灰白而腻，脘腹平软，按之无痛，两下肢按之微陷不起，脉沉缓无力。诊为留饮，治以温阳化饮，健脾和胃方用苓桂术甘汤。茯苓20g，桂枝15g，白术50g，甘草10g，水煎，分两次温服。服用3剂，病情明显好转。继服3剂，尿量增多，下肢浮肿消失，余症基本痊愈。因虑其病年深日久，劝其坚持每月服2剂，连服半年，疾病未再发作。

按语：苓桂术甘汤是治疗脾胃阳虚所致饮证的主要方剂，临床以满和眩为辨证要点。

4. 治疗类风湿关节炎

李某，女，60岁。四肢关节疼痛，遇寒加剧，腕关节肿胀不红、屈伸不利，指关节已有畸形，连绵不愈。曾长期服用强的松类药物，效果不显。脉沉弦，舌苔薄白。此风寒湿痹阻，以寒邪偏胜，治宜温散，方用苓桂术甘汤加乌梢蛇、威灵仙、川芎。服5剂，疼痛减轻，略有口渴烦躁，于前方加桑寄生、白芍，防其辛温耗散太过，共服50余剂，腕关节已可活动，能从事一般家务。

按语：此痛痹乃溢饮所为，《金匮要略》云："饮水流行，归于四肢，当汗出而不汗出，身体疼重，谓之溢饮。"水饮留于四肢，闭阻经脉，阻碍阳气，则疼痛遇寒加剧，脉见沉弦。治疗时当抓住两个关键：一是温化寒饮，二是散寒通经。寒饮去则阳气复，经络通则疼痛止。方用苓桂术甘化饮以治本，加乌梢蛇、威灵仙、川芎通经以治标，标本同治，与病相宜，又坚持服药，故渐获愈。

5. 治疗银屑病

王某，男，13岁。月前发病，始见全身起红色疹子，发痒，逐渐扩大成片，表面有白屑，痒渐增剧。察见全身有大小不等或融合的斑片，呈地图状，边界清楚，周围有炎性红晕，基底浸润明显，表面被覆多层银白色鳞屑，轻轻刮去鳞屑可见红色光亮的薄膜，刮去薄膜有露珠状小出血点。患儿体态肥胖，脉象滑数，舌尖红，苔白腻。诊断：银屑病。处方：苓桂术甘汤加味。茯苓40g，桂枝、白术、炙甘草各10g，土茯苓20g。每日1剂，水煎分温三次服。服5剂，瘙痒已减，鳞屑变薄，基底浸润较轻，周围红晕变淡，脉滑苔白腻，原方去土茯苓，加地肤子15g。继服20剂后，症状好转。上方去地肤子，服20剂后，躯干及上肢皮损处鳞屑消除，头部及下肢皮损被覆微薄鳞屑，微痒，脉滑，苔白润。上方加丹参10g，再服10剂后，头部及下肢皮损消失，留见浅褐色斑，躯干及上肢皮色如常。上方又进10剂，痊愈。次年头部复现原皮损，脱屑，发痒，以茯苓加首乌10g，15剂而愈。追访至今，未再复发。

按语： 脾主运化水谷精微，长养肌肤。脾失健运，精微不与肌肤，反化为饮。本案内有水饮，外而肌肤津亏，久则生燥化风，发为痒癣，故虽舌尖红、脉滑数而苔白腻也。治病求本，选用苓桂术甘汤健脾化饮，加土茯苓以清热解毒。饮去津布，肌肤得养，痒癣自消。

6. 治疗失眠

廖某，女，36岁。失眠年余，每夜入睡困难，多梦易惊，因夜寐不良，日见则感头昏耳鸣，倦怠乏力。症见：如前诉，平素恶寒喜温，白带量多清稀，时有心悸短气，其人面色淡，脉沉弦，舌淡红、苔薄白。投苓桂术甘汤加味治之。药用：茯苓15g，桂枝10g，白术10g，炙甘草6g，酸枣仁30g，夜交藤15g，鸡血藤15g，百合10g，生龙骨、生牡蛎各30g，石菖蒲15g，杏仁6g，5剂。服药后恶寒喜温好转，白带量减少，头昏耳鸣减轻，睡眠有明显改善，时有多梦心悸短气。上方加入珍珠母30g、党参10g、五味子6g。继进7剂后诉前症基本消除，睡眠可获平稳。后遵上法续服半个月巩固，随访半年未见复发。

按语： 本案诸法施治，未获长效，病本未去耳。素体阳虚，痰饮内生，可致失眠。阳虚卫表不固故恶风寒不解，饮邪上犯清窍致失眠头昏耳鸣，饮邪凌心则时有心悸短气，饮邪流于下部故而白带多而清稀。治用苓桂术甘汤温阳化饮治其本，合酸枣仁、夜交藤、鸡血藤补虚活络养心安神，百合清心安神，石菖蒲、生龙牡开窍定志安神，佐杏仁宣肺利气，含茯苓杏仁甘草汤意化痰除饮，使饮去气顺短气可愈。经治眠安，白带亦少，足证失眠、带下两病同源异流，皆为水饮为患，治病求本则可本固病除。

【现代药理研究】 苓桂术甘汤具有抗炎、抗氧化、调节免疫、保护心肌细胞、调节血流动力学、保护血脑屏障、影响水液代谢等作用。临床用于治疗心血管疾病（冠心病、心律失常、心绞痛、慢性心力衰竭等）、高血压、风湿性心脏病、梅尼埃病、慢性支气管炎、盆腔炎、眼科疾病（青光眼、视神经乳头水肿、流泪症）、过敏性鼻炎、成人多涎症、呕吐、失眠等。

茯苓药理作用见"半夏厚朴汤"；白术药理作用见"附子汤"；桂枝药理作用见"鳖甲煎丸"；甘草药理作用见"白虎汤"。

苓桂术甘汤无显著毒副作用，未报道有显著不良反应。

三十、麻黄汤

【方源】《伤寒论》第 35 条：太阳病，头痛，发热，身疼腰痛，骨节疼痛，恶风，无汗而喘者，麻黄汤主之。

麻黄三两（去节），桂枝二两（去皮），杏仁七十个（去皮尖），甘草一两（炙）。

上四味，以水九升，先煮麻黄，减二升，去上沫，内诸药，煮取二升半，去滓，温服八合。覆取微似汗，不须啜粥，余如桂枝法将息。

【方歌】麻黄汤中用桂枝，杏仁甘草四般施；发热恶寒头项痛，喘而无汗服之宜。

【功用】发汗解表，宣肺平喘。

【主治】外感风寒表实证。恶寒发热，头身疼痛，无汗而喘，舌苔薄白，脉浮紧。

【方解】本方证为外感风寒，肺气失宣所致。风寒之邪外袭肌表，使卫阳被遏，腠理闭塞，营阴郁滞，经脉不通，故见恶寒、发热、无汗、头身痛；肺主气属卫，外合皮毛，寒邪外束于表，影响肺气的宣肃下行，则上逆为喘；舌苔薄白，脉浮紧皆是风寒袭表的反映。治当发汗解表，宣肺平喘。方中麻黄苦辛性温，归肺与膀胱经，善开腠发汗，祛在表之风寒；宣肺平喘，开闭郁之肺气，故本方用以为君药。由于本方证属卫郁营滞，单用麻黄发汗，只能解卫气之闭郁，所以又用透营达卫的桂枝为臣药，解肌发表，温通经脉，既助麻黄解表，使发汗之力倍增；又畅行营阴，使疼痛之症得解。二药相须为用，是辛温发汗的常用组合。杏仁降利肺气，与麻黄相伍，一宣一降，以恢复肺气之宣降，加强宣肺平喘之功，是为宣降肺气的常用组合，为佐药。炙甘草既能调和麻、杏之宣降，又能缓和麻、桂相合之峻烈，使汗出不致过猛而耗伤正气，是使药而兼佐药之用。四药配伍，表寒得散，营卫得通，肺气得宣，则诸症可愈。

【名家医案】

1. 赵守真医案

汪某以养鸭为业，残冬寒风凛冽，雨雪交加，整日随鸭群蹀躞奔波，不胜其劳。某晚归时，感觉不适，饮冷茶一大盅，午夜恶寒发热，咳嗽声嘶，既而语言失音。曾煎服姜汤冲杉木炭末数盅，声亦不扬。晨间，其父伴来就诊，代述失音原委。因知寒袭肺金，闭塞空窍，故咳嗽声哑。按脉浮紧，舌上无苔，身疼无汗，乃太阳表实证。其声喑者，非金破不鸣，是金实不鸣也。《素问·咳论》云："皮毛者，肺之合也。"又《灵枢·邪气脏腑病形》云："形寒寒饮则伤肺。"由于贼风外袭，玄府阻闭，饮冷固邪，痰滞清道，治节失职之所致。治宜开毛窍宣肺气，不必治其喑。表邪解，肺气和，声自扬也。疏麻黄汤与之：麻黄9g，桂枝、杏仁各6g，甘草3g。服后，覆温取汗，换衣两次。翌日外邪解，声音略扬，咳仍有痰，胸微胀。又于前方去桂枝，减麻黄为4.5g，加贝母、桔梗各6g，白蔻3g，细辛1.5g，以温肺化痰。续进2帖，遂不咳，声音复常。

按语：《灵枢·忧恚无言》说："人卒然无音者，寒气客于厌，则厌不能发，发不能下，致其开阖不致，故无音。"今患者外感风寒，复饮冷茶，寒饮相搏，阻塞肺窍会厌，故致音哑，所谓"金实不鸣"也。故以麻黄汤宣通肺气开散"金实"，候邪气外解，则会厌动利，音声能发。

2. 吴光烈医案

吴某，男，36岁。患者以捕捉鱼虾为生，经常涉水淋雨，3日前突然畏冷发热，无汗，咳嗽声重，痰白而稀，伴小便点滴不畅，小腹胀急疼痛不可按，痛苦难以言状，而延余诊治。脉浮，舌苔薄白。此乃风寒犯肺，肺气郁闭而致尿闭不畅。方用麻黄汤加味：麻黄15g，桂枝、杏仁各9g，牛膝30g，葱白3茎，水煎温服。1剂尽而小便通畅。

按语："肺为水之上源""通调水道，下输膀胱"。今风寒闭肺，上窍闭塞，致下窍不通，小便点滴不行。治以麻黄汤宣通肺气，启上闸而开支流，此先贤所谓"提壶揭盖"之法也。

3. 舒氏医案

偶医一产妇，发动六日，子已出胞，头已向下，而竟不产。医用催生诸方，又用催生之灵符，又求灵神炉丹，俱无效。延余视之，其身壮热，无汗，头项腰背强痛，此寒伤太阳之营也，法主麻黄汤，作一大剂投之，使温覆，少顷，得汗，热退身安，乃索食，食讫，豁然而生。此治其病，而产自顺，上工之法也。

按语：麻黄汤内服有催生之妙，可能与本方散寒利营之功有关，用于表寒不解，营卫闭塞不畅难产。

4. 刘渡舟医案

刘某某，男，50岁。隆冬季节，因工作需要出差外行，途中不慎感受风寒之邪，当晚即发高热，体温达39.8℃，恶寒甚重，虽覆两床棉被，仍洒渐恶寒，发抖，周身关节无一不痛，无汗，皮肤滚烫而咳嗽不止。视其舌苔薄白，切其脉浮紧有力，此乃太阳伤寒表实之证。治宜辛温发汗，解表散寒。用麻黄汤：麻黄9g，桂枝6g，杏仁12g，炙甘草3g，1剂。服药后，温覆衣被，须臾，遍身汗出而解。

按语：麻黄汤为发汗之峻剂，用之不当，易生他变，不少临床医生畏惧麻、桂，不敢投用。一见发热，便认为是温热之证，滥用辛凉之品，反令表寒闭郁，久久不解，或致久咳不已，或致低热不退，或致咽喉不利等，不一而足。盖表实证之发热，乃由卫阳闭郁，正邪交争所致，故发热必伴有恶寒。这与温热病的发热不恶寒，并伴有口渴伤津之候，有其本质的区别。风寒郁闭卫阳，故直须辛温发汗，寒随汗出，卫气一通，则发热自退，即《内经》所谓"体若燔炭，汗出而散"也。

【名家方论】

1. 金·成无己《伤寒明理论》：《本草》有曰：轻可去实。即麻黄、葛根之属是也。实为寒邪在表，皮腠坚实，荣卫胜，津液内固之表实，非腹满便难之内实也。《圣济经》曰：汗不出而腠密，邪气胜而中蕴，轻剂所以扬之。即麻黄、葛根之轻剂耳。麻黄味甘苦，用以为君者，以麻黄为轻剂而专主发散，是以为君也。桂枝为臣者，以风邪在表又缓，而肤理疏者，则必以桂枝解其肌，是用桂枝为臣。寒邪在经，表实而腠密者，则非桂枝所能独散，必专麻黄以发汗，是当麻黄为主，故麻黄为君，而桂枝所以为臣也。《内经》曰：寒淫于内，治以甘热，佐以辛苦者，是兹类欤？甘草味甘平，杏仁味甘苦温，用以为佐使者。《内经》曰：肝苦急，急食甘以缓之。肝者，荣之主也。伤寒荣胜卫固，血脉不利，是专味甘之物以缓之，故以甘草、杏仁为之佐使。且桂枝汤主中风。风则伤卫，风邪并于卫，则卫实而荣弱，仲景所谓汗出恶风者，此为荣弱卫强者是也。故桂枝汤佐以芍药，用和荣也。麻黄汤主伤寒，寒则伤荣，寒邪并于荣，则荣实而卫虚，《内经》所谓气之所并为血虚，血之所并为气虚者是矣。故麻黄佐以杏仁，用利气也。若是之论，实处方之妙理，制剂之渊微。

2. 明·方有执《伤寒论条辨》：麻黄味苦而性温，力能发汗以散寒。然桂枝汤中忌麻黄，而麻黄汤中用桂枝，何也？麻黄者，突阵擒敌之大将也。桂枝者，运筹帷幄之参军也，故委之以麻黄，必胜之算也。监之以桂枝，节制之妙也，甘草和中而除热，杏仁下气而定喘。惟麻黄有专功之能，故不须啜粥之助。

3. 明·吴昆《医方考》：足太阳经，起目内眦，循头背腰，故所过疼痛不利；寒邪外束，人身之阳不得宣越，故令发热；寒邪在表，不复任寒，故令恶寒；寒主闭藏，故令无汗；人身之阳，既不得宣越于外，则必壅塞于内，故令作喘；寒气刚劲，故令脉紧。麻黄之形，中空而虚，麻黄之味，辛温而薄，空则能通腠理，辛则能通寒邪，故令为君。佐以桂枝，取其解肌；佐以杏仁，取其利气。入甘草者，亦辛甘发散之谓。抑太阳无汗，麻黄之用固矣！若不斟酌人品之虚实，时令之寒暄，则又有汗多亡阳之戒。汗多者宜扑粉，亡阳者宜附子汤。

4. 清·柯韵伯《伤寒附翼》：麻黄、桂枝、杏仁、甘草治风寒在表，头痛项强，发热身痛，腰痛，骨节烦疼，恶风恶寒，无汗，胸满而喘，其脉浮紧浮数者，此为开表逐邪发汗之峻剂也。古人用药用法象之义，麻黄中空外直，宛如毛窍骨节，故能去骨节之风寒，从毛窍而出，为卫分发散风寒之品。桂枝之条纵横，宛如经脉系络，能入心化液，通经络而出汗，为营分散解风寒之品。杏仁为心果，温能助心散寒，苦能清肺下气，为上焦逐邪定喘之品。甘草甘平，外拒风寒，内和气血，为中宫安内攘外之品。此汤入胃，行气于玄府，输精于皮毛，斯毛脉合精而溱溱汗出，在表之邪，其尽去而不留。痛止喘平，寒热顿解，不烦啜粥而藉汗于谷也。盖此乃纯阳之剂，过于发散，如单刀直入之将，投之恰当，一战成功，不当则不战而召祸，故用之发表，可一而不可再，如汗后不解，便当以桂枝代之。若汗出不透，邪气留连于皮毛骨肉之间，又有麻桂合半与桂枝二麻黄一之妙用。若阳盛于内而无汗者，又有麻黄杏仁石膏、连翘赤小豆等剂，此皆仲景心法也。

5. 清·吴谦《医宗金鉴》：名曰麻黄汤者，君以麻黄也。麻黄性温，味辛而苦，其用在迅升；桂枝性温，味辛而甘，其能在固表。证属有余，故主以麻黄必胜之算也；监以桂枝，制节之师也。杏仁之苦温，佐麻黄逐邪而降逆；甘草以甘平，佐桂枝和内而拒外。饮入于胃，行气于元府，输精于皮毛，斯毛脉合精，溱溱汗出，在表之邪，必尽去而不留；痛止喘平，寒热顿解，不须啜粥而借汗于谷也。必须煮掠去上沫者，恐令人烦，以其轻浮之气，过于引气上逆也。其不用姜、枣者，以生姜之性横散于肌，碍麻黄之迅升；大枣之性泥滞于膈，碍杏仁之速降，此欲急于直达，少缓则不迅，横散则不升矣。然此为纯阳之剂，过于发汗，如单刀直入之将，用之若当，一战成功；不当，则不战而召祸。故可一而不可再。如汗后不解，便当以桂枝代之。此方为仲景开表逐邪发汗第一峻药也。庸工不知其制在温覆取汗，若不温覆取汗，则不峻也，遂谓麻黄专能发表不治他病。孰知此汤合桂枝汤，名麻桂各半汤，用以和太阳留连未尽之寒热；去杏仁、加石膏，合桂枝汤，名桂枝二越婢一汤，用以解太阳热多寒少之寒热；若阳盛于内，无汗而喘者，又有麻黄杏仁甘草石膏汤，以解散太阴肺家之邪；若阴盛于内而无汗者，又有麻黄附子细辛甘草汤，以温散少阴肾家之寒。《金匮要略》以此方去桂，《千金方》以此方桂易桂，皆名还魂汤，用以治邪在太阴，卒中暴，口噤气绝，下咽奏效，而皆不温覆取汗。因是而知麻黄汤之峻与不峻，在温覆与不温覆也。此仲景用方之心法，岂常人之所得而窥耶！

【现代用量参考】麻黄9g，桂枝6g，炙甘草6g，杏仁9g。

【现代应用】

1. 治疗遗尿

患者，女，32岁。形体肥胖，两眼虚浮，下肢浮肿，尿意频急，小便后仍有尿意，时有自遗，咳嗽高声、大笑时尿液自出。发热微恶寒，肢节疼痛，体温在37～38℃之间波动，平时很少出汗，炎夏时亦是如此，查尿常规阴性。舌质淡润、苔白腻，脉浮微紧。查以前所服处方，皆温肾固涩、补肺健脾之法，鉴于此，另辟路径，以太阳表实证治之，投麻黄汤：麻黄10g，桂枝6g，杏仁10g，甘草15g，3剂。服药后遍体溱溱汗出，发热解，小便正常，至今未有复发。

按语：小便不禁或频数，责之于肾虚者众，每以温补收涩为治。本案为外感风寒之邪，虽迁延日久，但并未传变，太阳表实证俱在，治仍宜解表发汗之法。肺主皮毛，又通调水道，风寒外束，肺气不宣，则汗闭而小便失常。用麻黄汤宣通肺气，以开鬼门，则汗出小便畅也。本案与上案小便不通，皆肺通调水道失常之证，因于外寒闭阻者，皆宜麻黄汤治之。

2. 治疗呃逆

丁某，男，26岁。月余前外出淋雨，回家后即发热恶寒，头身疼痛，腹部胀满，恶心欲吐，呃逆。他医以感冒治疗，除呃逆如故外，余症悉减。又治呃1个月，呃逆反有加剧之势。患者表情痛苦，面白神疲，呃逆频频，声音响亮，胃内食物常因呃逆而涌出，脘腹时痛，厚衣裹体，身困头昏，舌淡苔薄白，脉浮稍紧。此乃太阳表寒未解，郁闭肺卫，经输不利使然。治宜发汗解表，宣肺止呃法。麻黄汤加味：麻黄 12g，桂枝 10g，杏仁 15g，炙甘草 6g，柿蒂 50g。1 剂，水煎服。药后周身出汗少许，厚衣尽去，呃逆有减。原方再进 1 剂，呃除，他症亦减。减麻黄量至 6g，坚持服完 3 剂，呃逆痊愈。

按语：呃逆月余，屡治不效，乃传统思维束缚之故。盖感冒一证，虽曰易治，但当典型症状消失后，却因病因未除，一些症状便成为主要矛盾，其治仍应辨证求因，如若对症治疗，定难取效。察患者厚衣裹身，呃声洪亮，脉浮紧有力，仍具表实之病机。夫肺胃同主肃降，经脉相互联属，又手太阳经贯膈络胃，故风寒束表，肺卫闭遏，太阳经输不利，可致膈动呃逆，脘腹疼痛。治以麻黄汤祛其病因治本，重加柿蒂治标，标本同治，则霍然而愈。

3. 治疗急性肾炎

刘某，男，9 岁。因脸面突然浮肿，诊为"急性肾炎"。近两日诸症加重，脸面浮肿，喘咳无痰，心烦不宁，小便不利，阵阵恶寒，舌淡胖、苔白腻，脉浮紧。辨为风水泛滥之肿，因冬季风寒当令，外邪束表，肺失宣降，水道不通，水泛肌肤所致。处方：麻黄 6g，桂枝 6g，杏仁 6g，炙甘草 3g，茅根 10g，蝉衣 5g。2 帖小便通利，诸症减轻。续服 3 帖，诸症若失。后用四君子汤加生黄芪调理周身收功，追访一年未见发作。

按语：风水泛滥，肿势较剧。多由感受风邪，肺气失宣，不能"通调水道，下输膀胱"，水邪内停，便泛滥于肌肤而致肿，属"阳水"范畴。治之当以宣通肺气，通调水道为法。麻黄汤通宣肺气，发汗利尿，可堪当此任。又加蝉衣、茅根，则疏风利尿之功更强。

4. 治疗荨麻疹

陈某，清晨冒寒到邻村换取面粉，突然身痒，前后身及两上肢，遍起斑块，高出皮肤，颜色不红，时抓时起，时起时消，用扑尔敏及注射钙剂，均无效。初用浮萍方，无效。后根据思考脉迟、肢冷，并有明显感寒外因，遂改用麻黄汤原方。共服两剂，块消痒止，后未复发。

按语：因感寒令卫闭营郁，见瘾疹身痒，肢冷，脉沉发散之，邪去则疹消。

5. 治疗痛经（膜样痛经）

李某，女，30 岁。痛经 10 余年。行经前 1～3 天，小腹呈阵发性剧痛或胀痛，难以忍受，直至经行 2～3 天排出膜样物后疼痛方减。伴有乳房及胁肋胀痛，西医诊断为膜样痛经。刻下：经期将至，腹痛剧烈，患者以头撞壁，心情不佳，少腹胀，脉弦迟，舌黯苔白，尺肤欠温。检视前医之方，多是归、芍、桃、红之类以活血化痰者；又有逍遥散之类疏肝解郁者。问知患者素小腹冷胀、肢冷畏寒，白带多而清稀，经色黯有块，经期感寒则腹痛增剧，少腹温熨则略减。此寒结太阳之府膀胱是也，宜麻黄汤加味治之：麻黄 10g，桂枝 12g，杏仁 10g，炙甘草 6g，水蛭 4g（焙干研末冲服），3 剂，水煎冷服。服药 1 剂，痛减经行。3 剂服讫，经畅无痛。嘱常服附子理中丸，并于每次经行前服 3 剂麻黄汤，调理半年病愈，至今未见复发。

按语：本案痛经，为寒与血凝，结聚于太阳膀胱之府。前医化痰、行气之不效者，未散寒之故也。用麻黄汤以散太阳府寒，寒去则经通，经通则痛止。

【现代药理研究】现代药理研究表明麻黄汤具有抗炎、镇痛、强心、提高免疫力等作用，常用于治疗气管炎、咳喘、偏头痛、心律失常等疾病。

麻黄药理作用见"葛根汤"；杏仁药理作用见"厚朴麻黄汤"；桂枝药理作用见"鳖甲煎丸"。

【使用禁忌及注意事项】麻黄汤表虚证者禁用，产后妇女、出血性疾病者忌用，里热证者、体虚者慎用。

三十一、麻黄杏仁甘草石膏汤

【方源】《伤寒论》第 63 条：发汗后，不可更行桂枝汤。汗出而喘，无大热者，可与麻黄杏仁甘草石膏汤。

《伤寒论》第 162 条：下后，不可更行桂枝汤。若汗出而喘，无大热者，可与麻黄杏仁甘草石膏汤。

麻黄四两（去节），杏仁五十个（去皮尖），甘草二两（炙），石膏半斤（碎，绵裹）。

上四味，以水七升，煮麻黄，减二升，去上沫，内诸药，煮取二升，去滓，温服一升。

【方歌】仲景麻杏甘石汤，辛凉宣肺清热良，邪热壅肺咳喘急，有汗无汗均可尝。

【功用】辛凉疏表，清肺平喘。

【主治】外感风邪，邪热壅肺证。身热不解，有汗或无汗，咳逆气急，甚则鼻翕，口渴，舌苔薄白或黄，脉浮而数。

【方解】方中麻黄辛温，宣肺平喘，解表散邪。《本草正义》曰："麻黄轻清上浮，专疏肺郁，宣泄气机，是为治外感第一要药。虽曰解表，实为开肺；虽曰散寒，实为泄邪。风寒固得之而外散，即温热亦无不赖之以宣通。"石膏辛甘大寒，清泄肺热以生津。二药相伍，一以宣肺为主，一以清肺为主，合而用之，既宣散肺中风热，又清宣肺中郁热，共为君药，石膏倍于麻黄，相制为用。全方主以辛凉，麻黄得石膏，宣肺平喘而不助热；石膏得麻黄，清解肺热而不凉遏。杏仁苦温，宣利肺气以平喘咳，与麻黄相配则宣降相因，与石膏相伍则清肃协同，是为臣药。炙甘草既能益气和中，又防石膏寒凉伤中，更能调和于寒温宣降之间，为佐使药。四药合用，共奏辛凉宣肺、清热平喘之功。

【名家医案】

1. 曹颖甫医案

钟某，女。因外出探望其父疾，归途白雪纷飞，到家即病。因身怀六甲，叩请出诊。初诊时，病者面赤气喘，频频呼痛，腹部尤甚，按脉浮紧。径疏麻杏甘石汤加浮萍：净麻黄三钱，光杏仁五钱，生石膏四钱，青黛四分（同打），生草三钱，浮萍三钱。翌日，汗泄而热稍除，惟咳嗽咯痰不畅，引胸腹而俱痛，脉仍浮紧，仍宜前法以泄之。净麻黄三钱五分，生甘草二钱，生石膏六钱，薄荷末一钱（同打），光杏仁四钱，苦桔梗五钱，生薏苡仁一两，中川朴二钱，苏叶五钱。自服第二方后，又出微汗，身热全除，但胸背腹部尚有微痛，游移不居。又越一日，病乃全瘥，起床如常人。

按语：伤寒七日，发热无汗，微恶寒，一身尽疼，咯痰不畅，肺气闭塞使然也。痰色黄，中已化热，宜麻黄杏仁甘草石膏汤加浮萍。二诊时病者已能对语，神情爽适，不若初诊时呼痛矣。稔知服药后，微汗出，一身尽疼者悉除。惟于咳嗽时，胸腹部尚觉牵痛耳。本可一剂瘥愈，适值天时阴雨，故稍缠绵，乃加薏苡仁、厚朴、苏叶等与之。

2. 刘渡舟医案

张某某，男，18岁。患喘证颇剧，已有五六日之久，询其病因为与同学游北海公园失足落水，经救上岸则一身衣服尽湿，乃晒衣挂于树上，时值深秋，金风送冷，因而感寒。请医诊治，曾用发汗之药，外感虽解，而变为喘息，撷肚耸肩，病情为剧。其父请中医高手服生石膏、杏仁、鲜枇杷叶、甜葶苈子等清肺利气平喘之药不效。经人介绍，延余诊治。切其脉滑数，舌苔薄黄。余曰：肺热作喘，用生石膏清热凉肺，本为正治之法，然不用麻黄之治喘以解肺系之急，则石膏弗所能止。乃于原方加麻黄4g，服1剂喘减，又服1剂而愈。

按语：肺喘一证，从外邪论有寒、热之分；从内因言则有虚、实之不同。本案为肺热作喘，以表证已解，舌苔薄黄，脉象滑数而为验也。本当用麻杏甘膏汤清热宣肺以止喘，可惜前医不识本方运用之真谛，一见热象，便弃去麻黄，只用石膏清肺热，不用麻黄宣肺气，肺系之急不得解，则气喘终不能愈。于原方中补入麻黄一味，全其仲景之意，故仅服两剂即安。足见仲景方配伍之奥妙也。

3. 彭宪章医案

张某某，男，8岁。家属代诉：患儿夜间遗尿已4年余。每夜遗尿1～2次，经常咳嗽，口渴，大便正常，小便微黄。症见：舌苔黄而微白，脉数，右脉偏大。乃肺热郁结之遗尿。治以宣肺清热之法，拟麻杏石甘汤：麻黄6g，杏仁9g，生石膏18g，甘草3g。水煎服，2剂。服上方后，未遗尿，胃纳减少，余症同前。原方加山药6g，谷芽6g，2剂。舌苔薄白，脉略数，右脉已无大象。原方再进2剂以清肺之余热。以后随访，得知患儿自服前方后，遗尿症已痊愈，未见复发。

按语： 本案遗尿缘于肺热，其辨证眼目是遗尿伴有咳喘、口渴、苔黄、脉数。《素问·经脉别论》云肺"通调水道，下输膀胱"。肺治节着水液的运行，若肺热壅盛，宣降失常，则水液运行紊乱，加之小儿肾气不充，固摄不足，更使膀胱开阖失司，则致遗尿频频，治当清泄肺热为法，疏麻杏甘膏汤，候肺热清，则气宣降，水道固，而遗尿自愈。此案辨证准确，用药不疑，故虽不用塞泉之法而泉自缩也。

4. 陈玉铭医案

陈某某，男，7岁。发热咳喘已6天，前天在保健站诊为"麻疹"初期，服药后汗出很多，早晨面部即现红点。嗣因不慎受凉，致疹点忽隐不见，恶寒发抖，气喘，烦躁不安，热甚渴饮，谵语神昏，面及胸部疹点宛若蚕斑，疹色紫暗不泽，喘促鼻煽，颧赤、口干，舌质红、苔薄白燥而不润，唇绀，呛咳声嘶，喉有痰声。按之身热肢厥，体温41℃。此是正虚邪实，热毒内闭。急宜扶正祛邪，清泄热毒。处方：麻黄4.5g，杏仁9g，生石膏18g，甘草4.5g，苇茎15g，玄参15g，生地15g，每日1剂，匀4次分服。次日复诊：喘逆已平，疹点渐现，色赤红活，以原方去杏仁，加银花、连翘各6g。服后疹透脚底，病得转危为安，渐次痊愈。

按语： 麻疹闭证，见证不一。麻杏甘石汤适用于麻毒闭肺，正盛邪实者。其辨证要点是：持续高热，胸高气促，咳喘痰稠，鼻翼煽动，甚则面唇及肢端发绀，口干而渴，舌红、苔白或黄，指纹青紫，脉多浮数有力。

5. 刘洪钧医案

翟某，女，24岁。患者因分娩后继发脱肛已1年多，合并有内痔，经常肛脱痔垂，肛门肿痛。服过中西药均无效。来诊见：口渴低热，胸闷不适，舌质红、苔薄白，脉浮滑而数。处方：麻黄6g，杏仁10g，石膏30g（先煎），甘草10g，升麻、黄芩、黄柏各10g，水煎后，一半药液内服，一半药液趁热熏洗，坐浴15分钟，每日2次。服用3剂，红肿消退，肛门未见脱出。1年后随访，未再发作。

按语： 肺与大肠相表里，肺热下移大肠则致肛肿痔痛，直肠病宜下治但需宣散肺热，下病治上可也。

6. 陈忠旭医案

李某，男，48岁。有痔疮病史，两天前肛门疼痛，痔疮脱出，行走不便。检查肛门左侧卧位，内痔脱出嵌顿11点处，痔核暗紫色，肛缘水肿，有黏液及血液渗出。诊断为内痔脱出嵌顿。处方：内服麻杏甘石汤加元胡10g，丹皮10g，桃仁10g。服2剂，疼痛减轻，水肿渐消。继服上方8剂，症状消失。后随访未发。

按语： 肺热移于大肠，肠络瘀滞，诱发痔疮。本案叙证不详，除此之外，当有咳嗽、口渴、舌红、苔黄、脉数等脉证为凭。治宜麻杏甘石汤清宣肺热治本，佐以元胡、丹皮、桃仁化瘀行气。此腑病治脏之法也。

【名家方论】

1. 金·成无己《注解伤寒论》:《内经》曰：肝苦急，急食甘以缓之。风气通于肝，风邪外甚，故以纯甘之剂发之。

2. 明·方有执《伤寒论条辨》: 盖伤寒当发汗，不当用桂枝。桂枝固卫，寒不得泄，而气转上递，所以喘益甚也。无大热者，郁伏而不显见也。以伤寒之表犹在，故用麻黄以发之。杏仁下气定喘，甘草退热和中，本麻黄正治之佐使也。石膏有彻热之功，尤能助下喘之用，故易桂枝以石膏，为麻黄汤之变制，而太阳伤寒，误汗转喘之主治，所以必四物者而后可行也。

3. 清·喻嘉言《尚论后篇》: 太阳之邪，虽从汗解，其热邪袭入肺中者，无由得解，所以热虽少止，喘仍不止，故用麻黄发肺邪，杏仁下肺气，甘草缓肺急，石膏清肺热，即以治足太阳膀胱经药，通治手太阴肺经，亦为天造地设之良法也。倘更误行桂枝，宁不壅塞肺气而吐痈脓乎? 必识此意，然后不可更行桂枝之戒，愈觉深切者明耳。

4. 清·尤在泾《伤寒贯珠集》: 以麻黄、杏仁之辛而入肺者，利肺气，散邪气。甘草之甘平，石膏之甘辛而寒者，益肺气，除热气，而桂枝不可更行矣。盖肺中之邪，非麻黄、杏仁不能发。而寒郁之热，非石膏不能除。甘草不特救肺气之困，抑以缓石膏之悍也。

5. 清·王子接《绛雪园古方选注》: 喘家作桂枝汤，加厚朴杏子，治寒喘也。今以麻黄石膏加杏子，治热喘也。麻黄开毛窍，杏仁下里气，而以甘草载石膏辛寒之性，从肺发泄，俾阳邪出者出，降者降，分头解散。喘虽忌汗，然此重在急清肺热以存阴，热清喘定，汗即不辍，而阳亦不亡矣。观二喘一寒一热，治法仍有营卫分途之义。

6. 清·吴谦《医宗金鉴》：石膏为清火之重剂，青龙、白虎皆赖以建功。然用之不当，适足以召祸。故青龙以无汗烦躁，得姜、桂以宣卫外之阳也；白虎以有汗烦渴，须粳米以存胃中之液也。此但热无寒，故不用姜、桂，喘不在胃而在肺，故不须粳米。其意在存阴，不必虑其亡阳也，故于麻黄汤去桂枝之监制，取麻黄之专开，杏仁之降，甘草之和，倍石膏之大寒，除内外之实热，斯溱溱汗出，而内外之烦热与喘悉除矣。

【现代用量参考】麻黄（去节）四两（9g），杏仁（去皮尖）五十个（9g），甘草（炙）二两（6g），石膏（碎，绵裹）半斤（18g）。

【现代应用】

1. 治疗水肿

李某某，男，35 岁。主诉：患水肿已 3 个月。开始因感冒风寒，咳嗽气喘，骨节痛，恶风寒，小便减少，逐渐全身浮肿。现仍恶风，口渴，尿少，全身骨节痛，难以转侧，胸满气急，汗多，经常湿透衣服。检查：体温 38℃，呼吸 40 次 / 分，苔白，脉浮缓。呈慢性病容，全身浮肿，溱溱有汗，肾区无叩击痛，心律齐、无杂音，肺部有湿性啰音。此病先喘后肿，责当在肺，今医不宣肺，徒知投利尿之品，于事当无济。……法当开腠理，导水速行。遂用麻杏甘石汤合越婢汤去姜、枣加姜皮与服。麻黄 15g，杏仁 15g，甘草 6g，石膏 24g，生姜皮 9g，3 剂。服药后汗出更多，小便亦多。第二日汗减少，小便仍通利。体温 36.8℃，呼吸正常，肿胀全消，喘平汗止，啰音消失，能下床慢行。惟全身乏力，消瘦。遂处以调和脾胃，增进饮食之品，又半月而安。(《辽宁中医杂志》1979 年第 6 期，第 22 页)

按语：本案水肿由外感引发，先喘后肿，又小便不利而汗多，乃肺不能通调水道，膀胱气化不利，水无出路，反从汗孔逼出，此水肿兼见"汗出而喘无大热者"，必用麻杏甘膏汤宣通肺气，开发腠理，俟肺膜一宣，则水道自通，而小水自行。此"提壶揭盖"之法也。

2. 治疗肺炎

邱某，患肺炎，高热不退，咳嗽频剧，呼吸喘促，胸脯疼痛，痰中夹有浅褐色血液，间有谵妄如见鬼状，体温 40℃，脉象洪大。此证高热喘促，是热邪迫肺；痰中夹血，血色带褐，胸脯疼痛，均系内热壅盛肺气闭塞之故。正宜用本方：石膏 72g，麻黄 9g，杏仁 9g，甘草 6g，水煎，分 3 次服，每隔 1 小时服 1 次。

服 1 剂后，症状减约十之七八。后分别用蒌贝温胆汤、生脉散合泻白散 2 剂，恢复健康。

按语：高热不退，脉象洪大，虽似白虎汤证，但突出表现有咳嗽频剧，呼吸喘促，胸膈疼痛，又不见大汗和口渴，仍为内热郁闭于肺之病机，断用麻杏甘石汤而取卓效。麻黄、杏仁宣肺气，疏肺邪；石膏清里热；甘草和中缓急。若误用白虎，非但喘不能平，且会导致热遏不散，而变证诸端。

3. 治疗急性牙髓炎

徐某某，男，34 岁。牙龈肿痛，伴恶寒发热，口渴。在厂医务室用青霉素等消炎止痛药 3 天未效，要求中药治疗。脉浮数，舌质红、苔薄黄而干。余试意用麻杏石甘汤加薄荷，宣郁祛风，清热解肌消肿，服 2 剂病愈。

按语：本案牙痛，为阳明郁热与风寒之邪相搏，循经上客所致。初期红肿疼痛，发热或寒热交作，宜解表宣散郁热，麻杏甘石汤具有发散阳明、太阳郁热之功，又加薄荷辛凉透散，以增消肿止痛之效。

4. 治疗荨麻疹

周某某，男，24 岁。荨麻疹 8 年，时愈时发，发时皮肤突感瘙痒，续即出现红色块疹，随搔随发，瞬即蔓延全身。疹块呈圆形或椭圆形，有时发生寒热或喘息。曾注射氯化钙、葡萄糖酸钙，进行封闭疗法、组织疗法及内服盐酸苯海拉明等，均不见效。拟用麻杏石甘汤：麻黄 3g，杏仁 6g，生石膏 9g，甘草 3g，蝉衣 3g。服 1 剂，症状减轻一半，翌日再进 1 剂，全身疹块完全消退。患者为防复发，继进原方 8 剂而痊愈。后经随访数次，未见复发。

按语：荨麻疹，中医谓之"风瘾疹"，多因内蕴湿热，外感风寒而发。本案虽患疹数年，但气血不虚，又每见寒热或咳喘，为外寒内热，肺气闭郁之证机。肺主皮毛，郁热在肺，则见皮肤瘙痒起疹，用麻杏甘石汤清散肺中郁热，令瘾疹随之而消。

5. 治疗猩红热

张某某，男，19 岁。患者因发热 4 天，经当地保健站诊为猩红热（烂喉痧）。现症：咽喉红肿，自项至胸而至背及腹部皆现红色疹子，惟不透下肢。咳嗽，气喘，脉数，舌赤如杨梅，颈部淋巴结明显肿胀。宜宣解痧毒使疹透发，则病可解。拟仿丁甘仁治疗疫痧不透之法，用麻杏甘石汤。处方：麻黄 3g，杏仁 6g，生石膏 12g，桔梗、马勃各 3g。药后汗出，疹透脚底，气喘消失，咽喉红肿消退，病亦减轻，以银翘散以善其后。

按语：肺气郁闭，荣卫不畅，至痧疹不透，治疗"先须解表透达为宜，即或宜兼清散，总以散字为重，所谓火郁发之也"。故以本方清散肺热，使邪从肌表而散，郁开热除，则痧疹自透。

【现代药理研究】麻黄杏仁甘草石膏汤主要有镇咳，祛痰，平喘，解热，抗炎，增强机体免疫功能，抗变态反应，抗病原微生物，改善血液循环等作用，并对金黄色葡萄球菌、绿脓杆菌有一定的抑制作用。临床常用于治疗呼吸道感染、肺炎、气管及支气管炎、咽喉疾病、鼻窦炎、甲型流感等。

麻黄药理作用见"葛根汤"；石膏、甘草药理作用见"白虎汤"；杏仁药理作用见"厚朴麻黄汤"

麻黄杏仁甘草石膏汤无显著毒副作用，未报道有显著不良反应。

三十二、麻子仁丸

【方源】《伤寒论》第 247 条：趺阳脉浮而涩，浮则胃气强，涩则小便数，浮涩相搏，大便则硬，其脾为约，麻子仁丸主之。

麻子仁二升，芍药半斤，枳实半斤（炙），大黄一斤（去皮），厚朴一尺（炙，去皮），杏仁一升（去皮尖，熬，别作脂）。

上六味，为末，炼蜜为丸，桐子大，饮服十丸，日二服，渐加，以知为度。

【方歌】麻子仁丸小承气，杏芍麻仁治便秘，胃热津亏解便难，润肠通便脾约济。

【功用】润肠泄热，行气通便。

【主治】脾约证。大便干结，小便频数，脘腹胀痛，舌红苔黄，脉数。

【方解】方中麻子仁性味甘平，质润多脂，润肠通便，为君药。大黄泄热通便以通腑；杏仁肃降肺气而润肠；白芍养阴和里以缓急，共为臣药。枳实、厚朴行气破结消滞，以助腑气下行而通便，为佐药。蜂蜜润燥滑肠，调和诸药，是为使药。诸药合用，使燥热去，腑气通，阴液复，脾津布，而大便自调。

【名家医案】

1. 许叔微医案

一豪子郭氏，得伤寒数日，身热头疼恶风，大便不通，脐腹膨胀，易数医，一医欲用大承气，一医欲用大柴胡，一医欲用蜜导。病家相知凡三五人，各主其说，纷然不定，最后请予至。问小便如何？病家云：小便频数。乃诊六脉，下及趺阳脉浮且涩。予曰：脾约证也。此属太阳阳明。仲景云：太阳阳明者，脾约也。仲景又曰：趺阳脉浮而涩，浮则胃气强，涩则小便数，浮涩相搏，大便则硬，其脾为约者，大承气、大柴胡恐不当。仲景法中，麻仁丸不可易也。主病亲戚尚尔纷纷。予曰：若不相信，恐别生他证，请辞，毋庸召我。坐有一人，乃弟也，逡巡曰：诸君不须纷争，既有仲景证法相当，不同此说何据？某虽愚昧，请终其说，诸医若何，各请叙述，众医默默，纷争始定。予以麻仁丸百粒，分三服，食顷间尽，是夕大便通，中汗而解。

按语：许叔微云："凡为医者，要识病浅深，探赜方书，博览古今，是事明辨。不尔，大误人事，识者宜知以为医戒。"

2. 曹颖甫医案

徐左，能食，夜卧则汗出，不寐，脉大，大便难，此为脾约。脾约麻仁丸一两，作三服开水送下。

按语：麻子仁丸原方为麻子仁二升、芍药半斤、枳实半斤、炙大黄一斤（去皮）、厚朴一尺（炙，去皮）、杏仁一升（去皮、尖，熬别作脂）等六味，蜜和丸，如梧桐子大。今药铺中通称曰脾约麻仁丸者，即是也。本方以麻子仁为君，凡仁中皆有油质，功能润下，故借之以通便，施于虚弱体质之不胜攻伐者允宜。

3. 刘渡舟医案

刘某，男，28岁。大便燥结，五六日一行。每次大便困难异常，往往因用力太过而汗出如雨。口唇发干，以舌津舐之则起厚皮如痂，撕则唇破血出。其脉沉滑，舌苔干黄，是属胃强脾弱之脾约证。因脾荣在唇，故脾阴不足，则唇燥干裂。为疏麻子仁丸一料，服之而愈。

按语：患者胃热脾燥，燥热蒸津上迫于肺，肺宣水液加燥热蒸迫则汗水如雨。脾开窍于口，其华在唇，脾为气血生化之源，又为津液输布之枢，燥热伤津，阴津不得荣于唇，则唇燥干裂，是属胃热脾燥之脾约证，用麻子仁丸治之则愈。

4. 吴少怀医案

尹某，男，2岁。1年前肠粘连术后，一直面色枯黄，身体消瘦，皮肤干燥，大便干结如栗，2～3日1次，手心热。舌苔中白，舌边尖红，手纹淡红细长。辨证属脾虚胃燥，津亏血少。宜扶脾滋燥，益阴润肠，拟麻仁丸加减：火麻仁3g，炒杏仁2g，沙参3g，炒枳壳1g，川朴1g，当归1.5g，炒山药3g，陈皮1g，炒谷芽3g。水煎服。二诊胃纳渐增、大便转润，唯夜间咳嗽少痰，舌苔中白厚、舌质红，手纹淡红细长，证属脾。虽转好，然肺胃蕴热、失于清降，按上方去川朴，加浙贝母4.5g，炒知母3g，生枇杷叶3g。并予散剂善后调养。服药后诸症均好，精神亦佳。

【名家方论】

1. 金·成无己《注解伤寒论》:《内经》曰:脾欲缓,急食甘以缓之,麻子、杏仁之甘,缓脾而润燥。津液不足,以酸收之,芍药之酸以敛津液。肠燥胃强,以苦泄之,枳实、厚朴、大黄之苦,下燥结而泄胃也。

2. 金·成无己《伤寒明理论》:约者,结约之约,又约束之约也。《内经》曰"饮入于胃,游溢精气,上输于脾,脾气散精,上归于肺,通调水道,下输膀胱,水精四布,五经并行",是脾主为胃行其津液者也。今胃强脾弱,约束津液,不得四布,但输膀胱,致小便数而大便硬,故曰其脾为约。麻仁味甘平,杏仁味甘温,《内经》曰:脾欲缓,急食甘以缓之。麻仁、杏仁,润物也,《本草》曰:润可去枯。脾胃干燥,必以甘润之物为之主,是以麻仁为君,杏仁为臣。枳实味苦寒,厚朴味苦温,润燥者必以甘,甘以润之;破结者必以苦,苦以泄之。枳实、厚朴为佐,以散脾之结约。芍药味酸微寒,大黄味苦寒,酸苦涌泄为阴,芍药、大黄为使,以下脾之结燥。肠润结化,津液还入胃中,则大便利、小便少而愈矣。

3. 明·吴昆《医方考》:胃强脾弱,不能四布津液濡润大肠,后便燥结者,此方主之。润可以去燥,麻仁、杏仁、芍药是也;苦可以胜燥,枳实、厚朴、大黄是也。

4. 明·方有执《伤寒论条辨》:麻子、杏仁能润干燥之坚,枳实、厚朴能导固结之滞,芍药敛液以辅润,大黄推陈以致新,脾虽为约,此可疏矣。

5. 清·柯韵伯《伤寒附翼》:凡胃家之实,多因于阳明之热结,而亦有因太阴之不开者,是脾不能为胃行其津液,故名为脾约也。承气诸剂,只能清胃,不能扶脾。如病在仓卒,胃阳实而脾阴不虚,用之则胃气通而大便之开阖如故。若无恶热、自汗、烦躁、谵语、潮热等症,饮食小便如常,而大便常自坚硬,或数日不行,或出之不利,是谓之孤阳独行,此太阳之病不开,而秽浊之不去,乃平素之蓄积使然也。慢而不治,则饮食不能为肌肉,必至消瘦而死。然腑病为客,脏病为主,治客须急,治主须缓。病在太阴,不可荡涤以取效,必久服而始和,盖阴无骤补之法,亦无骤攻之法。故取麻仁之甘平入脾,润而多脂者为君;杏仁之降气利窍,大黄之走而不守者为臣;芍药之滋阴敛液,与枳、朴之消导除积者为佐。炼蜜为丸,少服而渐加焉,以和为度。此调脾承气,推陈致新之和剂也。使脾胃更虚更实,而受盛传道之官各得其职,津液相成,精血相生,神气以清,内外安和,形体不敝矣。

6. 清·尤在泾《伤寒贯珠集》：大黄、枳实、厚朴，所以泻令胃弱；麻仁、杏仁、芍药，所以滋令脾厚。用蜜丸者，恐速下而伤其脾也。盖即取前条润导之意，而少加之力，亦伤寒下药之变法也。

7. 清·王子接《绛雪园古方选注》：下法不曰承气，而曰麻仁者，明指脾约为脾土过燥，胃液日亡，故以麻、杏润脾燥，白芍安脾阴，而后以枳、朴、大黄承气法胜之，则下不亡阴。法中用丸渐加者，脾燥宜用缓法，以遂脾欲，非比胃实当急下也。

8. 清·陈修园《长沙方歌括》：脾为胃行其津液也，今胃热而津液枯，脾无所行而为穷约，故取麻仁、杏仁多脂之物以润燥，大黄、芍药苦泄之药以破结，枳实、厚朴顺气之药以行滞。以蜜为丸者，治在脾而取缓，欲脾不下泄其津液而小便数，已还津液于胃中，而大便难已也。

【现代用量参考】麻子仁二升（20g），芍药半斤（9g），枳实（炙）半斤（9g），大黄（去皮）一斤（12g），厚朴（炙，去皮）一尺（9g），杏仁（去皮尖，熬，别作脂）一升（10g）。

药研为末，炼蜜为丸，每次 9g，每日 1～2 次，温开水送服；亦可作汤剂，水煎服。

【现代应用】

1. 治疗糖尿病

董某，女，60 岁，既往糖尿病病史 18 年，半月前无明显诱因出现乏力症状，查空腹血糖 10.2mmol/L，餐后 2 小时血糖 16.5mmol/L。症见口渴，多饮，乏力，大便 5 天未行，腹胀纳呆、小便频数，舌暗红、苔黄燥，脉弦滑，腹软、无压痛。理化检查示：糖化血红蛋白（HbA1c）7.2%，三酰甘油（TG）3.12mmol/L，总胆固醇（TCHO）8.04mmol/L，余未见异常。治以滋阴泻热，润肠通便。方选麻子仁丸加减治疗。麻子仁 15g，白芍 15g，枳实 15g，大黄 8g，厚朴 15g，杏仁 10g，玄参 15g，生地 40g，麦冬 10g，甘草 10g。每日 1 剂，水煎服。该患者为住院患者，丸剂易为汤剂，并接受胰岛素泵治疗以控制血糖，2 天后大便得通，继用上方 15 剂，无明显口渴多饮症状，大便 2 天一行，小便正常。查空腹血糖 6.8mmol/L，餐后 2 小时血糖 8.3mmol/L。出院后随访 3 个月，上述症状无复发。（《现代名医用方心得》）

2. 治疗尿潴留

杨某，男，83 岁。患者 1 年来小便量少，点滴而出。7 月曾在本院治疗，诊断为"前列腺肥大""尿潴留"，留置导尿 1 周出院。近日来少腹胀满、小便点滴不通，咽干，烦渴欲饮，大便秘结，少腹按之疼痛，舌质红、苔薄，脉细弦。诊断为"癃闭"，辨证为膀胱湿热，肺热壅盛，以麻仁丸 9g，开水冲服，连续服两个月，症状消失，随访半年，未见复发。

按语：麻仁丸在《伤寒论》里本为"大便秘结，腹微满不痛，小便数"而设，经历代医家反复实践，逐步扩大了适用范围。用麻仁丸润肠通便而达到利尿之目的，癃闭得愈。

3. 治疗尿失禁

刘某，女，29 岁。产后小便失禁两个月。刻诊：面色略显苍白虚肿，自汗，大便二三日一行，质地干硬，舌质偏红、苔微黄，脉细弱。投麻子仁丸加味：麻子仁 15g，杏仁 12g，大黄 8g，枳实 10g，芍药 12g，厚朴 12g，金樱子 12g，4 剂。药后大便通畅，小便即恢复正常。嘱常服麻子仁丸，后托人来告，病愈两个月，未再复发。

按语：仲景尝谓："小便数者，大便当硬。"脾约证是以大便秘结，小便频数为特征，虽未言其小便失禁，但小便异常与大便秘结之关系，由此可见端倪。据报道，遗尿儿童多有便秘史，用麻子仁丸治疗有良效。

4. 治疗支气管哮喘

白某，男，67 岁。患者 10 余年前因受寒而致胸闷气喘，咳吐白黏痰，严重时气逆喘闷，大汗淋漓，不得平卧。症见：胸闷，气喘，咳吐白黏痰，动则加甚，纳差，乏力，大便 3 天未行，尿黄，舌质淡暗、苔黄腻，脉滑数有力。两肺部听诊布满干湿啰音。诊断：喘证，支气管哮喘。中医辨证：肺失宣降，气机不畅。治以降气平喘，润肠通便之法。处方以麻子仁丸加减：杏仁、厚朴、白芍各 15g，火麻仁、炙紫菀各 12g，枳实、大黄（后下）各 10g，半夏 6g，每日 1 剂，分两次服。服两剂后，喘逆诸症明显好转，大便通畅。再服 7 剂，诸症基本消失，继以他药调治月余，诸症痊愈。随访两年，患者基本未再发作。

按语：用麻子仁丸治疗喘证，一是基于肺与大肠相表里，津伤肠燥则肺气肃降不利而上逆为喘；二是基于方中杏仁降肺气，厚朴、枳实有宽胸理气之效，再加之紫菀止咳、半夏化痰。重识药效，推方之新效用，故用之效验。

5. 治疗遗尿

李某，男，6 岁。近 1 年每于睡眠中遗尿，家长因此甚感烦恼，遂邀中医诊治。初问之，羞而不答，再三追问，才述说病情。子云：遗尿多在梦中，醒后已遗尿于床，追悔莫及。按其腹，左下腹有块状物，问其大便，答数日不行，再观舌脉，舌苔黄而脉细数，遂嘱服麻子仁丸，每日一丸，早晚各半，并教之以腹部按摩之法，10 日后病情好转，大便保持每日 1 次，续服月余，大便始终调畅，夜眠遗尿症状消失。

按语：主症为"小便数，大便硬"符合原文主症，再加之病机符合，抓准主症，以方证相对用方，故用之有效。

【现代药理研究】麻子仁丸主要有提高肠肌电慢波振幅、增加结肠的肠蠕动、降低血糖的作用。用于治疗便秘、蛔虫性肠梗阻、2 型糖尿病等。

麻子仁具有抗氧化、抗衰老、降血脂、改善记忆力等功效，可以预防和辅助治疗心脑血管及内分泌等疾病（高血压、高血脂、高血糖）。

枳实药理作用见"大柴胡汤"；厚朴药理作用见"半夏厚朴汤"；大黄、芍药药理作用见"鳖甲煎丸"；杏仁药理作用见"厚朴麻黄汤"。

【使用禁忌及注意事项】服用过量可中毒。除出现恶心、呕吐、腹泻等消化系统症状外，重者常见烦躁不安、精神错乱、昏迷等神经系统症状。据临床报道，上述病变是可逆的，预后良好。

三十三、麦门冬汤

【方源】《金匮要略·肺痿肺痈咳嗽上气病脉证治第七》：火逆上气，咽喉不利，止逆下气者，麦门冬汤主之。

麦门冬七升，半夏一升，人参三两，甘草二两，粳米三合，大枣十二枚。上六味，以水一斗二升，煮取六升，温服一升，日三夜一服。

【方歌】麦门冬汤用人参，枣草粳米半夏存，肺痿咳逆因虚火，益胃生津宜煎烹。

【功用】滋养肺胃，降逆下气。

【主治】

1. 肺阴不足：证见咳逆上气，咯痰不爽，或咳吐涎沫，口干咽燥，手足心热，舌红少苔，脉虚数。

2. 胃阴不足：证见气逆呕吐，口渴咽干，舌红少苔，脉虚数。

【方解】本方所治虚热肺痿乃肺胃阴虚，气火上逆所致。病虽在肺，其源在胃，盖土为金母，胃主津液，胃津不足，则肺之阴津亦亏，终成肺胃阴虚之证。肺虚而肃降失职，则咳逆上气；肺伤而不布津，加之虚火灼津，则脾津不能上归于肺而聚生浊唾涎沫，随肺气上逆而咳出，且咳唾涎沫愈甚，则肺津损伤愈重，日久不止，终致肺痿。咽喉为肺胃之门户，肺胃阴伤，津不上承，则口干咽燥；虚热内盛，故手足心热。胃阴不足，失和气逆则呕吐；舌红少苔、脉虚数为阴虚内热之佐证。治宜清养肺胃，降逆下气。方中重用麦冬为君，甘寒清润，既养肺胃之阴，又清肺胃虚热。人参益气生津为臣。佐以甘草、粳米、大枣益气养胃，合人参益胃生津，胃津充足，自能上归于肺，此正"培土生金"之法。肺胃阴虚，虚火上炎，不仅气机逆上，而且进一步灼津为涎，故又佐以半夏降逆下气，化其痰涎，虽属温燥之品，但用量很轻，与大剂麦冬配伍，则其燥性减而降逆之用存，且能开胃行津以润肺，又使麦冬滋而不腻，相反相成。甘草并能润肺利咽，调和诸药，兼作使药。

【名家医案】

1. 吴协兵医案

黄某某，女，36 岁。患肺痿之证 5 年余，经常有咳嗽，喉间有痰阻滞，吐咯不爽，气逆心悸，形体羸瘦。

近 3 个月来，吞咽困难，不能进食，饮水至咽即咳呛而出。伴肢体乏力、面色不荣，语言低微，口干咽燥，动则喘咳，小便色黄，大便时干，舌苔薄黄、质嫩红，脉象沉而带细数。曾多方用中西药物治疗不效。

余以为患者素体肺胃津伤，津伤则阴虚，阴虚则火旺，火旺必上炎，以致肺胃之气俱逆，于是发生噎膈与喘咳。噎膈之由实为劳嗽不止，耗伤津液，津枯液竭无以滋润咽喉所致。治宜清养肺胃，上逆下气。试投仲景麦门冬汤。处方：麦冬 20g，法半夏 10g，西党参 15g，甘草 3g，粳米 50g，大枣 5 枚。进 4 剂而病瘥。(《新疆中医药》1988 年)

按语：本例病证虽见于肺，而其源实本于胃。胃阴不足则肺津不继，津不上承则咽喉不利，食物难下。

故方用麦门冬汤生养肺胃之津，达承上启下之作用，使胃得养而能生津液，津液充沛则虚火自敛，咳逆、噎膈之证随之而消。

2. 许秀平医案

崔某，男，28 岁。1981 年 3 月 5 日初诊。患者 7 年来，每到立春后、清明前无故发生咳嗽，咽痒，持续 40 余天方告缓解，经中西药治疗罔效。今年立春后呛咳又作，日夜不休，咳甚则面红耳赤，涕泪俱出，背冷身潮热，口干口苦，舌红苔黄，脉弦细。中医诊断阴虚体弱，不能耐受阳气升发所致。予麦门冬汤去半夏主治。处方：西党参 18g，炒麦冬 12g，炙甘草 5g，粳米一把，红枣 5 枚。服 2 剂咳大减，余症已除，守原方继进 3 剂，7 年之痼疾意获痊愈。随访至今，咳嗽未作。(《江西中医药》1990 年)

按语：本案阴虚体弱，不耐春令阳升而致呛咳。法用阴柔养胃，不治咳而咳自愈。

3. 王正林医案

田某，女，37 岁，教师，1981 年 10 月 28 日初诊。患者于 10 月 15 日因下痢新瘥即讲课，致声音欠扬，曾经某医投胖大海等中药罔效，昨日又连续上课，当晚即症状加重。

现患者声音嘶哑，不能出声，咽燥口干，咳声低微，无痰，舌红无苔，脉细数。中医诊断病属肺燥津伤。治法当滋阴润肺，拟麦门冬汤进退：麦冬、粳米各15g，玄参、桔梗各10g，蝉蜕5g，法半夏、甘草各3g，大枣（剖）3枚。2剂。再诊：药后语能出声，但声音仍欠扬。续服原方3剂，讲话声音如常。（《新中医》1984年）

按语： 失音有外感、内伤之分，其机转亦有虚实之不同。田某系下痢后，精血脂液耗伤，复因语言过多，损伤肺气，气阴俱伤，咽喉失养，故致失音。投胖大海之属乃舍本逐末，故未能见效。宜清润养其气阴，用麦门冬汤加减。燥热清，阴液复，肺得滋润，胃得滋养，故收良效。

4. 权东园医案

王某，女，14岁，学生，1968年6月15日初诊。患脑膜炎，经西医治愈后，经常口吐涎沫不止，吃东西时尤著，且伴有性情急躁，易怒，舌淡红、苔薄白，脉平不数。据《伤寒论》"大病差后，喜唾，久不了了，当以丸药温之，宜理中丸"之意，给以理中丸治之，效果不显。

又据《金匮要略》"上焦有寒，其口多涎"之意，给以苓桂术甘汤治之，仍无效果。继欲用甘草干姜汤治之，因上述温补无效，遂按虚热肺痿，用麦门冬汤治疗。处方：麦冬21g，党参9g，半夏9g，炙甘草6g，大枣4枚，粳米9g，水煎，3剂。服3剂后，初见疗效，口吐涎沫有所减少。

上方加重半夏、麦冬之用量，最后半夏加至24g，麦冬加至60g，每日1剂，连服20余剂，病愈涎止。（《古方新用》）

按语： 本案起于热病之后，热病虽愈，肺胃之阴伤而未复，渐成肺痿，肺不布津液于全身，致口吐涎沫不止。肺痿虚寒者为多，若用温补而无效时，当考虑是否有虚热。本案起于湿热病后，且有烦躁易怒之表现，无有寒象应考虑阴虚有热，尽管舌脉无病象，然经过一系列温补无效时，用麦冬治之当属必然，投之果效。本案因热象不明显，半夏用至24g亦不为过，且有60g麦冬相抑制，投之无妨。若燥热征象明显者，应控制半夏用量，毕竟温燥之品也。

【名家方论】

1. 清·喻嘉言《医门法律》：此胃中津液干枯，虚火上炎之证，治本之良法也。夫用降火之药，而火反升；用寒凉之药，而热转炽者，徒知与火热相争，未思及必不可得之数，不惟无益，而反害之。凡肺病有胃气则生，无胃气则死。胃气者，肺之母气也。孰知仲景有此妙法，于麦冬、人参、甘草、粳米、大枣大补中气，大生津液，此中增入半夏之辛温一味，其利咽下气，非半夏之功，实善用半夏之功，擅古今未有之奇矣。

2. 清·尤在泾《金匮要略心典》：火热挟饮致逆，为上气，为咽喉不利，与表寒挟饮上逆者悬殊矣。故以麦冬之寒治火逆，半夏之辛治饮气，人参、甘草之甘以补益中气。盖从外来者，其气多实，故以攻发为急；从内生者，其气多虚，则以补养为主也。

3. 清·王子接《绛雪园古方选注》：麦门冬汤，从胃生津救燥，治虚火上气之方。用人参、麦门冬、甘草、粳米、大枣大生胃津，救金之母气，以化两经之燥，独复一味半夏之辛温，利咽止逆，通达三焦，则上气下气皆得宁谧，彻土绸缪，诚为扼要之法。

4. 清·张璐《千金方衍义》：于竹叶石膏汤中偏除方名二味，而加麦门冬数倍为君，人参、甘草、粳米以滋肺母，使水谷之精皆得以上注于肺，自然沃泽无虞。当知火逆上气，皆是胃中痰气不清，上溢肺隧，占据津液流行之道而然，是以倍用半夏，更用大枣通津涤饮为先，奥义全在乎此。若浊饮不除，津液不致，虽日用润肺生津之剂，乌能建止逆下气之绩哉？俗以半夏性燥不用，殊失立方之旨。

5. 清·唐宗海《血证论》：参、米、甘、枣四味，大建中气，大生津液，胃津上输于肺，肺清而火自平，肺调而气自顺，然未逆未上之火气，此固足以安之，而已逆已上之火气，又不可任其迟留也，故君麦冬以清火，佐半夏以利气，火气降则津液生，津液生而火气自降，又并行而不悖也。用治燥痰咳嗽，最为对症，以其润利肺胃，故亦治膈食。又有冲气上逆，挟痰血而干肺者，皆能治之。

【现代用量参考】麦冬60g，半夏9g，人参6g，甘草4g，粳米6g，大枣3枚。

【现代应用】

1. 治疗萎缩性胃炎

成某，女，48岁，胃脘痛10年，有肺结核病史。症见咳而咯痰不爽，咽喉不利，上腹饱胀，胃脘隐隐作痛，脘部烧灼，纳食不佳，口渴欲得凉润但不多饮，嗳气，大便干结。查面色苍黄，形体消瘦，舌质红、苔光剥，脉虚数。X线钡餐检查胃窦部有激惹现象，胃窦大小弯呈锯齿状，痉挛性收缩，胃黏膜皱襞粗乱。胃镜检查，胃黏膜红白相间，以白为主，色泽变淡，黏膜变薄，皱襞变细，可透见黏膜下血管。西医诊断为萎缩性胃炎。中医诊断证属胃阴不足，虚火犯肺。治宜养胃生津，润肺清热。处方用麦门冬汤：麦冬 20g，党参 15g，粳米 10g，姜半夏、甘草各 5g，大枣 10 枚。嘱其戒烟酒，调饮食。煎服 5 剂后，胃脘灼痛减轻，纳食增加。守方加减又服 50 剂，症状消失，食欲正常，胃镜复查提示胃黏膜组织改变好转。随访 3 年，未见复发。

按语：本例病机在于肺胃津液耗损，虚火上炎，津不上承，故咳而咽喉不利或咯痰不爽；胃阴不足，则胃脘疼痛隐隐，故治以麦门冬汤，清养肺胃，止上气。方中重用麦冬，润肺养胃，止逆下气，并清虚火；半夏用量很轻，且与大量清润药物配伍，化痰降逆而不燥；党参、甘草、粳米、大枣养胃益气，使胃得养而痛止津生，津液充肺，则虚火自敛，咳逆上气等症自可消失。

2. 治疗鼻衄

陵某，男，50 岁。7 天前突然鼻出血不止，伴轻微咳嗽，素有慢性气管炎和高血压病。查体见鼻腔有渗血，无明显出血点。舌红、苔薄白，脉关尺滑数有力、寸部无力。处方用麦门冬汤：麦冬 21g，党参 6g，半夏 9g，炙甘草 6g，大枣 4 枚，蜂蜜 30g，竹茹 30g。水煎去渣入蜜，搅匀服。服药 1 剂后血即止，嘱再服 2 剂以巩固疗效。诊脉两寸较前有力。

按语：热迫肺津，肺气不能下降致发鼻衄。用麦门冬汤止逆下气，引血下行，并去留恋热邪之粳米，加蜂蜜以润燥，再加竹茹以清络脉之热也。

3. 治疗慢性肾炎

李某，女，36 岁，水肿时起时消两年余，诊为"慢性肾炎"。查患者一身悉肿，目胞光亮，面白鲜明，两颧红赤，咽喉干燥不利，频频咳吐浊沫，舌体瘦小质红、乏津少苔，脉沉细略数。诊断为水肿继发肺痿（虚热型）。拟麦门冬汤加减治之：麦冬 30g，太子参 20g，法半夏 10g，淮山药（代粳米）20g，大枣 12g，白芍 20g，甘草 10g。服 10 剂，小便量日渐增多，肿势已轻，浊沫大减，服药 1 个月，水肿消尽，浊沫不吐。

按语：此水肿久服通利大小便之剂，故重亡津液无疑。吴瑭云："余见世人每遇浮肿，便与淡渗利小便之法，岂不畏津液消亡而成三消证，快利津液为肺痈肺痿证。"根据患者咳吐浊唾涎沫之主症，故断为水肿继发肺痿。此案的病机演变以阴津亏损、肺叶失濡为主，故用麦门冬汤加减以养阴润肺，培土生金。《神农本草经》载芍药有"利小便，益气"之功，与甘草相配有酸甘化阴之妙，如是阴津恢复、肺叶得润，脾能健运，阴生阳长，不利水而水肿自消矣。

4. 治疗咽痛

唐某，女，45 岁。患者于 1 个月前因发热、咳嗽、胸痛在某医院住院治疗，诊为"大叶性肺炎"。现症见干咳少痰，咽喉肿痛，饮食难下，声音嘶哑难出，形体渐瘦，近 10 余天常以静脉补液支持，神疲气短，舌质红少苔，脉细数。中医诊断证属燥热伤津，咽喉不利。治宜滋阴润燥，清利咽喉。处方麦门冬汤加减：麦冬 15g，法半夏 5g，明党参 10g，粳米 12g，玄参 21g，桔梗 8g，蝉蜕 5g，甘草 3g。服上方 3 剂，咽喉疼痛减轻，语音增大，继服 10 剂，痊愈，随访未见复发。

按语： *感受燥热之邪，伤及肺胃，津液亏耗，虚火上炎，故咽喉肿痛，久病气阴两虚，金破不鸣，声音嘶哑，故用麦门冬汤清热养阴，加桔梗、蝉蜕宣肺开音，标本兼治矣。*

【**现代药理研究**】麦门冬汤具有镇咳、促进呼吸道净化、改善呼吸道高敏状态、调节肺泡表面活性物质分泌、抗肺纤维化的作用，临床用于呼吸、消化、内分泌系统及五官、肿瘤等疾病的治疗。

麦冬可以增强机体耐缺氧能力；具有抗心律失常的作用；能降血糖，并能促使胰岛细胞的恢复；提高免疫功能和核酸合成率，促进抗体、补体、溶菌酶等的产生等。

半夏药理作用见"半夏厚朴汤"；人参、大枣药理作用见"半夏泻心汤"；粳米、甘草药理作用见"白虎汤"。

【**使用禁忌及注意事项**】对于吞咽困难或食欲减退者，本方煎煮液可少量多次服用。

三十四、芍药甘草汤

【方源】《伤寒论》第29条：伤寒，脉浮，自汗出，小便数，心烦，微恶寒，脚挛急，反与桂枝，欲攻其表，此误也。得之便厥，咽中干，烦躁，吐逆者，作甘草干姜汤与之，以复其阳。若厥愈足温者，更作芍药甘草汤与之，其脚即伸。若胃气不和、谵语者，少与调胃承气汤。若重发汗，复加烧针者，四逆汤主之。

芍药、甘草（炙）各四两。

上二味，以水三升，煮取一升五合，去滓。分温再服。

【方歌】芍药甘草两药投，筋挛拘急足趾抽。苦甘化阴利血统，滋阴柔肝效立瘳。

【功用】养血益阴，缓急止痛。

【主治】阴血不足，血行不畅，腿脚挛急或腹中疼痛等。

【方解】方用芍药，养血益阴，缓急止痛；炙甘草补中益气，资气血生化之源，另能缓急止痛，助芍药缓挛急、止腹痛。

【名家医案】

1.曹颖甫医案

四嫂，足过多行走时则肿痛而色紫，始则右足，继乃痛及左足，天寒不可向火，见火则痛剧。故虽恶寒，必得耐冷。然天气过冷则又痛，睡眠至清晨，而肿痛止，至夜则痛如故。按历节病，足亦肿，但肿常不退，今有时痛者，非历节也。唯痛甚筋挛，先用芍药甘草汤以舒筋。赤芍30g，白芍30g，生甘草24g。3剂愈。

按语：本案为气血滞凝，脉络瘀阻证。患者两足肿痛，痛甚筋挛，肿痛色紫，并非伤寒误治所致，但其气血流行不畅，络脉瘀阻则痛，故用白芍以滋其不足之阴血；赤芍以疏其瘀阻之络脉；甘草缓急，合芍药酸肝化阴，善舒挛急而镇痛。本方为治脚挛急之专方，以脾主四肢，胃主津液，今阳盛阴虚，脾不能为胃行其津液，以灌四旁，故足挛急。用甘草以生阳明之津，芍药以和太阴之液，其脚即伸，此亦用阴和阳法也。

2. 冯汉龙医案

一王姓老翁，呃逆连声，日夜不止，以致饮食减少，夜不能寐，连续三昼夜，深以为苦。日更数医，迭进丁香柿蒂汤、旋覆代赭汤，均未见显效；又以指甲放入烟管中吸之，即时顿止，少顷又发，再用则无效。先祖父诊其舌尖无苔，口干少津，脉弦细略数，阴虚之象已显。以脾土之阴受伤，致肝木上犯，上升无制，呃逆之所由作也。《医学启源》谓芍药"泻肝补脾胃"，成无己谓"甘草以生阳明之津，芍药以和大阴之液……此用阴和阳法也"。白芍药30g，生甘草15g，煎汤频频服之。尽剂而呃逆已止。因舌津未还，原方加鲜石斛（先煎）15g进1剂，卒未复发。

按语： 肝阴不足，木气亢盛，挟土气而上逆也，治宜酸泻肝补，伐肝益胃。治阴虚呃逆，法见东垣、丹溪书。

3. 刘渡舟医案

李某，男，25岁。右腿鼠蹊部生一肿物，形如鸡卵，表面不红，用针管抽不出内容物。右腿拘紧，伸而不能直，强伸则剧烈疼痛，足跟不能着地，每到夜晚，小腿经常抽筋，痛苦不堪。脉弦细而数，舌红而少苔。脉证合参，可知本证属阴血不濡，筋脉失养所致。为疏：白芍24g，炙甘草12g，3剂。仅服1剂，筋不抽痛，夜得安睡。进2剂则鼠蹊包块消退，进第3剂，足跟即能着地。又服1剂，而诸症皆除。

按语： 肿物缘于筋聚，筋聚因于挛急，挛急本于血虚也。及察舌脉，则肝血不足之象昭然若揭。用芍药甘草汤以酸甘化阴，柔肝缓急，正切病本，故原方未动，只四投即愈。

4. 刘国普医案

陈某某，男，45岁。偏头痛史5年余。近3个月来，午后加剧抽掣疼痛，经颅骨摄片、脑电图、脑血流图及血脂等检查，均无异常。诊断为神经血管性头痛。先后服过川草茶调散、杞菊地黄丸、血府逐瘀汤等，均无显效。面潮红、心烦、耳鸣、多梦、口干微苦、二便正常，舌尖边红、少苔，脉弦细略数。症属阴亏肝亢之候。处方：白芍45g，甘草12g。6剂后，痛减，续服12剂，头痛完全消失。两年后随访未再发。

按语： 肝血不足，经脉失养，阳亢上扰而致头痛，心烦、多梦、舌红少苔、脉弦细，肝血不足之候也；面红、耳鸣、口苦，肝阳上亢之象也。用芍药甘草汤养肝血而潜肝阳，头窍得养，不被邪扰，则头痛可愈。

【名家方论】

1. 金·成无己《注解伤寒论》：芍药，白补而赤泻，白收而赤散也。酸以收之，甘以缓之，酸甘相合，用补阴血。

2. 清·柯韵伯《伤寒附翼》：脾不能为胃行其津液以灌四旁，故足挛急，用甘草以生阳明之津，芍药以和太阴之液，其脚即伸，此亦用阴和阳法也。

3. 清·王子接《绛雪园古方选注》：此亦桂枝汤之变，偏于营分，纯一不杂之方。读《伤寒论》反烦、更烦、心悸而烦，皆用芍药止烦，不分赤白。孙尚、许叔微亦云白芍，惟许宏《方议》《圣惠方》是赤芍。今里气不和，阴气欲亡，自当用白芍补营，佐以甘草，酸甘化阴止烦。观其去姜枣，恐生姜散表，大枣泄营，是用白芍无疑。

4. 清·陈修园《长沙方歌括》：芍药味苦，甘草味甘，苦甘合用，有人参之气味。所以大补阴血，血得补则筋有所养中和之剂，可治百病，凡病患素溏与中虚者，服之无不增剧，诚可痛恨。

5. 现代·胡希恕《经方传真》：本方不只治脚挛急，即脚弱无力、行步困难者，用之亦验，古方中为去杖汤即由于此。

【现代用量参考】 白芍药 12g，炙甘草 12g。

【现代应用】

1. 治疗小腿挛急

王某，男，28岁，1958年1月4日初诊。自诉：3个月来小腿抽筋经常发作，轻工作轻发，重工作重发，休息后不发。发作后小腿酸痛数天不退。近4夜连续小腿抽筋，头昏少力，食欲正常。2年前有钩虫病，服2次驱虫药后，5次大便检查，未见虫卵。检查：血压 90/60mmHg。舌淡苔滑，脉软细。面色萎黄，心肺正常，腹平软，肝脾未触及。红细胞 325 万，血红蛋白 60%。处方：芍药甘草汤 60mL，为2天量。1月6日复诊：服药1剂，小腿抽筋减轻，2剂即停。再服原方 100mL，外添服黄芪 9g，党参 12g，当归 9g，上方服 5 剂。3个月后随访，小腿抽筋未发过。

按语： 小腿转筋，即《伤寒论》第29条所谓"脚挛急"也，乃芍药甘草汤之主症，由肝之阴血亏虚，筋脉挛急所致。有是证使用是方，有是方即获是效。诚信仲景之方，乃临床实践之总结，用之不殆，则历验不爽。

2. 治疗不安腿综合征

朱某，女，45 岁。近 4 个月来两侧小腿有莫可名状的酸、麻、胀、似痛非痛之感，有时抽筋，有时有触电样感觉，静坐休息时反而加重，常须拍打，按捏稍能缓解。经神经科诊断为不安腿综合征。症见：两腿关节活动正常，按委中、承山穴有明显酸胀感。头晕乏力，夜寐不安，纳谷不佳，坐立不安。舌淡红中裂、苔薄白，脉弦。此乃肝血不足，筋脉失养所致。治以柔肝养血，缓急舒筋，处方：生白芍 60g，甘草 5g，5 剂。服药以后诸症明显改善，夜已能安睡，胃纳好转，共服上药 30 剂痊愈。

按语：肝藏血，主筋。肝血不足，筋脉失养，可致四肢酸楚不适，或痛，或麻，或胀。作为缓急之剂，芍药用量宜大，一般无不良反应。

3. 治疗急性胃痉挛

朱某，男，17 岁。胃脘阵发性疼痛，近日加重，夜间尤甚，呈抽掣样发作，喜按，饮食无碍，二便正常。舌质淡红、苔薄黄，脉弦略数。诊为急性胃痉挛。处方：白芍 15g，甘草 9g，3 剂。第 1 剂头煎服后痛减，3 小时后煎渣再服，症状消失，痛止而未复发。

按语：胃痛喜按，乃虚也；痛而抽掣，拘急也；以舌、脉之象，责之于肝也。故柔肝缓急，是为正治，当用芍药甘草汤。

4. 治疗风湿性关节炎

张某，男，56 岁，1978 年 1 月 27 日初诊。1 年前因防震露宿，右腿关节疼痛，遇冷加剧，得热可减，诊为"风湿性关节炎"，转诊四川、甘肃等地，中西医多方治疗效果不佳，病情逐渐加重。现右腿强直冷痛，运动障碍，弯腰跛行，形寒肢冷，疲乏无力，面色苍白，口淡无味，食欲不佳，舌苔白腻，六脉濡弱。证属寒痹。处方：赤白芍、甘草各 30g，附子 15g。3 剂，水煎服。服后诸症逐渐减轻，服药期间曾自觉右腿肌肉跳动掣痛，后自行缓解，原方附子量新增至 30g，又服药 10 余剂，病愈八九，经善后调理痊愈。追访数年，未再复发。

按语：本案寒痹，乃营卫不和，阴寒凝滞所致，故用调和营卫、温经止痛之芍药甘草附子汤治之。钱潢云："芍药酸收，敛汗液而固营阴；附子辛热，补真阳以强卫气；甘草扶植中州，调和营卫。所谓温经复阳之治也。"

5. 治疗消化性溃疡出血

韩某某，男，40 余岁。宿患消化性溃疡已 4 年，脘痛时轻时重，因饮食过急和郁怒致胃络受伤，吐血盈碗，脘痛，脉弦。证属胃络受伤，肝旺上逆。治宜柔肝缓急，护胃止血。处方：白芍 15g，甘草 9g，白及 30g，浓煎，频频缓服。服 1 剂后，吐血减少。连服 2 剂，吐血全止，胃脘痛消失。

按语：起于郁怒和饮食过急，肝气犯胃，胃络损伤而吐血，故用芍药甘草汤柔肝缓急以治本，加白及降逆止血以治标，标本同治，则气平而血止。

6. 治疗强中

王某，男，36 岁。3 个月前因与近邻不和，情志不遂，沉闷不乐，继之，阳物易举，挺而坚硬。近月来阳举不倒，房事后亦强而不衰，胀痛不堪，历经中医治疗未获显效。查见形体健壮，舌质尖边红、苔薄黄，脉弦有力。此乃肝郁化火，阴气耗损，阴愈虚而火愈旺，相火内蒸，气血不充所致。重投芍药甘草汤：生甘草 150g，芍药 90g，水煎凉服，每日 1 剂分 3 次服。5 剂后，阴茎胀痛明显减轻，且有软缩趋势，遂以上方减量用之，继服 3 剂而痊。

按语：本案肝郁不勃，损伤真阴，致使相火妄动而强中。治应遵《内经》"肝苦急，急食甘以缓之""以酸泻之"之旨，用芍药甘草汤酸甘化阴，滋降相火，则强中可愈。重剂而投，其效更佳。

【现代药理研究】芍药甘草汤具有解痉镇痛、抗炎、保肝、调节胃肠运动、止咳平喘及抗变态反应等作用。现代广泛用于治疗呼吸系统（支气管哮喘）、消化系统（小儿腹泻、中老年慢性结肠炎、溃疡性结肠炎等）、神经肌肉系统（面肌痉挛、足跟痛、急性腰扭伤等）、泌尿系统（泌尿系结石、肾绞痛、小儿遗尿等）、内分泌系统（痛经、不孕症）等疾病。

芍药药理作用见"鳖甲煎丸"；甘草药理作用见"白虎汤"。

【使用禁忌及注意事项】肌肉松软、大便不成形而无腹痛者慎用。

三十五、肾气丸

【方源】《金匮要略·消渴小便不利淋病脉证并治第十三》：男子消渴，小便反多，以饮一斗，小便一斗，肾气丸主之。

《金匮要略·血痹虚劳病脉证并治第六》：虚劳腰痛，少腹拘急，小便不利者，八味肾气丸主之。

《金匮要略·痰饮咳嗽病脉证并治第十二》：夫短气有微饮，当从小便去之，苓桂术甘汤主之；肾气丸亦主之。

《金匮要略·妇人杂病脉证并治第二十二》：问曰：妇人病，饮食如故，烦热不得卧，而反倚息者，何也？师曰：此名转胞，不得溺也。以胞系了戾，故致此病。但利小便则愈，宜肾气丸主之。

干地黄八两，薯蓣四两，山茱萸四两，泽泻三两，茯苓三两，牡丹皮三两，桂枝、附子（炮）各一两。

上八味，末之，炼蜜和丸，梧子大。酒下十五丸，加至二十五丸，日再服。

【方歌】肾气丸主肾阳虚，干地山药及山萸，少量桂附泽苓丹，水中生火在温煦，济生加入车牛膝，温肾利水消肿需，十补丸有鹿茸味，主治肾阳精血虚。

【功用】补肾助阳。

【主治】肾阳不足证。腰痛脚软，身半以下常有冷感，少腹拘急，小便不利，或小便反多，入夜尤甚，阳痿早泄，舌淡而胖，脉虚弱，尺部沉细，以及痰饮，水肿，消渴，脚气，转胞等。

【方解】本方证皆由肾阳不足所致。腰为肾之府，肾阳不足，故腰痛脚软、身半以下常有冷感、少腹拘急；肾阳虚弱，不能化气利水，水停于内，则小便不利、少腹拘急，甚或转胞；肾阳亏虚，水液直趋下焦，津不上承，故消渴、小便反多；肾主水，肾阳虚弱，气化失常，水液失调，留滞为患，可发为水肿、痰饮、脚气等。病症虽多，病机均为肾阳亏虚，所以异病同治，治宜补肾助阳为法，即王冰所谓"益火之源，以消阴翳"之理。方中附子大辛大热，为温阳诸药之首；桂枝辛甘而温，乃温通阳气要药；二药相合，补肾阳之虚，助气化之复，共为君药。然肾为水火之脏，内寓元阴元阳，阴阳一方的偏衰必将导致阴损及阳或阳损及阴，而且肾阳虚一般病程较久，多可由肾阴虚发展而来，若单补阳而不顾阴，则阳无以附，无从发挥温升之能，正如张介宾说："善补阳者，必于阴中求阳，则阳得阴助，而生化无穷。"故重用干地黄滋阴补肾；配伍山茱萸、山药补肝脾而益精血，共为臣药。君臣相伍，补肾填精，温肾助阳，不仅可借阴中求阳而增补阳之力，而且阳药得阴药之柔润则温而不燥，阴药得阳药之温通则滋而不腻，二者相得益彰。方中补阳之品药少量轻而滋阴之品药多量重，可见其立方之旨，并非峻补元阳，乃在微微生火，鼓舞肾气，即取"少火生气"之义。正如柯韵伯所云："此肾气丸纳桂、附于滋阴剂中十倍之一，意不在补火，而在微微生火，即生肾气也。"再以泽泻、茯苓利水渗湿，配桂枝又善温化痰饮；丹皮苦辛而寒，擅入血分，合桂枝则可调血分之滞，三药寓泻于补，俾邪去而补药得力，为制诸阴药可能助湿碍邪之虞。诸药合用，助阳之弱以化水，滋阴之虚以生气，使肾阳振奋，气化复常，则诸症自除。

本方配伍特点有二：一是补阳之中配伍滋阴之品，阴中求阳，使阳有所化；二是少量补阳药与大队滋阴药为伍，旨在微微生火，少火生气。由于本方功用主要在于温补肾气，且作丸内服，故名之"肾气丸"。

【名家医案】

1. 蒲辅周医案

张某，男，86 岁。患者腰背酸痛，足冷，小便短而频，不畅利，大便难，口干口苦，饮水不解，舌淡少津无苔，脉象右洪大无力、左沉细无力。脉证兼参，属阴阳两虚，治宜温肾阳滋肾阴，以八味地黄丸加减：熟地 9g，云苓 6g，怀山药 6g，杜仲（盐水炒）9g，泽泻 4.5g，熟川附子 4.5g，肉桂（去粗皮、盐水炒）1.5g，怀牛膝 6g，破故纸 9g。水煎服，加蜂蜜 30g，兑服，连服 3 剂。复诊：症状好转，原方再服 3 剂。三诊：因卧床日久未活动，仍腰痛、小便频，宜继续健补肾气，以丸剂缓服。熟地 90g，山萸肉 30g，怀山药 60g，泽泻 30g，熟川附片 30g，肉桂 18g，怀牛膝 30g，破故纸 60g，菟丝子 60g，巴戟天 30g。各研细末和匀，炼蜜为丸，每重 9g，每服 1 丸。并每早服桑椹膏一汤匙，开水冲服，连服 2 剂恢复健康，至 5 年多未复发。

按语：腰为肾之府，肾阴虚失于滋养，肾阳虚失于温煦，可致腰部酸痛不适。肾气丸并补肾中阴阳，为治肾虚腰痛之良方。

2. 刘琼芳医案

苏某，男，32岁。婚后多年不育，头昏，耳鸣，神倦，自汗，食少，面色无华，夜卧少眠，性欲减退，舌淡、苔薄白，脉沉细无力，以两尺脉尤甚，素患慢性痢疾，每夏即发，平素体弱易感。检查精液：量少，80%死精，20%活动力差。主以温肾补火，阳生则阴长、精成，从本而治，拟金匮肾气汤加味治之：附片60g，肉桂6g，熟地黄15g，怀山药15g，枣仁15g，茯苓15g，丹皮5g，泽泻6g，锁阳10g，巴戟15g，淫羊藿10g，杜仲10g。4剂后症状好转。继续以本方加减治疗一段时间，第二年夏季痢疾未复发，精力渐充沛。继用成药调理，后查精液80%活动正常，20%活动力差。不久女方受孕，生一子。

按语：本例属肾阳不足，命门火衰，而影响阴精的化生，元阳的虚衰不仅影响阴精的化生，全身抗病机能也明显下降。治以肾气丸水火并补，以充精气，从本而治，是获良效。

3. 俞长荣医案

黄某，男，30岁。今年2月起便溏，每日2~3次，腹中微痛，便后稍减，平时形寒畏冷，腰痛，小便清长。舌淡苔白，脉沉细弦而缓。处方：淮山药、车前子各15g，熟地、山萸肉、丹皮、茯苓各9g，炮附子6g，益智仁3g，肉桂心1.2g（另冲）。连服5剂（隔日1剂），大便成形，余症均减，但仍腰痛。照上方去益智仁，加枸杞9g，五味子3g，服10剂，诸症痊愈。1年后询知，未再复发。

按语：本例属命火衰微，火不生土，脾失健运。脾主运化，全赖肾阳温煦。命火衰微，脾土失其温煦，如釜底无薪，不能腐熟水谷，故大便溏泄；下元虚愈，故形寒畏冷，腰痛，小便清长，舌淡，脉细缓。方中附子、肉桂、益智仁、淮山药、熟地温补肾阳，火壮能生土，脾气旺盛，运化得行，不治泻而泻自止。再用茯苓、丹皮健脾渗湿泻火，利前阴而实后阴。

4. 郑秀岭医案

孟某某，女，21岁。5年来每多唾涎，初未以为病，近唾涎日渐增多，片刻即唾涎盈口，唾于地则成一摊。面色苍白，畏寒怕冷，腰痛不适，小便清长，大便溏薄，舌淡、苔滑，脉无力。处方：熟地、萸肉、泽泻、丹皮、藿香、佩兰、益智仁各10g，附片、肉桂各6g，淮山药15g，茯苓12g。3剂后，唾涎大减，又3剂，唾涎症告愈，面色红润，腰痛畏寒皆瘥，1个月后随访未再复发。

按语：肾主水液，肾阳不足，水无所主，升降失常，水气上逆，故唾涎增多。本方中附子、肉桂、熟地、萸肉、山药等温补肾阳，藿香、佩兰芳香辟浊，益智仁补肾摄涎，故能有效。

5. 李继昌医案

余早年至富民县访友。友留宿，夜阑入寐，闻间壁咳声频频，达旦未止。经询，方知夜咳者乃一年近七十之老妪，病已半载，屡治罔效。余即登门予以诊治。其症咳多甚于夜间，每卧即痰壅作咳，以致难以入寐。咳时气短难接，痰有咸味，虽屡服化痰止咳之药，总难奏效。脉两寸俱大，两尺则微细欲绝。参其脉证，知此病不单在肺，肾亦病矣，乃肾虚不纳之候。遂以金匮肾气丸加味治之。附片 30g（开水先煎透），上肉桂 6g（研末调服），熟地 15g，山茱萸 6g，怀山药 15g，茯苓 15g，粉丹皮 9g，泽泻 9g，炙麻黄根 9g，五味子 6g。上方仅服 1 剂，当晚咳即减半，知药已对证，令其再服 5 剂。并购金匮肾气丸常服，未及半月而愈。

按语：久咳气短，甚于夜间，痰有咸味，尺脉微细欲绝，此肾虚不能纳气；水泛为痰故也，故用肾气丸补肾虚，加五味子、麻黄根以敛肺纳气平喘。

【名家方论】

1. 元·王履《医经溯洄集》：八味丸以地黄为君，而以余药佐之，非止为补血之剂，盖兼补气也。气者，血之母，东垣所谓阳旺则能生阴血者此也。夫其用地黄为君者，大补血虚不足与补肾也；用诸药佐之者，山药之强阴益气；山茱萸之强阴益精而壮元气；白茯苓之补阳长阴而益气；牡丹皮之泻阴火，而治神志不足；泽泻之养五脏，益气力，起阴气，而补虚损五劳，桂、附立补下焦火也。由此观之，则余之所谓兼补气者，非臆说也。

2. 明·吴昆《医方考》：渴而未消者，此方主之。此为心肾不交，水不足以济火，故令亡液口干，乃是阴无阳而不升，阳无阴而不降，水下火上，不相既济耳！故用肉桂、附子之辛热壮其少火，用六味地黄丸益其真阴。真阴益，则阳可降；少火壮，则阴自生。肾间水火俱虚，小便不调者，此方主之。肾间之水竭则火独治，能合而不能开，令人病小便不出；肾间之火熄则水独治，能开而不能合，令人小便不禁。是方也，以附子、肉桂之温热益其火；以熟地、山萸之濡润壮其水；火欲实，则丹皮、泽泻之酸咸者可以收而泻之；水欲实，则茯苓、山药之甘淡者可以制而渗之。水火既济，则开阖治矣。

3. 清·柯韵伯《伤寒来苏集》：火少则生气，火壮则食气，故火不可亢，亦不可衰，所云火生土者，即肾家之少火游行其间，以息相吹耳，若命门火衰，少火见于熄矣。欲暖脾胃之阳，必先温命门之火，此肾气丸纳桂、附于滋阴剂中十倍之一，意不在补火，而在微微生火，即生肾气也。故不曰温肾，而名肾气，斯知肾以气为主，肾得气而土自生也。且形不足者，温之以气，则脾胃因虚寒而致病者固瘳，即虚火不归其原者，亦纳之而归封蛰之本矣。

4. 清·王子接《绛雪园古方选注》：肾气丸者，纳气归肾也。地黄、萸肉、山药补足三阴经，泽泻、丹皮、茯苓补足三阳经。脏者，藏经气而不泄，以填塞浊阴为补；腑者，如府库之出入，以通利清阳为补。复以肉桂从少阳纳气归肝，复以附子从太阳纳气归肾。

5. 清·张璐《千金方衍义》：本方为治虚劳不足，水火不交，下元亏损之首方。专用附、桂蒸发津气于上，地黄滋培阴血于下，萸肉涩肝肾之精，山药补黄庭之气，丹皮散不归经之血，茯苓守五脏之气，泽泻通膀胱之气化。

6. 清·唐宗海《血证论》：肾为水脏，而其中一点真阳便是呼吸之母，水足阳秘，则呼吸细而津液调。如真阳不秘，水泛火逆，则用苓、泽以行水饮，用地、萸以滋水阴，用淮药入脾，以输水于肾，用丹皮入心，以清火安肾，得六味以滋肾，而肾水足矣。然水中一点真阳，又恐其不能生化也，故用附子、肉桂以补之。

【现代用量参考】 干地黄 120g，薯蓣 60g，山茱萸 60g，泽泻 45g，茯苓 45g，牡丹皮 45g，桂枝 15g，附子（炮）15g。

【现代应用】

1. 治疗慢性肾炎

陈某，女，47 岁。曾患肾盂肾炎，旋即治愈。今春以来经常出现全身浮肿，时起时退。尿检发现蛋白（++）、管型（+）。症见：全身浮肿，腹皮增厚，腹胀，头晕，腰酸，食欲减退，小便频，量少，色深黄，口不干，脉细涩，舌体胖有齿印、质红苔白较厚。血压正常。予肾气丸加味。处方：熟地（砂仁杵）、淮山药各 15g，茯苓、泽泻、牛膝各 12g，枸杞、丹皮、附子、车前子（包）各 9g，肉桂心（另冲）1.8g。连服 30 余剂，诸症基本解除，小便多次复检未见异常。

按语:《内经》云："诸湿肿满，皆属于脾。"本例腹胀食减，舌胖苔白，其为脾虚可证。然土衰必补其母，非命火不能生脾土。且肾为胃关，关门不利聚水，必得桂附之阳，蒸动肾气，所谓膀胱气化则能出也。但其舌质红，不仅命火衰微，且肾阴亦受累，因取肾气丸加牛膝、车前子（济生肾气汤）滋阴和阳而助气化，益火生土而开胃关。

2. 治疗排尿晕厥

江某，男，60岁。7年来经常头晕，每排尿时头晕甚，常在小便末昏厥于地，不省人事，少时自苏，醒后感倦怠乏力。曾在某医院确诊为排尿性晕厥，服健脑丸等不效。1个月前因劳累过度，致上症频发，伴耳鸣，乏力，小便清长频数。诊见面色㿠白，舌苔薄白，脉沉细。证属肾阳亏虚，髓海不足。治宜温阳填精。金匮肾气丸主之：附子10g，桂枝6g，熟地30g，山药15g，山茱萸15g，茯苓10g，泽泻10g，丹皮10g。服3剂，头晕大减，晕厥次数减少，守方继服20剂，排尿时再无晕厥，诸症尽除。

按语：肾主水液，司二便，藏精生髓，而脑为髓海，若肾阳亏虚，髓海不足，清阳不升，上下俱虚，气机不相顺接，则发眩晕昏厥。治疗抓住病机，以金匮肾气丸甘温益气，填精益髓，鼓舞肾阳，使阳充精盛，故诸症得除。

3. 治疗癃闭

陈某，女，26岁。产后3日，小便不通，经妇产科导尿，小便涓滴难下，伴少腹胀满，面色㿠白，腰痛如折、恶露较少，舌淡胖，脉迟。辨为肾气虚寒，气化不利。投肾气丸加味：熟地黄30g，山药30g，党参30g，白茯苓10g，泽泻10g，乌药10g，肉桂5g，熟附片10g。2剂后小便畅通。复诊时加当归、黄芪，5剂病愈。

按语：肾气不充，膀胱气化失司，继因产后寒邪乘虚内侵，寒客下焦，水道为寒所凝，水满于脐中，膀胱不利而癃。肾气丸温阳散寒，补肾壮阳，非桂附不能直达州都，雪消春水来矣。

4. 治疗淋证

胡某，男，41岁。3个月来小便淋急，次数多而量少，夜睡尤甚（每夜解溲10余次），排尿时阴茎微痛，心烦，腰酸，舌淡，脉沉细而缓。处方：熟地、淮山药各15g，枸杞、丹皮、茯苓、泽泻各9g，附子6g，肉桂心3g（另冲）。1剂甫毕，小便次数显减（每夜仅2～3次），排尿无痛感。因肉桂不易买到，嘱改服金匮肾气丸而收功。

按语：小便淋痛多由湿热下注，膀胱气化不利或肾阴亏损，虚火扰及尿窍所致。属肾阴阳两虚型的比较少见。本例因肾阴虚，龙雷之火上炎，故觉心烦；扰及尿道故小便淋急作痛；肾阳虚膀胱气化失调，故小便频；腰为肾之府，肾虚则腰痛。故治以金匮肾气丸而收效显著。

5. 治疗梅尼埃病

宋某，女，46岁。发作性眩晕耳鸣，听力渐减两年余，近半年来发作频繁，多则一月数次，少则两月一次，曾在某院诊为"梅尼埃病"，历治不效。现症：时发眩晕，耳鸣，听力减退，耳内凉楚，手足不温，腰背寒凉，形寒怕冷，白带清稀量多，饮食喜热，喜静厌动，前庭功能检查右耳反应低下，舌淡苔白水滑，脉沉乏力。证属肾阳虚衰，寒水上逆而发为耳性眩晕。治以温肾壮阳，散寒降逆，聪耳息眩。药用制附片10g，肉桂10g，茯苓30g，泽泻30g，熟地15g，丹皮12g，山萸肉15g，山药12g，生龙牡各25g，磁石30g，枣仁5g，菖蒲12g，甘草10g，生姜3g，每日1剂，分3次服。用药3剂，眩晕停止，耳鸣好转。效不更方，续进10余剂，诸症皆失，前庭功能检查右耳反应接近正常。嘱每晨服金匮肾气丸1丸，连用两个月。后访半年未再发。

按语： 肾主水，开窍于耳，肾阳虚衰，气化失常，水饮上泛于头窍，而致眩晕、耳鸣。以肾气丸温肾化水，加龙牡、磁石、菖蒲以潜镇开窍。阳复饮化窍通，则眩晕即止。

6. 治疗围绝经期综合征

林某，女，43岁，医师。1974年7月5日就诊。去年5月起曾多次出现晕厥，恶心呕吐，经治后好转。1个月前又发生晕厥，血压升高，头昏较甚，但无出汗呕恶。近1个月来，经常头晕，血压在（140～160）/（110～120）mmHg，服西药降压剂能一时下降，但又上升，波动较频。伴见心悸易惊，性情急躁，面部微浮肿，食欲尚好，但疲乏无力，不能工作，大便干，唇较干，舌淡、苔白厚，脉象细缓。西医诊断为自主神经功能紊乱，围绝经期综合征。怀山药、女贞子各15g，茯苓、熟地各12g，丹皮、泽泻、牛膝、蒺藜各9g，桂枝、附子、仙茅各4.5g。连服20余剂后，晕厥未再发作，血压基本正常（月经来潮时略升至140/110mmHg左右）。食欲、二便均为正常，睡眠尚好，但梦多。偶有胸前紧束感。唇红，舌苔基本正常，脉细缓。仍议滋肾养肝，引火归原。处方：熟地、怀山药各15g，山萸、泽泻、茯苓各9g，丹皮、附子各6g，肉桂1.2g（另冲）。连服16剂，诸症基本消除，能坚持工作。

按语： 现代医学所谓高血压，其某些症状与中医"晕厥"相似。中医分型有虚有实，虚者属肝肾阴虚，实者属肝火、痰热。本例患者心悸易惊，性情急躁，大便较干，唇干，颇似热证，但舌淡苔白，脉细缓，面浮肿，都属虚寒之象。拟为肾阴下虚，木失水涵，阳不归宅，相火浮越。肾主诸气，肝主藏血，气血交并则为厥；虚阳上冒则为晕。治以滋肾养肝，温阳化气，俾阴以阳长，血随气生，水木相荣，心肾相交，故诸症可得解除。

【现代药理研究】现代药理研究表明肾气丸具有提高免疫力，调节内分泌系统，增强生殖系统能力，预防心血管系统疾病，促进糖、脂质、氨基酸等物质的代谢，抗疲劳、抗衰老、抗突变和抗辐射损伤等作用。常用于治疗弱精症、慢性前列腺炎、支气管哮喘缓解期、老年尿道综合征、糖尿病肾病、高血压肾病、慢性肾小球肾炎、痛风等疾病。

熟地黄具有增强人体的造血功能、抑制中枢神经、调节免疫功能、升高白蛋白、增强记忆力、抗衰老、抗氧化、抗疲劳、抗突变、抑制肿瘤等作用。

吴茱萸具有抗炎镇痛、抑菌、调节内分泌、降血糖、抗肿瘤、抗溃疡、抑制胃肠运动、止泻等作用，用于治疗心血管疾病和内分泌失调；有调节通路和阻滞细胞周期的作用，用于靶向治疗肿瘤。

山药具有调节胃肠功能、增强免疫功能、降血糖、延缓衰老、保肝、抗肿瘤的作用，可用于治疗慢性腹泻、食少、体倦、虚劳咳嗽、急慢性肾炎、糖尿病、甲状腺功能亢进症、妇女带下等。

泽泻具有利尿、抑制肾结石形成、降血脂、抗动脉粥样硬化、护肝、降血压、保护心脏、抗血小板聚集、抗血栓形成、促进纤溶酶活性等作用，并具有多种免疫调节作用，此外还具有降血糖、抗炎等作用。临床常用于治疗肾性水肿、泌尿系感染、高脂血症、高血压等疾病。

附子、茯苓药理作用见"附子汤"；桂枝、牡丹皮药理作用见"鳖甲煎丸"。

【使用禁忌】肾气丸孕妇忌服，肾阴不足、虚火上炎者不宜服用。

三十六、薯蓣丸

【方源】《金匮要略·血痹虚劳病脉证并治第六》：虚劳诸不足，风气百疾，薯蓣丸主之。

薯蓣三十分，当归、桂枝、干地黄、曲、豆黄卷各十分，甘草二十八分，人参七分，川芎、芍药、白术、麦门冬、杏仁各六分，柴胡、桔梗、茯苓各五分，阿胶七分，干姜三分，白蔹二分，防风六分，大枣（百枚）为膏。

上二十一味，末之，炼蜜和丸，如弹子大，空腹酒服一丸，一百丸为剂。

【方歌】三十薯蓣二十草，三姜二蔹百枚枣，桔茯柴胡五分匀，人参阿胶七分讨。更有六分不参差，芎芍杏防麦术好，豆卷地归曲桂枝，均宜十分和药捣。

【功用】调理脾胃，益气和荣，祛风除邪。

【主治】虚劳不足，气血两虚，外兼风邪，症见头晕目眩，神疲乏力，心悸气短，身体瘦弱，不思饮食，健忘失眠，骨节酸痛，风气百疾，舌淡、苔白、脉沉细。

【方解】重用薯蓣、大枣、甘草补中之虚，又用人参、白术、干姜、茯苓理中之气，虚劳诸不足，以建中最为重要。另以当归、地黄、川芎、芍药、麦冬、阿胶补血滋阴，以桂枝、曲、杏仁、柴胡、桔梗、白蔹、防风解风气诸邪，炼蜜为丸，治宜缓图也。

【名家医案】

1. 北宋孙兆医案

孙兆治曹都使，新造一宅，落成迁入，经半月，饮酒大醉，卧起失音，喑不能言。召孙视之，曰：因新宅，故得此疾耳，半月当愈。先服补心气薯蓣丸，治湿用细辛、川芎，十日其疾渐减，二十日痊愈。曹既安，见上，问谁医，曰：孙兆。上乃召问曰：曹何疾也？对曰：凡新宅壁皆湿，地亦阴多，人乍来，阴气未散。曹心气素虚，饮酒至醉，毛窍皆开，阴湿之气从而乘心经，心经既虚，而湿又乘之，所以不能语。臣先用薯蓣丸使心气壮，然后以川芎、细辛祛湿气，所以能语也。即仲景法，虚者先固其里，后清其表。

2. 李西园医案

唐氏，女，16 岁。于辛酉冬十二月，赴邻村饮筵，由于饮食失节，归途复感受风寒，遂发生身疼咳嗽疾，复兼发热下痢。初未加注意，延至次年壬戌春二月，病势增剧。咳嗽喘息，形销骨立，少食而复腹痛下利，午后潮热，面色苍白，行动需人扶持，否则便要倾跌，已造极中之候。某医认为虚劳弱症，应当大补，投以人参、洋参、黄芪、云苓、当归等大补气血药物，数剂服后，病势益剧，转为食少，不眠，咳喘弥甚。李师主张金匮薯蓣丸法，变丸为汤，服毕 4 剂，诸症皆效，后又 4 剂继续与服，病愈大半。又与薯蓣丸 100 粒，每日早晚各服 1 粒，为期两月余，康壮如初。

按语： 饮食失节，损伤脾胃，复感风寒，外内皆伤，治当扶正而祛邪，徒用补药，则邪恋不去，故其病益剧。患者见形瘦食少，腹痛下利，脾胃虚象，已露端倪，正合仲景薯蓣丸法，投之果愈。

3. 涂钟馨医案

黄某，男，54 岁。农民，1989 年 6 月 23 日初诊。患肺结核 16 年，断续服抗痨西药，病时重时轻。2 个月前咳嗽加剧，咯痰带血，白睛黄染，尿黄，厌食而住某县医院传染科治疗。诊断为"肺结核空洞出血""急性黄疸性肝炎"。经中西药结合治疗，血止，黄疸消退，纳食稍增。刻下症见：咳嗽声怯，痰白量多，纳谷不香，便溏溲浊，面唇不华，形销骨立，舌淡暗、边有齿印、苔白，脉细涩如丝。肝右肋下触及 3cm，质偏硬。肝功能检查：麝浊 10U，谷丙转氨酶 64U，总蛋白 7.2g/L，白蛋白 3.5g/L，球蛋白 3.7g/L，HBsAg1：32，血沉 46mm/h。胸片示：空洞型肺结核。治以薯蓣丸加百部、黄芩、鳖甲、丹参，嘱常服，并停用抗痨西药。患者于 8 月 7 日复诊，自诉临床症状消失。B 超示：肝右肋下 1cm。胸片示：空洞消失，原结核病灶钙化。肝功能、血沉检查正常。嘱原方续服半年，以资巩固。

按语： 本方以小剂量桂、柴、防、杏、桔、薏之属，辅佐大量滋补药，意在调和营卫，疏畅气机，补而不滞，增强本方灵性。如用之祛邪，则不足恃，且有留邪之虞。

4. 黄煌医案

王某某，男，60 岁。肺癌 6 月余。刻下：体瘦，面色黧黑，咳嗽痰少，白黏痰，眼睑轻度浮肿，恶风，畏寒，偶有低热，神倦乏力，自觉口中无味，纳差，大便稀溏，舌淡苔薄，脉浮细弱。患者年事已高，正气亏损，肺、脾、肾三脏尤为显著，气血阴阳俱不足，且外感风邪，伴有表证。治以调补气血，扶正祛邪。拟方：生晒参 10g，白术 10g，茯苓 10g，生甘草 5g，当归 10g，川芎 10g，白芍 10g，熟地 15g，麦冬 10g，天冬 10g，肉桂 10g，阿胶 10g，柴胡 15g，防风 15g，杏仁 10g，桔梗 5g，神曲 15g，豆卷 10g，干姜 10g，山药 30g，红枣 30g，山萸肉 10g，车前子 10g。药服 15 剂后，症状改善，舌淡苔薄，脉细弱。原方加减治疗 3 个月后，诸症皆有好转。

按语：此案乃是肺、脾、肾亏损，气血阴阳俱不足之证，且外感风邪，故以薯蓣丸扶正祛邪为基础方药，配以补肾行水之品，攻补兼施，故获良效。

【名家方论】

1. 唐·王焘《外台秘要》：古今录验薯蓣丸。疗丈夫五劳七伤。头痛目眩。手足逆冷。或烦热有时。或冷痹骨疼。……疗男子五劳七伤，晨夜气喘急，内冷身重，骨节烦疼，腰背强痛引腹内。

2. 清·徐彬《金匮要略论注》：虚劳不足证，多有兼风者。正不可着急治风气，故仲景以四君、四物，养其气血；麦冬、阿胶、干姜、大枣，补其肺胃；而以桔梗、杏仁、开提肺气；桂枝行阳；防风运脾；神曲开郁；黄卷宣肾；柴胡升少阳之气；白蔹化入营之风。虽有风气未尝专治之，谓正气运而风气自去也。然以薯蓣名丸者，取其不寒不热，不燥不滑，脾肾兼宜，故多用以为君，则诸药相助以为理耳。

3. 清·周扬俊《金匮玉函经二注》：虚劳不足之证，最易生风，倘不为调摄，必致火气日见不足。则所以善行数变者，不益流连而不息耶。故于手足太阴少阴上下分补，不仍以中土为主，务令三焦并益，荣卫和谐，而诸风自息矣。如桂枝、柴胡、防风，借以固表升阳，为力颇多，非谓以此驱风，转燥津液也。

4. 清·尤在泾《金匮要略心典》：虚劳证多有挟风气者，正不可独补其虚，亦不可着意去风气。仲景以参、地、芎、归、苓、术补其气血，胶、麦、姜、枣、甘、芍益其营卫，而以桔梗、杏仁、桂枝、防风、柴胡、白蔹、黄卷、神曲祛风行气。其用薯蓣最多者，以其不寒不热，不燥不滑，兼擅补虚祛风之长，故以为君。谓必得正气理而后风气可去耳。

5. 清·陈修园《金匮要略浅注》：此方虚劳内外，皆见不足，不止上节所谓里急诸不足也。不足者补之，前有建中黄芪建中等法，又合之桂枝加龙牡等法，似无剩义。然诸方补虚则有余，祛风则不足。凡人初患伤风，往往不以为意，久则邪气渐微，亦或自翕。第恐既愈之后，余邪未净，与正气混为一家，或偶有发热，偶有盗汗，偶有咳嗽等证。妇人经产之后，尤易招风。凡此皆为虚劳之根蒂。治者不可着意补虚，又不可着意祛风。若补散兼用，亦驳杂而滋弊。惟此丸探其气味化合所以然之妙，故取效如神。

6. 清·吴谦《医宗金鉴》：虚劳诸不足者，谓五劳、诸虚、百损也。上条以热伤干血为言，此条以风气百疾立论。热伤其上之血分，则病肺痈；热伤其下之血分，则病干血。风中其外之气分，则病肺痿；风中其内之气分，则病百疾。主之以薯蓣丸，散诸风邪，补诸不足，滋诸枯槁，调诸荣卫，故其药温润共剂，补散同方也。

【现代用量参考】薯蓣90g，当归、桂枝、曲、干地黄、豆黄卷各30g，甘草84g，人参21g，川芎、芍药、白术、麦冬、杏仁各18g，柴胡、桔梗、茯苓各15g，阿胶21g，干姜9g，白蔹6g，防风18g，大枣100枚（为膏）。上药二十一味，研末，炼蜜和丸，如弹子大。空腹酒服1丸，100丸为剂。

【现代应用】

1. 治疗产后关节疼痛

李某，女，28岁。产后2个多月，恶露已净，乳汁尚可。唯觉四肢诸关节酸楚疼痛，抬举不便且无力，全身肌肉麻木不仁。刻诊舌质淡红、苔薄白，脉细弦。此属产后百脉空虚，风寒湿邪痹阻络道，脉络失和所致，治以薯蓣丸加减。山药、黑豆、大枣各30g，党参、生地、天花粉各15g，炒白芍、当归、麦冬、白蔹各12g，炒白术、茯苓、杏仁、桔梗、阿胶（烊化）各10g，炙甘草、川芎、桂枝、柴胡、防风、干姜各6g。水煎服，每日1剂。前方服10剂症状已减，苔薄，脉细滑。续进30剂病除。

按语：产后虚劳怯弱，气血两虚，风寒湿邪入侵肢节经络，故躯体关节疼痛，肌肉麻木。虚劳挟风，既不能专事培补，亦不得一味祛风，必须以补虚为主，寓散于补，俾气血恢复而风邪自去。

2. 治疗颌下腺囊肿

魏某，女，26岁。右颌下（大迎穴）突发肿块1个月，经B超检查为"颌下腺囊肿"。质尚软，按之微痛，皮色不变，苔薄腻，脉细滑。患者形体消瘦，脾胃虚弱，气血两亏，清阳不升，浊阴不降，痰浊凝滞。治以补虚祛风化痰法，方用薯蓣丸加减。山药、黑豆各30g，大枣25g，党参、茯苓、生地各15g，炒白术、当归、炒白芍、杏仁、麦冬、六曲、白蔹、白芥子各 12g，桔梗、阿胶（烊化）、半夏各 10g，炙甘草、川芎、防风、柴胡、桂枝、干姜各 6g。水煎服，每日 1 剂。服药 20 剂，右颌肿块消失，随访 1 年未复发。

按语： 颌下腺囊肿，皮质不变，临床一般辨证为少阳气滞痰凝或半阴半阳证。细察大迎穴为足阳明经循环之处，阳明乃多血多气之经，今患者素体薄弱，气血亏虚而致痰浊凝聚，故用薯蓣丸补气养血，疏风散邪，加半夏、白芥子化痰散结而收良效。

3. 治疗颈椎病

徐某，男，78 岁。患颈椎病 10 余年，1 个月前颈椎及颅脑 MRI 示："颈 3 ~ 4、4 ~ 5、5 ~ 6 椎间盘突出，多发性腔隙脑梗死。"诉常年颈部发胀僵硬，头昏沉，时或旋转，记忆力减退，夜寐差，精神软弱，舌质淡、苔薄白、脉弦。此属高年气血不足，风寒湿气内侵，脉络瘀滞所致，治以益气养血，补虚祛风。方取薯蓣丸加减。山药、黑豆、大枣各 30g，党参、生地各 15g，炒白芍、六曲、当归、麦冬、白蔹、鹿角胶（烊化）各 12g，炒白术、茯苓、杏仁、黄芩、桔梗各 10g，炙甘草、川芎、桂枝、防风、柴胡、干姜各 6g。水煎服，每日 1 剂。服上方 30 剂后，颈部胀硬遂减，头昏胀大为好转，精神改善，苔薄，脉沉缓，上方加全蝎 6g。进 60 剂，诸症基本消失。

按语： 本案颈椎病、脑梗死，因病人乃高年之体，肝肾亏虚，气血不足，风寒等邪入侵，脉络郁滞，治应大补虚羸，祛风散邪。方中以补肾的鹿角胶代替补血的阿胶，更适合老年人的生理特点。

4. 治疗病毒性心肌炎

陈某，女，45 岁。1989 年 10 月 30 日诊。患病毒性心肌炎 3 年。症见：面色萎黄，心悸气短，胸闷乏力，头晕目眩，终日嗜睡，稍事活动，诸症加剧，下肢浮肿。舌苔淡白薄腻、边有齿痕，舌质淡红无华；脉象迟缓无力，时结代。心功能Ⅲ级。心率缓慢，55 次 / 分。心电图：伴室性早搏。心功能测定：每分钟搏血量 5.30L，每搏血量 60mL，明显减少。胸片示心脏扩大。属心气（阳）不足、心血匮乏。依法服薯蓣丸 2 个疗程后，临床症状改善，心功能恢复到Ⅰ级，心率增至 78 次 / 分，无早搏，超声心动图：每分钟搏血量 7.40L，每搏血量 96mL，明显提高。复查胸片，心脏较前缩小。后又间断服药百日，诸症皆无。追访 2 年，未复发。

按语： 本方常用于多种虚羸疾病的康复治疗及慢性心脏病心功能减退的恢

复治疗，收效良好。治疗心脏诸疾，特别是对心气不足、心阳衰微的慢性心功能减退患者，与其单用归、胶滋腻之品纯补有形之血，远不如以疏导、温运、益气、调和等法激发无形之气。薯蓣丸囊括诸法，可长期服用。

【现代药理研究】现代药理研究表明薯蓣丸具有抗氧化、改善机体能量代谢、增强免疫、辅助抗肿瘤等多方面的作用。临床主要用于治疗肺结核、反复感冒、慢性疲劳综合征、晚期非小细胞肺癌、慢性荨麻疹、慢性肾炎等病症。近期临床报道也见于治疗支气管哮喘缓解期、慢性肺源性心脏病、小儿变应性鼻炎、心功能减退等病症。

白蔹具有抗肿瘤、抑菌、调节免疫、促进伤口愈合等作用，常用于治疗痤疮、痔疮、黄褐斑、老年斑、烧伤、皲裂等疾病。

山药药理作用见"肾气丸"；当归药理作用见"当归四逆汤"；地黄药理作用见"百合地黄汤"；川芎药理作用见"胶艾汤"；柴胡、阿胶、桂枝、芍药药理作用见"鳖甲煎丸"；桔梗药理作用见"桔梗汤"；防风药理作用见"桂枝芍药知母汤"；干姜、大枣、人参药理作用见"半夏泻心汤"；甘草药理作用见"白虎汤"；白术、茯苓药理作用见"附子汤"；麦冬药理作用见"麦门冬汤"；杏仁药理作用见"厚朴麻黄汤"。

薯蓣丸无显著毒副作用，未报道有显著不良反应。

三十七、桃核承气汤

【方源】《伤寒论》第 106 条：太阳病不解，热结膀胱，其人如狂，血自下，下者愈。其外不解者，尚未可攻，当先解其外；外解已，但少腹急结者，乃可攻之，宜桃核承气汤。

桃仁五十个（去皮尖），大黄四两，桂枝二两（去皮），甘草二两（炙），芒硝二两。

上五味，以水七升，煮取二升半，去滓，内芒硝，更上火，微沸下火，先食温服五合，日三服，当微利。

【方歌】桃核承气五般奇，甘草硝黄并桂枝。热结膀胱少腹胀，如狂蓄血最相宜。

【功用】逐瘀泄热。

【主治】下焦蓄血证。少腹急结，小便自利，至夜发热，其人如狂，甚则谵语烦躁，以及血瘀经闭，痛经，脉沉实而涩者。

【方解】本方由调味承气汤减芒硝之量，加桃仁、桂枝而成。方中桃仁苦甘平，活血破瘀；大黄苦寒，下瘀泄热。二者合用，瘀热并治，共为君药。芒硝咸苦寒，泄热软坚，助大黄下瘀泄热；桂枝辛甘温，通行血脉，既助桃仁活血祛瘀，又防硝黄寒凉凝血之弊，共为臣药。桂枝与硝、黄同用，相反相成，桂枝得硝、黄则温通而不助热；硝、黄得桂枝则寒下而不凉遏。炙甘草护胃安中，并缓诸药之峻烈，为佐使药。诸药合用，共奏破血下瘀之功。

【名家医案】

1. 曹颖甫医案

沈石顽之妹，年未二十，体颇羸弱。一日出外市物，骤受惊吓，归即发狂，逢人乱殴，力大无穷。石顽亦被击伤腰部，因不能起。数日后，乃邀余诊。病已七八日矣，狂仍如故。石顽扶伤出见。问之，方知病者经事两月未行。遂乘睡入室诊查，脉沉紧，少腹似胀。因出谓石顽曰，此蓄血证也，下之可愈。遂疏桃核承气汤与之。桃仁 30g，生军（生大黄）15g，芒硝 6g，炙甘草 6g，桂枝 6g，枳实 9g。翌日问之，知服后下黑血甚多，狂止，体亦不疲，且能啜粥，见人羞避不出。乃书一善后之方与之，不复再诊。

按语：发狂上体不疲者，以病者体弱不甚，而药复适中病也。即使病者体气过虚，或药量过剂，致下后疲惫者，不妨用补剂以调之。病家至此，慎勿惊惶，反令医者不克竟其技也。

2. 喻嘉言医案

张令施乃弟，伤寒坏证，两腰偻废，卧床彻夜痛叫，百治不效，求诊于余。其脉亦平顺无患，其痛则比前大减。余曰：病非死证，但恐成废人矣。此证之可以转移处，全在痛如刀刺，尚有邪正互争之象，若全然不痛，则邪正混为一家，相安于无事矣。今痛觉大减，实有可虑，宜速治之。病者曰：此身既废，命安从活，不如速死。余戚额，欲为救全，而无治法，谛思良久，谓热邪深入两腰，血脉久闭，不能复出，只有攻散一法，而邪既入久，正气全虚，攻之必不应。乃以桃仁承气汤多加肉桂、附子二大剂与服，服后即能强起。再仿前意为丸，服至旬余全安。

按语：本案为瘀滞经络、血脉闭阻而致腰痛伛偻，用桃仁承气汤加味以活血行瘀为主，是取"通则不痛"之意也。

3. 邓铁涛医案

邱某，产后六七日，午后发热，既而但热不寒，少腹感觉胀满，自恃体壮，不以为病，病数日胀益甚，其夫始来邀诊，询之，产后三四日恶露即止。遂与桃仁承气汤，晚间进药，至夜半腹中痛不可忍，约两小时后，排下脓血极多，次日往诊，其病快然如失。

按语：产后恶露闭止过早，残败之血内留，淤积而化热，致发热、少腹胀满，下焦蓄血之证备矣，故用桃核承气汤下其瘀热，瘀热一尽，则"其病快然若失"。

4. 牟允方医案

患者，男，74 岁。忽然小便癃闭，本地医院门诊导尿数次，均因剧烈疼痛未成，乃行膀胱穿刺术，排去尿液后，转我院医治，确诊为淋病性尿道狭窄继发性尿潴留。其少腹硬满拒按，小便癃闭，排便十余日未行，畏冷，身热 38℃。药方用桃仁承气汤加滑石、木通、盐车前子。1 剂即排便下如羊屎，小便也涓滴而下，但不通利。再服一剂，二便皆畅。

按语：《类聚方广义》云："淋家，少腹急结，痛连腰腿，茎中疼痛，小便涓滴不通者，非利水剂所能治，用桃仁承气汤二便通利，痛楚立除。"此案所闻，与此相配，果用之立效。

5. 刘渡舟医案

杜某，女，18 岁。因遭受惊吓而精神失常，或哭或笑，惊狂不安。伴见少腹疼痛，月经愆期不至，舌质紫暗，脉弦滑。此乃情志所伤，气机逆行，血瘀神乱，桃核承气汤主之。桃仁 12g，桂枝 9g，大黄 9g，炙甘草 6g，柴胡 12g，丹皮 9g，赤芍 9g，水蛭 9g。两剂。药后经水下行，少腹痛止，精神随之而安。

按语：在《伤寒论》中，张仲景用桃核承气汤治疗"热结膀胱"证，以"少腹急结，其人如狂"为主要临床表现。本证的病机关键在于下焦蓄血，瘀血与邪热相结。从临床实际情况来看，多与妇女经血瘀阻有关，如瘀热闭经，少腹硬痛而心情烦躁或如狂者，服用本方多有疗效。另外，产后恶露不下，瘀血内阻而见喘胀欲死，或精神狂妄者，亦可使用本方。

【名家方论】

1. 金·成无己《注解伤寒论》：甘以缓之，辛以散之。少腹急结，缓以桃仁之甘；下焦畜血，散以桂枝之辛。大热之气，寒以取之。热甚搏血，故加二味于调胃承气汤中也。

2. 明·许宏《金镜内台方议》：以桃仁为君，能破血结，而缓其急。以桂枝为臣，辛热之气，而温散下焦蓄血。以调胃承气汤中品味为佐为使，以缓其下者也。此方乃调胃承气汤中加桃仁、桂枝二味，以散其结血也。

3. 明·吴昆《医方考》：桃仁，润物也，能泽肠而滑血；大黄，行药也，能推陈而致新；芒硝，咸物也，能软坚而润燥；甘草，平剂也，能调胃而和中；桂枝，辛物也，能利血而行滞。又曰：血寒则止，血热则行。桂枝之辛热，君以桃、硝、黄，则入血而助下行之性矣，斯其治方之意乎！

4. 明·方有执《伤寒论条辨》：然则五物者，太阳随经入府之轻剂也。先食，谓先服汤，而饮食则续进也。

5. 清·尤在泾《伤寒贯珠集》：此即调胃承气汤加桃仁、桂枝，为破瘀逐血之剂。缘此证热与血结，故以大黄之苦寒，荡实除热为君；芒硝之咸寒，入血软坚为臣；桂枝之辛温，桃仁之辛润，擅逐血散邪之长为使；甘草之甘，缓诸药之势，俾去邪而不伤正为佐也。

6. 清·柯韵伯《伤寒来苏集》：若太阳病不解，热结膀胱，乃太阳随经之阳热瘀于里，致气留不行，是气先病也。气者血之用，气行则血濡，气结则血蓄，气壅不濡，是血亦病矣。小腹者，膀胱所居也，外邻冲脉，内邻于肝。阳气结而不化，则阴血蓄而不行，故少腹急结；气血交并，则魂魄不藏，故其人如狂。治病必求其本。气留不行，故君大黄之走而不守者以行其逆气，甘草之甘平者以调和其正气。血结而不行，故用芒硝之咸以软之，桂枝之辛以散之，桃仁之苦以泄之。气行血濡，则小腹自舒，神气自安矣。此又承气之变剂也。此方治女子月事不调，先期作痛与经闭不行者最佳。

7. 清·王子接《绛雪园古方选注》：桃仁承气，治太阳热结解而血复结于少阳枢纽间者，必攻血通阴，乃得阴气上承，大黄、芒硝、甘草，本皆入血之品，必主之以桃仁，直达血所，攻其急结，仍佐桂枝泄太阳随经之余热，内外分解，庶血结无留恋之处矣。

8. 清·陈修园《长沙方歌括》：桃得阳春之生气，其仁微苦而涌泄，为行血之缓药，得大黄以推陈致新，得芒硝以清热消瘀，得甘草以主持于中，俾诸药遂其左宜右有之势，桂枝用至二两者，注家以为兼解外邪，而不知辛能行气，气行而血乃行也。

9. 清·唐宗海《血证论》：桂枝禀肝经木火之气，肝气亢者，见之即炽；肝气结者，遇之即行。故血证有宜有忌。此方取其辛散，合硝、黄、桃仁，直入下焦，破利结血。瘀血去路不外二便，硝、黄引从大便出，而桂枝兼化小水，此又是一层意义。

【现代用量参考】桃核 12g，大黄 12g，桂枝 6g，炙甘草 6g，芒硝 6g。

【现代应用】

1. 治疗行经腰痛

喻某，女，33 岁。1986 年 6 月 18 日初诊。月经来潮时伴随腰痛 6 个月，近两个月来非经潮亦腰痛不已。他医或以肾虚论之，投肾气丸；或以寒湿论之，用独活寄生汤，且用针灸、理疗、封闭等法，均未效。平素月经衍后，经来量少，甚则点滴即净；现腰痛如折，月经 40 天未潮，舌红，边有瘀点，脉弦涩。辨证为胞脉瘀阻，肾络不通。治宜祛瘀通经，理气止痛。处予桃核承气汤加减：桃仁 30g，大黄、桂枝、延胡索、牛膝各 10g，赤芍 15g，甘草 6g。5 剂，每日 1 剂，水煎服。6 月 30 日二诊，服首剂药第 2 天，月经来潮，量多有块，经行持续 5 天，腰痛消失。继以逍遥丸、当归片调理善后。追访 3 个月，未见复发。

按语：经云"胞脉者系于肾"，言胞脉之功能与肾密切相关。然论其相互关系，则多以肾为主导，如肾虚致胞脉失约，肾虚则胞脉失养，等等，而言其因胞脉之异常致肾之功能失常者，则非常少见。本例为胞脉瘀阻，及之于肾而病，其病机关键在于胞脉瘀滞不通，故用补肾之法无效。当予桃核承气去芒硝，加牛膝、赤芍以活血祛瘀通经，加延胡索理气止痛，共奏其功。

2. 治疗血淋

吴某，女，18岁。暑假在烈日下大强度劳动后，感小便短涩不利，1～2天后出现尿中带血，尿频尿急，淋漓不尽，少腹胀痛，身热口渴，口干舌燥，舌红苔黄，脉弦数。患者已用抗生素及呋喃类药物治疗10余日，时好时坏，未见明显效果。辨证为：热蓄膀胱，内扰血分，损伤脉络。治宜清热泻火，化瘀通淋。方用桃核承气汤加味：桃仁15g，大黄10g，桂枝6g，芒硝5g（后下），炙甘草5g，黄柏10g，知母10g，丹皮15g，水煎服，每日1剂。服3剂后病情明显好转，先后共服7剂，诸症消失，病获痊愈。

按语：血淋为淋证之一，出自《诸病源候论·淋病诸候》，主症为小便痛涩有血。《医宗必读·淋证》又分血虚、血冷、血热、血瘀四种类型。本例患者因毒热亢盛，灼伤血分，血瘀膀胱而致血淋。故用桃核承气汤活血下瘀，加用黄柏、知母、丹皮清热泻火，共奏下瘀清热通淋之功。

3. 治疗周期性精神病（经期发狂）

向某，女，25岁。每到月经来潮时即成癫狂状态，自言乱语，哭笑无常，夜寐不安，月经过后，不治自愈，数月来皆是如此。其母亲回忆，女儿有痛经史，曾于数月前经期重感冒一次，以后即患此病。就诊时又当经期，虽胡言乱语，嬉笑无常，但在问诊时还能控制，准确回答问题，舌暗苔薄，脉涩。辨证为下焦血分瘀热，上扰神明所致，治宜攻瘀清热。方选桃核承气汤加味：桃仁15g，大黄15g，桂枝6g，芒硝10g（后下），丹皮15g，甘草3g。服药4剂而愈，随访数月未发。

按语：妇女经来发狂，据《竹林寺女科》载，多因月经来时多触烦怒，肝气逆乱，血随气逆，上攻于心所致，治宜疏肝宁心。除《竹林寺女科》之论述外，尚有因热与瘀血相搏而引起的经期发狂更为多见，如徐灵胎《伤寒论类方》说："热甚则血凝而上干心包，故神昏如狂。"该患者平素有痛经史，结合当时证候显然有瘀血阻滞，且正值经期又外感发热，热邪传入下焦血分，以致瘀血不行，而引起发狂。其发病机制和《伤寒论》中的蓄血证相同，即"瘀热"所致。

故用桃核承气汤攻瘀兼清热，取得了速效。

4. 治疗急性阑尾炎

谢某，男，28岁。3天前因冒雨受凉感冒，未曾服药，次日又饮酒少许，夜间突然上腹部疼痛，恶心呕吐，当夜去某医院就诊，按"急性胃肠炎"常规处理，凌晨疼痛加剧，痛点转移到右下腹，同时伴有寒战高热，西医检查诊断为"急性阑尾炎"。诊脉滑数有力，右下腹压痛明显，腹皮灼热，腹肌紧张，小便黄赤短少，大便已3天未解，舌质红、苔黄。此为邪入少腹，瘀热不行之候。治宜泻热祛瘀，散结消肿。拟桃核承气汤加减：大黄15g，芒硝12g（冲服），桃仁12g，甘草6g，红藤24g，赤芍18g，连翘18g，败酱草24g。服两剂后，泻下数次，泻出臭秽浊物，诸症悉平，脉亦缓和，前法既效，率由旧章，继以上方去芒硝，加紫花地丁31g。连进6剂告愈。

按语： 此案为中医之"肠痈"，系胃肠积热，瘀热不行所致，故朱丹溪云："肠痈……湿热食积治，大肠有瘀积死血流注。"患者右下腹痛，拒按，大便不解，舌红苔黄，脉滑数，皆为瘀热内阻之征，故应泻热祛瘀，使热去瘀除，络通血畅，诸症亦愈。桃核承气汤仲景用以治疗邪入少腹，瘀血不行的蓄血证，本案痛在少腹，具备瘀热特点，恰中桃核承气汤的病机及适应证，故用之效如桴鼓，8剂而愈。笔者临床每逢此类患者，均用此方随症加减，深感有效。

5. 治疗腹痛

李某，女，28岁。春三月经水来多，8日方止。因当烈日摘茶，忽然小腹急痛，上冲心膈，寒热往来，喜呕，药不得入口，手足厥冷，气闭神昏，医以附子五积散加减等方治之不效。更延余诊，脉象沉伏，舌苔黄、质暗红。宜泄热逐瘀，拟桃核承气汤，方用：桃仁12g，桂枝6g，大黄12g，芒硝6g，炙甘草6g。连服3次，厥回呕平，粪下黑物，痛缓神清，唯肚腹胀大。二诊改进小柴胡汤加山楂、益母草、当归、川芎、广皮、厚朴、云连，调治两周而全安。

按语： 查此病经水大来八日，医者无不以虚治之，岂知热邪乘虚内入血室；血室乃肝经所司，上隶阳明。因记仲景伤寒传入少阳热入血室四法之中，所谓"血弱气尽，腠理开，邪气因入，与正气相搏，结于胁下，正邪分争，往来寒热，休作有时，默默不欲饮食，脏腑相连，其痛必下，邪高痛下，故使呕也，小柴胡汤主之"。此段经文必有深义，按邪结少阳胆腑，所谓高；复传厥阴肝脏，所谓下；痛在小腹，故曰邪高痛下，予思小柴胡汤乃和解之主，今热邪势急，必用急攻，况血海隶于阳明，以少阳为来路，当以阳明为去路，故用桃核承气汤逐瘀泄热。

【现代药理研究】现代药理研究证实桃核承气汤具有扩张血管、改善机体微循环、减轻肿胀、缓解疼痛、降低血糖和血脂、改善腹胀和便秘等作用。通过抑制血栓形成和血小板黏附的功能，从而有利于降低血液的聚集性，使黏度降低，改善微循环，阻止动、静脉血栓的形成；通过降低三酰甘油和总胆固醇浓度，降低动脉硬化指数，改善高凝状态，从而降低血脂水平；通过降低空腹血糖，促进 β 细胞分泌内源性胰岛素，抑制胰及胰外组织分泌胰高血糖素，对胰岛内分泌细胞有一定的修复功能及增加 β 细胞分泌能力，抑制肝糖原分解，从而降低血糖。

桃仁、芒硝药理作用见"大黄牡丹汤"；甘草药理作用见"白虎汤"；大黄、桂枝药理作用见"鳖甲煎丸"。

【使用禁忌及注意事项】孕妇忌用，体质虚弱者慎用，少数患者服用后有呕吐现象。

三十八、温经汤

【方源】《金匮要略·妇人杂病脉证并治第二十二》：问曰：妇人年五十所，病下利，数十日不止，暮即发热，少腹里急，腹满，手掌烦热，唇口干燥，何也？师曰：此病属带下。何以故？曾经半产，瘀血在少腹中不去。何以知之？其证唇口干燥，故知之。当以温经汤主之。

吴茱萸三两，当归二两，川芎二两，芍药二两，人参二两，桂枝二两，阿胶二两，生姜二两，牡丹（去心）二两，甘草二两，半夏半升，麦门冬（去心）一升。

上十二味，以水一斗，煮取三升，分温三服，亦主妇人少腹寒，久不受胎，兼取崩中去血，或月水来过多，及至期不来。

【方歌】温经汤用桂萸芎，归芍丹皮姜夏冬，参草阿胶调气血，暖宫祛瘀在温通。

【功用】温经散寒，养血祛瘀。

【主治】冲任虚寒，瘀血阻滞证。漏下不止，经血淋漓不畅，血色暗而有块，月经超前或延后，或逾期不止，或一月再行，或经停不至，而见少腹里急，腹满，傍晚发热，手心烦热，唇口干燥，舌质暗红，脉细而涩。亦治妇人宫冷，久不受孕。

【方解】方中吴茱萸辛热，入肝肾而走冲任，散寒行气止痛；桂枝辛甘温入血分，温通血脉。二者温经散寒，行血通脉，共为君药。当归、川芎、芍药活血祛瘀，养血调经，补血之虚，祛血之瘀，共为臣药。丹皮之辛苦微寒，活血祛瘀，并能清退虚热；阿胶甘平，养血止血，滋阴润燥；麦冬甘寒清润，滋阴润燥，合阿胶以滋阴养血，配丹皮以清虚热，并制桂、萸之温燥；阳明气血充足，则冲任得以盈满，配伍人参、甘草，益气健脾，以资生化之源，阳生阴长，气旺血充；半夏辛温行散，入胃经通降胃气，以助通冲任，散瘀结；生姜既温胃气以助生化，又助吴茱萸、桂枝以温经散寒，以上均为佐药。甘草调和诸药，兼为使药。诸药合用，温经散寒，活血养血，使瘀血去、新血生，血脉和畅，经血自调。方名温经，且重用吴茱萸，使本方功效重在温散寒邪，温中寓通，温中寓补，温中寓清，可谓主次分明，全面兼顾。

【名家医案】

1. 刘渡舟医案

李某，女，45岁。1993年5月5日初诊。10年前因做人工流产而患痛经。每值经汛，小腹剧痛、发凉，虽服"止痛药片"而不效。经期后延、量少色暗、夹有瘀块。本次月经昨日来潮，伴见口干唇燥、头晕，腰酸腿软、抬举无力。舌质暗，脉沉。证属冲任虚寒，瘀血停滞。治宜温经散寒，祛瘀养血。为疏《金匮要略》"温经汤"：吴茱萸8g，桂枝10g，生姜10g，当归12g，白芍12g，川芎12g，党参10g，炙甘草10g，丹皮10g，阿胶10g，半夏15g，麦冬30g。服5剂，小腹冷痛大减。原方续服5剂，至下次月经，未发小腹疼痛，从此月经按期而至，俱无不适。

按语：本证起于冲任虚寒，内有瘀血阻滞。冲为血海，任主胞胎，二经皆起于胞中，与月经关系甚为密切。本案流产之后，冲任空虚，寒邪乘势而入，凝滞气血，使胞络不通，则每于经行之时，胞络欲开不能，而致小腹疼痛。《妇人大全良方》指出："夫妇人月经来腹痛者，由劳伤气血，致令体虚，风冷之气客于胞络，损于冲任之脉。"冲任虚寒，又有瘀血内留，故经期后延、量少、色黯、夹有瘀块。至于口唇干燥一症，乃是瘀血滞久，血不濡，气不煦之象。《金匮要略》指出："其证唇口干燥""瘀血再少腹不去"。本案患者痛经10年，其瘀血内伏不去之情，灼然可知。

2. 胡希恕医案

李某，女，21岁，初诊日期：2015年9月20日。患者自述中学时代起每次月经来潮都疼痛难忍，伴腰骶部寒、冷、酸疼、重坠。就诊于当地医院，经汤药治疗缓解，后停药症状反复。近两年来月经量明显增多，色鲜红，有硬币大小血块，经期准。现患者乏力嗜睡，头晕目眩，纳呆呕恶，嘴唇一年四季干裂脱皮，肩臂麻木疼痛。望诊见面色苍白、形体瘦弱。舌红苔白，脉弦细数。治以温经汤，药物组成：当归9g，吴茱萸5g，川芎9g，桂枝9g，白芍15g，牡丹皮9g，生姜10g，半夏6g，麦冬15g，党参10g，炙甘草10g，阿胶珠10g。上药服19剂后患者月经如期至，痛经缓解，血块减少，色、量正常，后嘱患者自购中成药小柴胡颗粒和桂枝茯苓丸每于月经前 1 周服用以巩固疗效。

按语：患者素体津血不足，奉养乏源，又因两年来每次月经都失血过多，因此见乏力嗜睡、头晕目眩；又见面色苍白、多年痛经，伴腰骶部寒冷酸痛、月经有硬币大小血块、肩臂麻木疼痛，可知患者亦有阳虚寒凝、瘀血阻滞之证；患者纳呆呕恶、口唇干裂脱皮、舌红苔白、脉弦细数，看似为胃虚津亏、化生内热、胃气上逆之征，但患者以虚寒为实，以虚热为标。综上所述本病案患者病情寒热错杂、虚实相参，为温经汤的适应证范围，治宜养血逐瘀、温阳通脉、滋阴补虚、温胃降逆，故投以温经汤见效。

3. 岳美中医案

周某某，女，51 岁，河北省滦县（现滦川市）人，1960 年 5 月 7 日初诊。患者已停经 3 年，于半年前偶见漏下，未予治疗，1 个月后，病情加重，经水淋漓不断，经色浅，夹有血块，时见少腹疼痛。经唐山市某医院诊为"功能性子宫出血"，经注射止血针，服用止血药，虽止血数日，但少腹胀满时痛，且停药后复漏下不止。又服中药数十剂，亦罔效，身体日渐消瘦，遂来京诊治。诊见面色㿠白，五心烦热，午后潮热，口干咽燥，大便秘结。7 年前曾小产一次，舌质淡红、苔薄白，脉细涩。证属冲任虚损，瘀血内停。治以温补冲任，养血祛瘀，投以温经汤：吴茱萸 9g，当归 9g，川芎 6g，白芍 12g，党参 9g，桂枝 6g，阿胶（烊化）9g，丹皮 6g，半夏 6g，生姜 6g，炙甘草 6g，麦冬 9g。

服药 7 剂，漏下及午后潮热减轻，继服上方，随症稍有加减。服药 20 剂后，漏下忽见加重，夹有黑紫血块，血色深浅不一，腹满时轻时重。病家甚感忧虑。岳老诊其脉象转为沉缓，五心烦热、口干咽燥等症大为减轻，即告病家，脉症均有好转，下血忽见增多，乃为佳兆，系服药之后，体质增强，正气渐充而带血行之故。此瘀血不去，则新血不生，病亦难愈并嘱继服原方 6 剂，隔日 1 剂。药后连续下血块 5 日，之后下血渐少，血块已无。腹胀痛基本消失。又服原方 5 剂，隔日服。药后下血停止，唯尚有便秘，但亦较前好转，以麻仁润肠丸调理两周而愈。追访 10 年，未见复发。

按语：妇人年届 50 左右，冲任虚损，天癸将竭。该患者经断 3 年复漏血不止，是因曾经小产，内有瘀血，冲任虚损所致。长期下血不止则耗伤津液，津失濡养，故见口干咽燥，大便秘结等症。阴血耗损，不能藏阳，故见午后潮热等症。此气血虚弱，内有瘀血，非破瘀消癥药物所宜；若用固涩止血之药，则使瘀血内停，亦为不可。而当缓消其瘕，以温药治之，是以血得温则行也。服温经汤数剂之后，下血加剧，但是岳老洞察全貌，明辨病情，指出此乃正气驱邪外出之佳兆，消除病家疑惧心理，守方继服，经治两月余，终获痊愈。

【名家方论】

1.清·徐彬《金匮要略论注》：药用温经汤者，其证因半产之虚而积冷气结，血乃瘀而不去。故以归、芍、芎调血，吴萸、桂枝温其血分之气而行其瘀。肺为气主，麦冬、阿胶以补其本。土以统血，参、甘以补其虚，丹皮以去标热。然下利已久，脾气有伤，故以姜、半正脾气。名曰温经汤，治其本也。唯温经，故凡血分虚寒而不调者，皆主之。

2.清·程云来《金匮要略直解》：妇人有瘀血，当用前证下瘀血汤，今妇人年五十，当天癸竭之时，又非下药所宜，故以温药治之，以血得温即行也。经寒者温以茱萸姜桂，血虚者益以芍药归芎，气虚者补以人参甘草，血枯者润以阿胶麦冬，半夏用以止带下，牡丹用以逐坚症。十二味为养血温经之剂，则瘀血自行，而新血自生矣。故亦主不孕崩中，而调月水。

3.清·魏念庭《金匮要略方论本义》：盖带下之故，成于瘀血，而瘀之故，由于曾经半产，胎未满足，有伤而堕。其人阳盛则易致于崩漏，阴盛则易成乎邪。瘀血在少腹，久留不去，迨年齿已衰，积瘀成热，伤阴分，发邪火，与经血方行之少妇经闭作热，理无二也。其外证必见唇口干燥，唇口为津液征验，津液之亏，干燥必甚，不治将与脉数无疮、肌若鱼鳞，渐成危迫之证无异也。知之早，斯可以预图之。主以温经汤，开散瘀血为主治。而瘀血之成，成于阴盛，故用吴茱萸之辛温，以引川芎、芍药、丹皮、阿胶入阴血之分，补之正所以泄之也；加人参、桂枝、生姜、甘草、半夏群队阳性之药，以开阴生阳，温之即所以行之也；再加麦冬以生津治标。洵阴阳本末兼理之法也。方后云：妇人少腹寒，久不受胎，兼崩中去血，或月水之来过期，及至期不来，俱主之。可见经水之来去失度，悉关血分之寒热。而血分之寒热，实由气分之虚实。方中以补气为调血，以温经为行瘀，较之时下滋阴养血之四物汤、破瘀行气之香附丸，义理纯驳粲然矣。竟有不知瘀血阴寒而妄施攻下者，则又下工之下者也。

4.清·尤在泾《金匮要略心典》：妇人年五十所，天癸已断而病下利，似非因经所致矣。不知少腹旧有积血，欲行而未得遽行，欲止而不能竟止，于是下利窘急，至数十日不止。暮即发热者，血结在阳，阳气至暮，不得入于阴，而反浮于外也。少腹里急腹满者，血积不行，亦阴寒在下也。手掌烦热病在阴，掌亦阴也。唇口干燥，血内瘀者，不外荣也。此为瘀血作利，不必治利，但去其瘀而利自止。吴茱萸、桂枝、丹皮入血散寒而行其瘀，芎、归、芍药、麦冬、阿胶以生新血，人参、甘草、姜、夏，以正脾气。盖瘀久者荣必衰，下多者脾必伤也。

5. 清·吴谦《医宗金鉴》：妇人年已五十，冲任皆虚，天癸当竭，地道不通矣。今下血数十日不止，宿瘀下也。五心烦热，阴血虚也；唇口干燥，冲任血伤，不上荣也；少腹急满，胞中有寒，瘀不行也。此皆曾经半产崩中，新血难生，瘀血未尽，风寒客于胞中，为带下，为崩中，为经水愆期，为胞寒不孕。均用温经汤主之者，以此方生新去瘀，暖子宫补冲任也。

【现代用量参考】吴茱萸三两（9g），当归二两（6g），芍药二两（6g），川芎二两（6g），人参二两（6g），桂枝二两（6g），阿胶二两（6g），牡丹皮（去心）二两（6g），生姜二两（6g），甘草二两（6g），半夏半升（6g），麦冬（去心）一升（9g）。

上十二味，以水一斗，煮取三升，分温三服（现代用法：水煎服，阿胶烊冲）。

【现代应用】

1. 治疗继发性闭经

李某，女，38 岁。产后 10 余天，进食大量瓜果生冷食物，次日即感小腹冷痛，此后病情加重，月经 3 年未行，曾服中药数十剂，未获效，西医诊为"继发性闭经"，注射黄体酮两周，效果亦不显。现症：面色白而浮肿，四肢不温，少腹冷痛，倦怠乏力，目眩，动则喘促，胸闷恶心，饮食欠佳，大便不实，白带量多，唇舌淡红，脉沉而紧。乃产后过食生冷，血为寒凝，滞于冲任，壅于胞脉，以致经闭不行，属虚寒闭经证。治以温经散寒，养血调经。用温经汤：当归身 15g，川芎 9g，炒白芍 9g，阿胶 12g，党参 9g，姜半夏 6g，制香附 9g，丹皮 9g，桂心 3g，炒吴茱萸 9g，炮姜 6g，甘草 3g。二诊症状均有减轻，原方续服 4 剂，症状消失。

按语：恣食生冷，胞脉受寒，气血运行不畅而逐渐闭阻，符合温经汤证机，投之即效。

2. 治疗子宫发育不良

李某，女，26 岁。婚后 3 年未孕，妇幼保健院诊为幼稚子宫。病家 19 岁月经初潮，一直后错，久者半年行经一次，量少，色淡红。身材矮小，精神尚好，脉沉细尺弱，舌苔薄白。治以补先天，暖冲任，润养胞宫。遂以温经汤加减治之：当归 30g，川芎 6g，炒白芍 5g，阿胶 15g，肉桂 6g，巴戟天 12g，党参 30g，丹皮 5g，干姜 6g，甘草 12g，紫河车 2g（冲服）。调治半年，孕一女婴。

按语：《内经》云："二七而天癸至，任脉通，太冲脉盛，月事以时下，故有子。"该女十九岁月事方兴，且量少色淡，显属肾气不足，不能化生精血。血少，则胞宫失养，故胞宫小。精血虚，故月事迟迟不来。方中加巴戟天温肾助阳，俾先天健旺；紫河车益气养血，本品原为胞宫所养，今以其还养于胞宫，实寓同气相生之理。

3. 治疗围绝经期综合征

李某，女，48 岁。月经先后不定期 3 个月，头昏目眩，失眠多梦，午后低热，心烦口苦，烦躁易怒，耳鸣耳闭，唇舌干燥，手足心热，面部时感烘热，经量或多或少，舌质淡，还有紫斑，脉沉涩。冲任虚寒，瘀血内结，且夹有阴虚内热之象。温经养血，祛瘀滋阴，温经汤加味。吴茱萸 9g，桂枝 9g，当归 9g，赤白芍各 9g，丹皮 9g，麦冬 9g，生地 9g，川芎 4.5g，月季花 4.5g，甘草 4.5g，阿胶 12g，生鳖甲 20g。连服 10 剂后自觉头昏略减，睡眠稍安，烦热及面部烘热间或发作，药已获效，继进 7 剂，痊愈。

按语：低热、心烦、唇干、手足心热、失眠多梦等症，瘀血内结所致。何以知之？以舌有紫斑，脉来沉涩也。盖瘀血不去、新血不生，心肝失养，而现本案诸症。投温经汤化祛瘀血即愈。

4. 治疗男子不育

张某，男，27 岁。婚后多年不育，经某医院检查，精子 3 000 万，活动率 30%。平日腰部酸困疼痛，阴囊常出冷汗，饮食、二便正常，脉沉缓，苔薄白。此乃下元虚寒，冲任不足，精少不育。治以温暖下元，补益肝肾，以增生殖之精。处方：当归 12g，川芎 6g，白芍 15g，吴茱萸 10g，菟丝子 30g，仙灵脾 30g，巴戟天 12g，党参 30g，肉桂 9g，阿胶 20g，丹皮 3g，干姜 8g，半夏 12g，麦冬 12g，甘草 6g，紫河车 2g（冲服）。调治两个月。随访妻子已怀孕。

按语：腰部酸痛、阴囊冷汗、苔薄白、脉沉缓，冲任不足，下之虚寒之象，合温经汤法。紫河车乃血肉有情之品，益气养血，促进生殖之精的生长、分泌；菟丝子、仙灵脾、巴戟天壮肾兴阳，以增强精虫之活力。

5. 治疗雷诺病

张某，女，31 岁。1988 年 10 月 9 日诊。双手不温，指端反复出现苍白、青紫、麻木 3 年，西医诊断为雷诺病。虽用麦角碱、烟酸等扩血管药物，效果仍不明显，每因天气转凉或接触冷水加重。刻诊：双手指均显苍白，小指和无名指前端青紫，舌质淡，舌伴有瘀点，脉沉细。证属气虚血瘀。治拟益气活血化瘀。方选温经汤加减：黄芪、党参各 30g，当归、白芍、川芎、白术各 15g，吴茱萸、桂枝、生姜、丹皮各 12g。服 7 剂后，双手指麻木、青紫均减退，上方去吴茱萸、生姜，加肉桂、牛膝各 12g，继服 20 剂，未再复发。

按语：温经汤本为妇人冲任虚寒兼瘀血者所设，主治月经不调，痛经不孕或少腹冷痛。本处取其温通经脉、补养气血、活血化瘀之功。重用黄芪，旨在补气以载血畅行。

6. 治疗胸痹

郭某，男，60 岁，1984 年 12 月 8 日初诊。患者述心前区闷痛，稍活动加重，遇寒尤甚。刻诊：症如前述，舌淡有瘀斑、苔白稍腻，脉沉缓。检查：血压170/90mmHg，心率 78 次 / 分，律齐，心界向左稍扩大，心尖可闻及 SM Ⅱ 级杂音，中医辨证为胸痹。证属气血两虚，寒凝络滞；治宜温补气血，祛瘀通络。方用温经汤去丹皮加丹参。处方：吴茱萸、党参、桂枝各 15g，当归、白芍、川芎、阿胶、炮姜、麦冬、半夏各 10g，丹参 30g，炙甘草 5g。6 剂后，心前区闷痛明显改善，效不更方，继服 6 剂，心痛减轻，劳累后时有心悸，晨起咽干口燥，去炮姜易玄参 10g，再服 35 剂，可参加轻微体力劳动，嘱其改为口服复方丹参片，冬季仍加服温经汤，1987 年 8 月 28 日心电图报告单为窦性心律，各波段均正常，无 T 波倒置和异常 Q 波。患者自觉良好。

按语：《灵枢·五邪》云："邪在心，则病心痛。"本病的病位在心，病机特点为本虚标实。病人年事已高，正气渐亏，使心阳不振，虚寒内生，故心悸绞痛遇寒加重，用吴茱萸、桂枝温通心阳，辅以白芍、麦冬、党参、阿胶补益气血，使阳得阴助以治本虚，寒邪凝滞血瘀涩塞，故心胸憋闷，舌有瘀斑，伍川芎、当归、丹参活血化瘀，使祛邪不伤正，重在治标，半夏祛痰、炙甘草调和诸药，标本兼顾，故诸症悉平。

【现代药理研究】现代药理研究表明温经汤具有镇痛、抗炎、收缩子宫、扩张血管、抗过敏及保护卵巢等功能，常用于治疗功能性子宫出血、先兆流产、产后腹痛、不孕、慢性盆腔炎等疾病。

吴茱萸药理作用见"肾气丸"；当归药理作用见"当归四逆汤"；牡丹皮、阿胶、芍药、桂枝药理作用见"鳖甲煎丸"；川芎药理作用见"胶艾汤"；人参药理作用见"半夏泻心汤"；半夏、生姜药理作用见"半夏厚朴汤"；麦冬药理作用见"麦门冬汤"；甘草药理作用见"白虎汤"。

【使用禁忌及注意事项】

（1）严禁生冷饮食，尤其是在月经之前与月经中期，应禁食生冷、冰块、瓜果等寒凉食品。

（2）用药期间，避免受风寒外袭而加重病情。

三十九、吴茱萸汤

【方源】《伤寒论》第 243 条：食谷欲呕，属阳明也，吴茱萸汤主之。得汤反剧者，属上焦也。

《伤寒论》第 309 条：少阴病，吐利，手足逆冷，烦躁欲死者，吴茱萸汤主之。

《伤寒论》第 378 条：干呕，吐涎沫，头痛者，吴茱萸汤主之。

吴茱萸一升（洗），人参三两，生姜六两（切），大枣十二枚（擘）。

上四味，以水七升，煮取二升，去滓，温服七合，日三服。

【方歌】吴茱萸汤人参枣，重用生姜温胃好，阳明寒呕少阴利，厥阴头痛皆能保。

【功用】温中补虚，降逆止呕。

【主治】

1. 胃寒呕吐证。食谷欲呕，或兼胃脘疼痛，吞酸嘈杂，舌淡，脉沉弦而迟。

2. 肝寒上逆证。干呕吐涎沫，头痛，巅顶头痛，舌淡，脉沉弦。

3. 肾寒上逆证。呕吐下利，手足厥冷，烦躁欲死，舌淡，脉沉细。

【方解】方中吴茱萸辛苦性热，入肝、肾、脾、胃经，上可温胃散寒，下可温暖肝肾，又能降逆止呕，一药而三经并治，《金镜内台方议》谓"吴茱萸能下三阴之逆气"，故以为君。重用辛温之生姜为臣，生姜乃呕家之圣药，温胃散寒，降逆止呕。吴茱萸与生姜配伍，相须为用，温降并行，颇宜阴寒气逆之机。《医方论》云："吴茱萸辛烈善降，得姜之温通，用以破除阴气有余矣。"佐以甘温之人参，补益中焦脾胃之虚。佐使以甘平之大枣，益气补脾，调和诸药。人参、大枣并用，补益中气，与吴茱萸、生姜合用，使清阳得升，浊阴得降。遂成补虚降逆之剂。

【名家医案】

1. 许叔微医案

有人病伤寒数日，自汗，咽喉肿痛，上吐下利。医作伏气。予诊之曰：此证可疑，似是之非，乃少阴也，其脉三部俱紧，安得谓之伏气？伏气脉必浮弱，谓非时寒冷，着人肌肤，咽喉先痛，次下利者是也。近虽有寒冷不时，然当以脉证为主，若误用药，其毙可待。予先以吴茱萸汤救之，次调之诸药而愈。

按语： 仲景论伏气病，有咽喉痛证，但脉微弱。今脉不微弱而三部俱紧，又复吐利并作，乃脾胃阳虚寒盛之候，咽喉疼痛，为虚阳上扰所致，故以吴茱萸汤温中散寒而愈。

2. 刘渡舟医案

女，32岁。主诉胃脘疼痛，多吐涎水而心烦。舌质淡嫩、苔水滑，脉弦无力。初以为胃中有寒而心阳不足，投以桂枝甘草汤加木香、砂仁，无效。再询其证，有烦躁夜甚，涌吐清涎绵绵不绝，且头额作痛。辨为肝胃虚寒挟饮。吴茱萸9g，生姜15g，党参12g，大枣12枚。服3剂后，诸症皆消。

按语： 胃脘疼痛而见呕吐清涎，舌淡嫩、苔水滑，脉弦无力，肝胃虚寒挟饮之征，此用吴茱萸汤治疗有较好疗效。本案辨证还须注意一个证候特征，就是烦躁夜甚，这是阳虚阴盛，阴阳相争的表现。夜半阴气盛极，寒邪得阴气之助而肆虐；同时，阴气生于夜半，阳气生与阴寒交争，故烦躁于夜半子时加甚。《伤寒论》云："厥阴病欲解时从丑至卯上。"从另外一个角度揭示于厥阴气旺之时，必然能与邪气抗争的现象。

3. 李克绍医案

某男，壮年。每日只能勉强进食一二两，不食亦不饥。在某院住院近一个月，多方治疗，与健脾、消导等药，俱不见效。适值余暑假回家，因求我诊视。患者不嗳气，不呕吐，形体不消瘦。自诉稍觉胸闷。按其脉象，稍觉弦迟，舌质正常，舌苔薄白黏腻。因考虑：弦主饮，迟主寒，舌苔黏腻，当是胃寒挟浊。因与吴茱萸汤加神曲试治。吴茱萸用15g。次日，患者来述，服后食欲大振。令其再服1剂，以巩固疗效。

按语： 不食证，起因最杂，寒热虚实，均可致此。本案不食，无证可辨，仅见舌苔黏腻，脉来弦迟，李老以此为凭，而断本案为寒饮痰浊作祟，足见其辨证过人之处。

4. 吴孚先医案

吴先生治一人。伤寒，头痛，不发热，干呕吐沫。医用川芎、藁本不应。吴曰：此厥阴中虚之症。干呕吐涎沫，厥阴之寒，上干于胃也；头痛者，厥阴与督脉会于颠，寒气从经脉上攻也。用人参、大枣益脾以防木邪；吴茱萸、生姜入厥阴，以散寒邪，且又止呕，呕止而头痛自除。设无头痛，又属太阴，非厥阴为病矣。

按语：寥笙注：本案亦属肝胃虚寒头痛呕吐证。患者头痛，干呕，吐沫，医者不知辨证，以川芎、藁本治之，所谓头痛医头者，此辈是也。夫治病必求其本，见病治病，冀图悻中，无道理也。吴氏对本案病理及方义，已详为分析，义无余蕴矣，兹不复赘。

5. 肖琢如医案

刘某，一日至寓求诊，云患呕吐清汁，兼以头痛不能举，医者率以风寒发表药，服之益剧，已逾月矣。舌苔白而湿滑，口中和，脉之沉，与吴茱萸汤，一剂知，二剂疾如失。吴茱萸6g，生姜15g，人参9g，大枣6g。

按语：寥笙注：本案属肝胃虚寒，浊阴之气上逆证。患者头痛不能举，呕吐清汁（即涎沫），脉沉，苔白而湿滑，口中和，此为厥阴受寒，肝木横逆，侮及胃土，胃失和降，故呕吐涎沫。阴寒之气随经上逆故头痛。方用吴茱萸大辛大热，温中散寒，下气止痛，直入厥阴为君。生姜辛温，散逆止呕，使胃浊随吴茱萸而下泄，故以为臣。大枣、人参甘温以益气和中，共奏温降开胃，补中泻浊之功。众医不辨表、里、寒、热、虚、实，执头痛一症，率以风寒发散为治，延误病程，致病益增剧，月余不愈，是为瞎医盲治，疾岂能愈哉？

【名家方论】

1. 金·成无己《注解伤寒论》：《内经》曰：寒淫于内，治以甘热，佐以苦辛。吴茱萸、生姜之辛以温胃，人参、大枣之甘以缓脾。

2. 明·许宏《金镜内台方议》：干呕，吐涎沫，头痛，厥阴之寒气上攻也；吐利，手足逆冷者，寒气内甚也；烦躁欲死者，阳气内争也；食谷欲呕者，胃寒不受食也。此以三者之症共用此方者，以吴茱萸能下三阴之逆气，为君；生姜能散气，为臣；人参、大枣之甘缓，能和调诸气者也，故用之为佐使，以安其中也。

3. 明·方有执《伤寒论条辨》：茱萸辛温，散寒下气；人参甘温，固气安中；大枣益胃，生姜止呕。四物者，所以为阳明安谷之主治也。

5. 清·王子接《绛雪园古方选注》：吴茱萸汤，厥阴阳明药也。厥阴为两阴交尽，而一阳生气实寓于中，故仲景治厥阴以护生气为重。生气一亏，则浊阴上干阳明，吐涎沫、食谷欲呕、烦躁欲死，少阴之阳并露矣，故以吴茱萸直入厥阴，招起垂绝之阳，与人参震坤合德，以保生气。仍用姜枣调其营卫，则参萸用之以承宣中下二焦，不治心肺，而涎沫得摄，呕止烦宁。

4. 清·罗东逸《古今名医方论》：盖人身厥阴肝木，虽为两阴交尽，而九地一阳之真气，实起其中，此为生阳。此之真气大虚，则三阴浊气直逼中上，不唯本经诸症悉具，将阳明之健运失职，以至少阴之真阳浮露，且吐利厥逆，烦躁欲死，食谷欲呕，种种丛生矣。

吴茱萸得东方震气，辛苦大热，能达木郁，又燥气入肝，为能直入厥阴，招其垂绝不升之生阳以达上焦，故必用以为君。

【现代用量参考】吴茱萸 9g，人参 9g，生姜 18g，大枣 4 枚。

【现代应用】

1. 治疗头痛

李某，男，59 岁。素有吐清涎史。逢气候变迁，头痛骤发，以巅顶为甚。因家事烦劳过度，头痛增剧。症见：精神困倦，胃纳欠佳，舌苔滑润，脉象细滑。此为阳气不振，浊阴之邪引动肝气上逆所致。治以温中补虚，降逆行痰，主以吴茱萸汤：党参 30g，吴茱萸 9g，生姜 15g，大枣 8 枚。连服 4 剂，头痛渐减，吐涎亦少，且小便也略有清长。守原方继进 5 剂，诸症痊愈。

按语：头痛以巅顶为甚，吐涎沫，舌苔滑润，乃肝胃虚寒、浊阴上逆之明征，故投吴茱萸汤获效。

2. 治疗目赤

梁某，女，37 岁。眼赤而痛，泪多，头晕而痛，不畏阳光，已十余日，曾服辛凉解表数剂而增剧，脉微弦而缓，手足冷。此属厥阴上乘于头目，治宜升其清阳以降盛阴之气。吴茱萸汤加当归 9g。1 剂而诸症均减，续服 3 剂而愈。

按语：目赤而痛，多火热为病，然本案目赤而手足冷，脉弦而缓，前因辛凉解表而不效，显然为阴寒之证。厥阴寒浊上攻目窍，郁滞不解，可见目赤而痛，治则但降其厥阴寒浊，则目疾自愈。郭雍《伤寒补亡论》："凡寒厥，手足逆冷而烦躁的，不论其他余证，当先服吴茱萸汤；如手足厥冷不见烦躁者，当先与四逆汤；如果手足厥冷而又下利，脉沉微不见者，则当急服通脉四逆汤。"

3. 治疗多寐

王某，男，53岁。多寐10年。10年前因受凉和生气引起心烦欲死，干呕吐涎沫，胸闷头痛，无力，倦怠，嗜睡，时好时坏。近三四年来，完全丧失劳动能力。每届初冬即开始终日嗜睡，唤醒吃饭，饭后再睡，至来年夏季才稍好转。曾在当地服平胃散、补中益气汤和二陈汤加减百余剂未效。现仍心烦头痛恶心，全身无力，不能行走，上下汽车须人搀扶。二便正常。舌苔薄白，脉沉滑。辨证：肝胃虚寒，浊阴上逆。治则：暖肝、温胃、补虚。处方：吴茱萸18g，生姜18g，党参18g，大枣6枚。服6剂。复诊：按原方服40剂。睡眠恢复正常，心烦恶心头痛消失，能参加一般体力劳动，脉沉滑。

按语：《灵枢·寒热病》云："阳气盛则瞋目，阴气盛则瞑目。"昭示多寐之病机为阴盛阳虚，因阳主动，阴主静，故阴盛则多寐。《丹溪心法》进一步指出："脾胃受湿，沉困无力，怠惰安卧。"本案据其脉证，乃肝胃虚寒，湿浊上蒙神明所致，故以吴茱萸汤暖肝和胃，降化湿浊收功。

4. 治疗癫证（精神分裂症）

方某，男，47岁。精神长期处于愤懑抑制状态，久之心烦易怒，恶心吐涎沫，巅顶痛不可忍，近两年病情加重，失眠多梦易惊，记忆力减退，精神恍惚，性情暴躁，多猜善疑，甚则厌世，胃纳日减。苔黄厚腻，脉左沉弦滑，右沉紧。中医诊断：癫证。辨证：肝寒脾弱，神明失守。治则：暖肝健胃，降逆安神。处以吴茱萸汤。服30剂后诸症基本消失，寝食良好。服至60剂，临床治愈。

按语：不论何病，凡见干呕、吐涎沫、巅顶痛者，即可使用吴茱萸汤治疗。

5. 治疗围绝经期综合征

崔某，女，54岁。平素性情抑郁，常烦闷焦躁，嗳气叹息。近1年来逐渐加重。近10天来，每睡至鸡鸣时分，焦躁烦闷欲死，不自主，胡言乱语，说唱不休，至平旦时分，自觉舌下有津液自生，口舌润，则说唱止。曾用大剂量镇静抗焦虑药治之，效果不佳。症见：患者面色晦暗，体态虚浮肥胖，脘腹胀满，按之则濡，不欲饮食。脉沉细而缓，舌淡嫩、苔少。辨证为少阴阳虚，厥阴气逆之脏躁，投以吴茱萸汤：吴茱萸、人参各9g，生姜18g，大枣12枚。1剂，日3次服。药后当夜鸡鸣时分无发作。令再服原方2剂，诸症若失。今8月中旬，遇机随访，健康如故，至今无复发。

按语：患者素体阳虚阴湿内盛，若伤于情志每易致阴湿郁滞，影响气机。又值围绝经期，少阴经脉之气虚衰，因手少阴经属心，主神明，足少阴经属肾，主藏精，真阴真阳寄于其中，故少阴心肾阳衰，则阴寒内盛，厥阴之气逆而上冲，则患者烦闷欲死，胡言乱语说唱不休。鸡鸣至平旦为人体阳气升腾，阴气潜降之际，此时，体阳欲借阳之主时，破重阴郁阻而外升，故病家此时发作或烦躁加剧。舌下自觉生津者乃虚阳终得以升矣。病虽为脏躁，然不为古人所拘泥，临床细审脉证，施以辨证论治，用辛热温补、降逆散寒之吴茱萸汤而获卓功。

【现代药理研究】吴茱萸汤具有强心、升压、调节改善微循环和消化等作用，用于治疗呕吐、口吐涎沫、腹泻腹痛、痞满、纳呆等，包括胃炎、慢性胆囊炎、腹性癫痫、消化道溃疡以及其他疾病后期并发的消化不良等疾病。

吴茱萸药理作用见"肾气丸"；人参、大枣药理作用见"半夏泻心汤"；生姜药理作用见"半夏厚朴汤"。

【使用禁忌及注意事项】热性呕吐、头痛、胃腹痛者不宜使用。服本方汤剂后，常觉胸中难受，头痛增剧或眩晕，但半小时左右反应即消失，故药后可稍事休息，以减轻反应。

四十、五苓散

【方源】《伤寒论》第71条：太阳病，发汗后，大汗出，胃中干，烦躁不得眠，欲得饮水者，少少与饮之，令胃气和则愈。若脉浮，小便不利，微热消渴者，五苓散主之。

《伤寒论》第72条：发汗已，脉浮数，烦渴者，五苓散主之。

《伤寒论》第73条：伤寒汗出而渴者，五苓散主之，不渴者茯苓甘草汤主之。

《伤寒论》第74条：中风发热，六七日不解而烦，有表里证，渴欲饮水，水入则吐者，名曰水逆，五苓散主之。

《伤寒论》第141条：病在阳，应以汗解之，反以冷水潠之，若灌之，其热被劫不得去，弥更益烦。肉上粟起，意欲饮水，反不渴者，服文蛤散。若不差者，与五苓散。寒实结胸，无热证者，与三物小陷胸汤。白散亦可服。

《伤寒论》第156条：本以下之故，心下痞，与泻心汤，痞不解，其人渴而口燥烦，小便不利者，五苓散主之。

《伤寒论》第244条：太阳病。（寸）缓、（关）浮、（尺）弱。其人发热汗出，复恶寒，不呕，但心下痞者，此以医下之也。如其不下者，病人不恶寒而渴者，此转属阳明也。小便数者，大便必硬，不更衣十日，无所苦也。渴欲饮水，少少与之，但以法救之。渴者，宜五苓散。

《伤寒论》第386条：霍乱，头痛发热，身疼痛，热多欲饮水者，五苓散主之；寒多不用水者，理中丸主之。

猪苓十八铢（去皮），泽泻一两六铢，白术十八铢，茯苓十八铢，桂枝半两（去皮）

上五味，捣为散。以白饮和服方寸匕，日三服，多饮暖水，汗出愈，如法将息。

【方歌】五苓散治太阳腑，白术泽泻猪茯苓，膀胱化气添官桂，利便消暑烦渴清。

【功用】利水渗湿，温阳化气。

【主治】

1. 蓄水证。小便不利，头痛微热，烦渴欲饮，甚则水入即吐，舌苔白，脉浮。

2. 痰饮。脐下动悸，吐涎沫而头眩，或短气而咳者。

3. 水湿内停证。水肿，泄泻，小便不利，以及霍乱吐泻等。

【方解】方中重用泽泻为君，利水渗湿。臣以茯苓、猪苓助君药利水渗湿。佐以白术补气健脾以运化水湿，合苓既可彰健脾制水之效，又可奏输津四布之功。《素问·灵兰秘典论》谓："膀胱者，州都之官，津液藏焉，气化则能出矣。"膀胱之气化有赖于阳气之蒸腾，故又佐以桂枝温阳化气以助利水，且可辛温发散以祛表邪，一药而表里兼治。诸药相伍，共奏淡渗利湿，健脾助运，温阳化气，解表散邪之功。由于方中桂枝并非专为解表而设，故"蓄水证"得之，有利水而解表之功；痰饮病得之，有温阳平冲降逆之功；水湿内盛而无表证者得之，则可收化气利水之效。

【名家医案】

1. 俞长荣医案

一程姓病人，证见高热口渴，谵语不眠，小便短赤，脉浮洪大。连给大剂人参白虎汤三剂，不但症状无减，口渴反而增剧……急问病者，喜热饮否？答道：喜热饮，虽至手不可近，亦一饮而尽。再细察其舌，质红无苔而滑。因思：脉浮洪大，发热，虽似白虎证，但口渴喜热饮实非白虎汤所宜。此乃无根之火上浮，故口渴喜热，舌红而滑；虚火扰及神明，故谵语，火不归位，膀胱气化失职，故小便短赤。当按膀胱蓄水证治之。选用五苓散改汤剂，桂枝用肉桂以引火归原（每剂用桂八分研末，分两次冲服）。仅两剂，热退口和，小便清利。后调理半月复元。

按语：辨证眼目为渴喜热饮、舌滑，为太阳膀胱蓄水，津凝不滋所致，予五苓散化气行水，津布则口和热退而病愈。

2. 江应宿医案

一仆人，19岁。患伤寒发热，饮食下咽，少顷尽吐，喜饮凉水，入咽亦吐，号叫不定，脉洪大浮滑，此水逆证，投五苓散而愈。

按语： 本案乃蓄水之重证。水蓄于下，膀胱气化功能失职，水饮内停，气不布津，津液不能敷布于口，故渴欲饮水。然而内停之水饮较重，上干胃腑，胃失和降，故所饮之水，必拒而不受，以致水入则吐，而吐后仍然渴饮。于是饮水而渴不解，呕吐而水饮不除，大论谓之"水逆"，乃蓄水之严重者，可用五苓散化气行水以治其本。

3. 刘渡舟医案

碧某，女，1987年10月26日就诊。病人失音4个多月，已到了不能言语的程度，而由其家人代诉病情。曾服用大量滋阴清热之品及西药，均未获效。患者喑哑无声，咽喉憋塞，口渴欲饮，头目眩晕。问其大便尚调，惟排溺不利，色白而不黄。切其脉沉，视其舌则淡嫩，苔水而滑。治须温阳下气，上利咽喉，伐水消阴，下利小便。方用五苓散为最宜。茯苓30g，猪苓15g，泽泻16g，白术10g，桂枝10g。服药5剂，咽喉憋闷大减，多年小便不解症状亦除。惟有鼻塞为甚，嗅觉不敏，于上方加麻黄0.5g，续服3剂，病愈。从此未见复发。

按语： 此水气不化，津液不行，阳气不能温照，阴气上蔽咽喉之证。夫津液者，可滋润官窍，今水蓄而不化津，则有凝必有缺，是以咽干、口渴欲饮、小便不利迭现。水为阴邪，头为诸阳之会，阴水上凌，则头目眩晕。舌脉之象，亦皆为阴凝不化之证。前医不识，见有咽干口渴，以为肺胃津液不足，妄投甘寒滋柔之品，反助阴伐阳，使水凝不去。须用五苓散温阳化气，上利咽喉，下通小便，待水化津布而病愈。

4. 彭国钧医案

范某，男，46岁。患呃逆5天，伴口吐清水，腹胀满，小便不利，曾服丁香柿蒂散数剂而不能止。症见：面白，精神疲倦乏力，头晕，不喜言语，呃声沉缓有力，时时欲吐，腹部胀大，烦躁不知所就，舌淡、苔白，脉浮弦，证属水饮寒邪，阻遏中焦，胃失和降，气机逆乱。仿《伤寒论》："伤寒，哕而腹满，视其前后，知何部不利，利之即愈。"遂予以五苓散加良姜，服两剂，诸症悉除。

按语： 中焦本寒，又加水饮停滞，胃气失和，致发呃逆。故用五苓散温化水饮，加良姜以温胃散寒，寒饮一去，胃气和降，呃逆自止。

5. 刘景棋医案

陈某，男，45岁。患癫痫已3年，为受惊后而起，最初每月数发，近半年来每天发作，发则不省人事，惊叫抽搐，项背强直，口吐涎沫，每次发作持续8～12分钟，屡用西药，未能控制。症见：口渴自汗，苔薄白，脉浮滑。辨证：

气化不行，水饮上冲。治则：化气行水，祛风止痉。处方：茯苓 18g，猪苓 18g，桂枝 18g，白术 18g，泽泻 30g，钻地风 30g，千年健 30g，钩藤 30g，防风 21g。服 6 剂已控制发作。服 24 剂，临床治愈。疗后 3 年无复发。

按语： 五苓散治痫痛，国内外均有报道，本方对水饮型癫痫，疗效甚佳。

【名家方论】

1. 金·成无己《伤寒明理论》：苓，令也，号令之令矣。通行津液，克伐肾邪，专为号令者，苓之功也。五苓之中，茯苓为主，故曰五苓散。茯苓味甘平，猪苓味甘平。甘虽甘也，终归甘淡。《内经》曰：淡味渗泄为阳。利大便曰攻下，利小便曰渗泄。水饮内蓄，须当渗泄之，必以甘淡为主，是以茯苓为君，猪苓为臣。白术味甘温，脾恶湿，水饮内蓄，则脾气不治，益脾胜湿，必以甘为助，故以白术为佐。泽泻味咸寒，《内经》曰：咸味下泄为阳。泄饮导溺，必以咸为助，故以泽泻为使。桂味辛热。肾恶燥，水蓄不行则肾气燥。《内经》曰：肾恶燥，急食辛以润之。散湿润燥，故以桂枝为使。多饮暖水，令汗出愈者，以辛散水气外泄，是汗润而解也。

2. 明·许宏《金镜内台方议》：五苓散乃汗后一解表药也。且伤寒发汗后当解，今此不解者，为有内热，烦渴饮水，又加余表不能尽解也。若与桂枝汤，又干内热；若与白虎汤，又兼有表，故与五苓散，中用桂枝取微汗，以两解也。

3. 清·张璐《伤寒缵论》：此两解表里之药，故云覆取微汗。茯苓、猪苓味淡，所以渗水涤饮也；泽泻味咸，所以泻肾止渴也；白术味甘，所以燥脾逐湿也；桂枝味辛，所以散邪和营也。（欲兼温表，必用桂枝；专用利水，则宜肉桂，妙用全在乎此。若以其辛热而去之，则何能疏肝伐肾，通津利水乎。）

4. 清·柯韵伯《伤寒来苏集》：水者，肾所司也，泽泻味咸入肾，而培水之本；猪苓，黑色入肾，以利水之用；白术，味甘归脾，制水之逆流；茯苓，色白入肺，清水之源委，而水气顺矣。然表里之邪，谅不因水利而顿解，故必少加桂枝，多服暖水，使水精四布，上滋心肺，外达皮毛，溱溱汗出，表里之烦热两除也。白饮和服，亦啜稀粥之微义，又复方之轻剂也。

5. 清·王子接《绛雪园古方选注》：苓，臣药也。二苓相辅，则五者之中，可为君药矣，故曰五苓。猪苓、泽泻相须，藉泽泻之咸以润下，茯苓、白术相须，藉白术之燥以升精。脾精升则湿热散，而小便利，即东垣欲降先升之理也。然欲小便利者，又难越膀胱一腑，故以肉桂热因热用，内通阳道，使太阳里水引而竭之，当知是汤专治留着之水，渗于肌肉而为肿满。若水肿与足太阴无涉者，又非对证之方。

6. 清·吴谦《医宗金鉴》：君泽泻之咸寒，咸走水府，寒胜热邪；佐二苓之淡渗，通调水道，下输膀胱，则水热并泻也；用白术之燥湿，健脾助土，为之堤防以制水也；用桂之辛温，宣通阳气，蒸化三焦以行水也。泽泻得二苓下降，利水之功倍，则小便利，而水不蓄矣。白术借桂上升，通阳之效捷，则气腾津化，渴自止也。若发热不解，以桂易桂枝，服后多饮暖水，令汗出愈。是知此方不止治停水小便不利之里，而犹解停水发热之表也。

【现代用量参考】猪苓（去皮）十八铢（9g），泽泻一两六铢（15g），白术十八铢（9g），茯苓十八铢（9g），桂枝（去皮）半两（6g）。（现代用法：散剂，每服 6 ~ 10g，多饮热水，取微汗；亦可作汤剂，水煎服，温服取微汗。）

【现代应用】

1. 治疗慢性结肠炎

彭某，男，54 岁。有多年慢性结肠炎病史，病证常常是反复发作，虽服用中西药，可病证未能达到有效控制，近因腹泻加重而前来诊治。刻诊：腹泻呈水样，每日 4 ~ 5 次，腹中有水声，口干欲饮水，腹微痛，腹胀，舌质略红、苔薄黄且滑，脉沉。辨证为脾胃水气证，其治宜利水渗湿，温化清热，以五苓散加味：猪苓 10g，泽泻 15g，白术 10g，茯苓 10g，桂枝 8g，苍术 10g，黄连 10g，葛根 15g。6 剂，每日 1 剂，水煎两次合并分三服。二诊：腹泻次数减少，又以前方治疗 20 余剂。诸症悉除。为了巩固疗效，又以散剂治疗两个月。随访 1 年，一切尚好。

按语：慢性结肠炎是临床中比较常见病证之一，也是比较难治病证之一。从中医辨治慢性结肠炎，因病变证机不尽相同，所以治疗必须针对病变证机而选用方药。根据腹泻呈水样，腹中有水声，苔薄黄略滑，以此辨为脾胃水气证。方中五苓散利水渗湿，温化清热，加苍术以燥湿止泻，黄连清热燥湿止泻，葛根清热升阳止泻。方药相互为用，治疗慢性结肠炎。

2. 治疗耳鸣

徐某某，男，32 岁，1982 年 9 月 8 日诊。患者耳鸣 3 月余，曾服小柴胡汤、龙胆泻肝汤、黄连温胆汤、耳聋左慈丸、补中益气汤等 60 余剂皆乏效。到诊：两耳内有蝉鸣之声，时或如风入耳，听音不清。查体质壮实，饮食、大便正常，小便日数次，色淡不黄，舌质淡红、苔白，脉浮，两耳内未发现异常变化。此清窍不畅而致耳鸣。以上病治下，上窍不畅，泻下窍，以利小便之法治之。试投五苓散加味：泽泻30g，茯苓、白术各15g，猪苓12g，桂枝、石菖蒲各9g。服1剂后，小便次数增多，耳鸣渐减，连服5剂，耳鸣消失。

按语： 肾开窍于耳，主二阴。肾不化气，水泛清窍，亦可致耳鸣、耳聋。采用五苓散化气行水之法，利小便，泄下窍，下窍通而上窍畅，耳鸣随之而愈。

3. 治疗假性近视

杨某，男，14岁，1985年6月10日初诊。患儿近来视力下降，1985年5月在校普查视力，双眼均为0.1，经本院眼科检查角膜透明，无水肿和云翳；晶体透明，眼底视盘清，A∶F＝2∶3，黄斑部光反射存在。排除眼科其他疾患，诊断为假性近视。后经同学介绍求治，余想五苓散为通阳化气利水之剂，似可缓解睫状肌水肿痉挛状态，询知渴欲饮水，查舌淡苔白厚，脉和缓。予五苓散：泽泻20g，猪苓、云苓、焦白术各10g，桂枝8g（治疗中停用其他一切中西药），水煎服。5剂后自觉视力好转，上课可不戴眼镜，上方再予10剂。1个月后复查视力：左眼为0.5，右眼为0.6，继服上方5剂，以资巩固。

按语： 假性近视属中医"能近怯远证"，古人认为是阳微阴盛，以致阳被阴侵，光华发越于近，多用定志丸或补肾药治疗。西医学认为假性近视为在校青少年的眼科多发病，多因不正确的看书习惯引起睫状肌水肿、痉挛而失其调节的一种功能性变化。五苓散为通阳化气利水之剂，据报道有缓解睫状肌水肿、痉挛的作用，故守本方而取效。

4. 治疗脑积水

李某，男，9个月。患儿出生后至第7个月一切正常，第7个月后发现右手不灵活、右腿活动能力较差，之后患儿头部明显迅速增大，到8个月时双眼已呈"落日"状，头部青筋显露，颜面紫红，头不能抬，四肢不能活动，身体极度消瘦。头围56cm，前后囟门扩大而饱满，凸出于颅骨。先后经数个医院诊断为脑积水。处方：茯苓、大腹皮各15g，猪苓、泽泻、牛膝、车前子各10g，白术5g，桂枝2g。水煎顿服。服药后尿量明显增多，大便亦呈稀水状，至服完第6剂药后，囟门明显凹陷，面色渐转红润。前后共服药27剂，四肢渐能活动，颈部亦有力，能抬头活动，囟门未再凸起。7年半后追访，患儿精神饱满，智力良好，头围仍为56cm，惟右手腕部以下发育欠佳，活动力较差。身高、体重均与同年龄儿童无异。

按语： 脑积水症类似中医"解颅"。有虚实之别属实者，每由水液内蓄、上泛颅脑而发；属虚者，多由精不生髓、骨不得充，以致囟门开大所致。由于五苓散具有渗湿利尿作用，既可以减少脑脊液的产生，又增加了脑脊液的吸收，从而降低了颅内压，对脑积水属实者有效。此例脑积水兼见目肿、消瘦、四肢不能活动，显系脾肾功能失调，水液内蓄上泛所引起，故主以五苓散27剂即获痊愈。

5. 治疗尿崩症

王某，男，7岁。患儿多饮多尿，检查尿比重为1.007，诊断为"尿崩症"。症见：舌色淡，有白滑苔，像刷一层薄薄不匀的糨糊似的。因思此证可能是水饮内结，阻碍津液的输布，所以才渴欲饮水，饮不解渴。其多尿只是多饮所致，属于诱导性，能使不渴少饮，尿量自会减少。因予五苓散方：白术12g，茯苓9g，泽泻6g，桂枝6g，猪苓6g，水煎服两剂症状减轻，又服两剂痊愈。

按语： 舌苔白滑是辨识水气内停的一个主要特征。水气内停，津液不布，则见口渴，饮多则溲亦多。临床要审时度势，紧抓主症，不可坐等小便不利、发热之证俱全，才施以五苓散治疗。当然，如果消渴见舌红少苔、脉细数者，则为阴津亏虚，本方又当为禁用之列。

6. 治疗功能性子宫出血

杨某，女，35岁。患者素体肥胖，月经过多，先后无定期，经期7天，淋漓不绝，今日中午突然小腹剧痛，经血暴崩如注，用止血药、输液等急救处理无效。症见：面色苍白，四肢冰冷，头汗如珠，口吐浊沫，小腹剧痛、喜按，舌质淡胖嫩、边有瘀点、苔白微腻，脉涩。实验室检查：血红蛋白6.5g，白细胞5 200/mm^3，中性粒细胞65%，淋巴细胞30%，单核细胞2%。诊断：暴崩（功能性子宫出血），证属痰湿中阻胞宫。治以益气止血，通阳利湿。方拟五苓散加晒参10g、阿胶10g（烊化兑服）、三七10g（研末冲服）。服2剂精神大振，4剂转温、血崩缓停，原方续服5剂漏血尽止而愈。

按语： 患者素体肥胖，头晕胸闷，口吐浊沫，舌胖苔腻，乃痰湿内停之象。痰湿内阻胞宫，冲任不固，而为血崩，治以五苓散通阳利湿，并加晒参、阿胶、三七以益气养血止血，标本兼治，故获良效。

【现代药理研究】 五苓散具有抗动脉粥样硬化、利尿降压、护肝、消除水肿、止泻、保护肾脏的作用。临床上常用于治疗泌尿系统疾病，如尿毒症早期患者；消化不良症；特发性水肿如类风湿关节炎；小儿腹泻如婴幼儿秋季腹泻；以及儿童黄疸、顽固性头痛、高脂血症等疾病。

猪苓具有利尿、调节免疫、抗肿瘤、保肝、抗炎、抗氧化、抗辐射、抗突变及促进头发生长的作用。临床用于治疗泌尿系统疾病、类风湿关节炎、癌性胸腹水、心系疾病、晚期肺癌等，也可用于宫颈癌放化疗后治疗。

泽泻药理作用见"肾气丸"；桂枝药理作用见"鳖甲煎丸"；白术、茯苓药理作用见"附子汤"；甘草药理作用见"白虎汤"。

【使用禁忌及注意事项】

（1）入汤剂不宜久煎。

（2）湿热者忌用，且本方不宜常服。

（3）无显著毒副作用，未报道有显著不良反应。

四十一、小柴胡汤

【方源】《伤寒论》第96条：伤寒五六日，中风，往来寒热，胸胁苦满，嘿嘿不欲饮食，心烦喜呕，或胸中烦而不呕，或渴，或腹中痛，或胁下痞硬，或心下悸，小便不利，或不渴，身有微热，或咳者，小柴胡汤主之。

柴胡半斤，黄芩三两，人参三两，半夏半升（洗），甘草三两（炙），生姜三两（切），大枣12枚（擘）。

上七味，以水一斗二升，煮取六升，去滓，再煎，取三升，温服一升，日三服。若胸中烦而不呕者，去半夏、人参、加瓜蒌实一枚。若渴者去半夏，加人参，合煎成四两半，瓜蒌根四两。若腹中痛者，去黄芩，加芍药三两。若胁下痞硬，去大枣，加牡蛎四两。若心下悸，小便不利者，去黄芩，加茯苓四两。若不渴，身有微热者，去人参，加桂枝三两，温覆取微汗愈。若咳者，去人参、大枣、生姜，加五味子半升，干姜二两。

【方歌】小柴胡汤和解供，半夏人参甘草从，更用黄芩加姜枣，少阳百病此为宗。

【功用】和解少阳。

【主治】

（1）伤寒少阳证往来寒热，胸胁苦满，默默不欲饮食，心烦喜呕，口苦，咽干，目眩，舌苔薄白，脉弦。

（2）妇人伤寒，热入血室，经水适断，寒热发作有时。

（3）黄疸、疟疾等内伤杂病而见少阳证者。

【方解】本方证为正虚邪入，邪犯少阳所致。少阳位于太阳、阳明表里之间，邪犯少阳，邪正相争，正胜欲拒邪出于表则热，邪胜欲入里并于阴则寒，故往来寒热；足少阳经脉起于目锐眦，循胸胁，邪在少阳，经气不利，化热上炎，致胸胁苦满、心烦、口苦、咽干、目眩；胆热犯胃，胃失和降，故默默不欲饮食而喜呕；若妇女经期，感受风邪，热与血结，血热瘀滞，疏泄失常，故经水不当断而断、寒热发作有时；黄疸、疟疾见有少阳证，亦属本方证的范畴。此时，邪在表里之间，则非汗、吐、下所宜，故唯宜和解之法。方中柴胡苦平，入肝胆经，为少阳经之专药，既透泄少阳半表之邪外散，又疏泄少阳气机之郁滞，为君药。黄芩苦寒，清泄少阳半里之热，为臣药。君臣相配，使少阳之邪外透内清，是和解少阳的基本结构。胆气犯胃，胃失和降，佐以半夏、生姜和胃降逆止呕，且生姜又制半夏毒；邪入少阳，缘于正气本虚，故又佐以人参、大枣益气健脾，既扶正以祛邪，又御邪内传。炙甘草助参、枣扶正，且能调和诸药，为使药。诸药合用，以和解少阳为主，兼和胃气，使邪气得解，枢机得利，胃气调和，则诸症自除。

【名家医案】

1. 许叔微医案

董齐贤病伤寒数日，两胁挟脐痛不可忍，或作奔豚治。予视之曰：非也。少阳胆经，循胁入耳，邪在此经，故病心烦，喜呕，渴，往来寒热，默不能食，胸胁满闷，少阳证也。始太阳传入此经，故有是证。仲景云：太阳病不解，传入少阳，胁下满，干呕者，小柴胡汤主之。三投而痛止，续得汗解。

按语：少阳病兼太阳证，当和解少阳为法，续得汗解。

2. 刘渡舟医案

赵某，男，28岁。患病毒性感冒，发高热持续不退，体温39.6℃，并与恶寒交替出现，夜晚发热更甚，身疼痛无汗，头痛，眩晕，口苦，咽干口渴，呕恶不欲食，胸胁满闷。舌红苔黄，脉弦数。证属少阳阳明并病，当和解少阳，兼清阳明之热。柴胡16g，半夏14g，党参6g，炙甘草6g，黄芩10g，生姜8g，大枣7枚，桔梗10g，枳壳10g，连翘10g，生石膏30g，板蓝根16g，玄参14g。服药3剂，汗出热退，体温降至38℃。又服两剂，寒热不发，脉静身凉而病愈。

按语：本案寒热往来为邪在少阳。少阳居于半表半里之间，为三阳之枢机。伤寒，邪传少阳，正邪分争，正胜则热，邪胜则寒，故见发热与恶寒交替出现。更有口苦、咽干、眩晕、胸胁满闷、呕恶不欲食等症，则断为少阳病无疑。其身痛、无汗之症，为邪热壅盛，气机不利所致。治疗以和解少阳，斡旋气机为主，兼以清解气分热毒。方以小柴胡汤和解少阳枢机，恢复肝胆出入之机转，从而鼓正祛邪。枳壳、桔梗，一降一升，斡旋上下；石膏、连翘、板蓝根、玄参，消气分之热毒，驱邪外出。诸药共伍，能和畅气机，宣通内外，调达上下，疏利三焦。服之则使少阳和畅，枢转气活，自能使邪热随汗外出。本方用于外感发热不退，邪入少阳者，屡获效验。

3. 齐秉慧医案

张女，寒热间作，口苦咽干，两侧头痛，默不欲食，眼中时有红影动。其家以为雷号，来寓备述，予曰：非也。少阳热溢于肝经，目为肝窍，热乘肝胆，两目昏红。予用小柴胡汤和解少阳，加当归、香附宣通血分，羚羊角泻肝热而廓清目中，不数剂而愈。

按语：本案脉证所现，显系邪入少阳之证，故以小柴胡汤和解少阳。因挟肝胆郁热，故加当归、香附、羚羊角以理肝郁、清肝热。

4. 俞长荣医案

二十年前，曾治某校一女工，外感恰值月经来潮，寒热交作，心烦胸满，瞑目谵语，小腹疼痛。迁延六七日，曾服中药数剂，均未见效。我认为是热入血室证，拟小柴胡汤，用柴胡12g。时有人怀疑柴胡使用过量，劝患者勿服。病家犹豫不决，复来询我。我说：寒热往来，心烦胸满，非柴胡不解。并用陈修园《时方妙用》柴胡"少用四钱，多用八钱"一句相慰，力主大胆服用，病家始欣然而去。只服一剂，诸症均除。

按语：正值经期，邪热乘虚侵入血室，与血搏结而发病。热入血室证，小柴胡汤主之。

5. 李克绍医案

张某某，男，50岁。1973年初夏，发低热，患者饮食、二便均较正常，只是脉象稍显弦细，兼微觉头痛。《伤寒论》云："伤寒，脉弦细，头痛发热者，属少阳。"因与小柴胡汤原方，其中柴胡每剂用24g，共服两剂，低热全退。

按语：发热头痛，三阳证皆可见，惟以脉为凭，浮为太阳，大为阳明，弦为少阳。本案低热、头微痛，脉略弦细，证属少阳无疑，故与小柴胡汤和之愈。

6. 彭含芳医案

王某，产后月余，下痢赤白，里急后重，腹中疼痛，寒已复热，胸胁苦满。进以白头翁加甘草阿胶汤无果，反增呕逆不食。复诊改从少阳立法：拟以小柴胡汤加吴萸、香、连。连服两剂，竟收热退痢止之效，渐加调养，迅复原状。

按语：前医囿于产后痢疾多虚之论，而忽视寒热往来、胸胁苦满少阳证存在，用白头翁加阿胶、甘草治疗，不切病本，服后不唯原证不除，反因苦寒遏阻气机而呕逆不止。所幸小柴胡证未变，仍当小柴胡汤以挽之，合左金丸兼清肝胃之湿热，以达木调土，止呕止利。

【名家方论】

1. 金·成无己《注解伤寒论》：小柴胡为和解表里之剂也。柴胡味苦平微寒，黄芩味苦寒，《内经》曰：热淫于内，以苦发之。邪在半表半里，则半成热矣，热气内传之不可，则迎而夺之，必先散热，是以苦寒为主，故以柴胡为君。黄芩为臣，以成彻热发表之剂。人参味甘温，甘草味甘平，邪气传里，则里气不治，甘以缓之，是以甘物为之助，故用人参、甘草为佐，以扶正气而复之也。半夏味辛微温，邪初入里，则里气逆，辛以散，是以辛物为之助，故用半夏为佐，以顺逆气而散邪也，里气平正，则邪气不得深入，是以三味佐柴胡以和里。生姜味辛温，大枣味甘温。《内经》曰：辛甘发散为阳。表邪未已，迤逦内传，既未作实，宜当两解，其在外者，必以辛甘之物发散，故生姜、大枣为使，辅柴胡以和表。七物相合，两解之剂当矣。

2. 明·许宏《金镜内台方议》：小柴胡汤乃和解表里之剂也。柴胡味苦性寒，能入胆经，能退表里之热，祛三阳不退之邪热，用之为君。黄芩味苦性寒，能泄火气，退三阳之热，清心降火，用之为臣。人参、甘草、大枣三者性平，能和缓其中，辅正除邪，甘以缓之也。半夏、生姜之辛，能利能汗，通行表里之中，辛以散之也，故用之为佐为使，各有所能，且此七味之功能，至为感应，能解表里之邪，能退阳经之热。上通天庭，下彻地户，此非智谋之士，其孰能变化而通机乎。

3. 明·方有执《伤寒论条辨》：柴胡，少阳之君药也；半夏辛温，主柴胡而消胸胁满；黄芩苦寒，佐柴胡而主寒热往来；人参、甘、枣之甘温者，调中益胃，止烦呕之不时也。此小柴胡之一汤，所以为少阳之和剂与。

4. 清·吴谦《医宗金鉴》：邪传太阳、阳明，曰汗、曰吐、曰下，邪传少阳唯宜和解，汗、吐、下三法皆在所禁，以其邪在半表半里，而角于躯壳之内界，在半表者，是客邪为病也；在半里者，是主气受病也。邪正在两界之间，各无进退而相持，故立和解一法，既以柴胡解少阳在经之表寒，黄芩解少阳在府之里热，犹恐在里之太阴，正气一虚，在经之少阳，邪气乘之，故以姜、枣、人参和中而预壮里气，使里不受邪而和，还表以作解也。世俗不审邪之所据，果在半表半里之间，与所以应否和解之宜，及阴阳疑似之辨，总以小柴胡为套剂。医家幸其自处无过，病者喜其药味平和，殊不知因循误人，实为不浅。故凡治病者，当识其未然，图机于早也。

5. 清·徐大椿《伤寒论类方》：此汤除大枣，共二十八两，较今秤亦五两六钱零，虽分三服，已为重剂。盖少阳介于两阳之间，须兼顾三经，故药不宜轻。去滓再煎者，此方乃和解之剂，再煎则药性和合，能使经气相融，不复往来出入，古圣不但用药之妙，其煎法俱有精义。

【现代用量参考】柴胡 24g，黄芩 9g，人参 9g，甘草 6g，半夏 9g，生姜 9g，大枣 4 枚。

【现代应用】

1. 治疗心悸怔忡（冠心病）

雷某，男，48 岁。冠心病，心律失常 3 年多，曾反复以中药活血祛瘀剂及西药治疗无效，审其症见胸满胸痛，气短心悸，头晕失眠，口干口苦，舌苔白，脉弦滑而结涩时见。证脉合参，诊为肝郁气结，痰湿不化；为拟疏肝理气，化痰清热。小柴胡汤加味：柴胡 10g，半夏 10g，黄芩 10g，党参 10g，甘草 6g，生姜 3 片，大枣 5 枚，瓜蒌 15g。服药 4 剂，诸症好转。服药 10 剂后心悸消失，心电图复查正常。此时患者因拘于冠心二号方治疗冠心病之见，又服冠心二号方 1 剂，服后心悸又见，心电图复查：室性期前收缩。后又约余诊视，再以小柴胡汤加味治疗，服药 120 剂诸症消失。

按语：朱氏认为，心律失常从心病论治有不效者，多究于肝气郁结。这类患者每见心悸反复发作，情绪低落，甚至闷闷欲哭，伴见头晕失眠、口干、口苦、脉弦而结，治以疏达肝胆气机为要，主用小柴胡汤。其中挟痰者，加瓜蒌；心阳不足者，减黄芩，加桂枝、茯苓；血虚者，加逍遥散。

2. 治疗眩晕（梅尼埃病）

张某某，男，32 岁。1984 年 11 月 8 日诊。3 天前下乡寒温不适，遂致发热恶寒，头身疼痛，鼻塞流涕，自服复方阿司匹林片，药后大汗淋漓，外症虽去，继见头目眩晕，视物旋转，不敢启目，口苦咽干，恶心欲呕，经某县医院西医诊为梅尼埃病，给注射葡萄糖并口服鲁米那数日，其症不减，遂来中医科就诊。刻诊：患者紧闭双目，主诉如前，苔黄薄，脉弦，余虑其过汗伤阳，阳虚水泛所为，处以真武汤温阳化水，其症非但不解，反而加剧，除上述诸症外，又增心烦不寐。反复思考，此症由外感误汗而致之变症，不似内伤之眩晕，参阅仲景《伤寒论》少阳病篇颇有所悟，仲景言："少阳之为病，口苦、咽干、目眩也。"又言："但见一证便是，不必悉具。"此眩、呕、咽干、口苦、脉弦、苔黄诸象，显系邪传少阳之证，乃拟小柴胡汤和之：柴胡 12g，黄芩 9g，党参 12g，姜夏 9g，大枣

12g，甘草 6g。服 1 剂后诸症悉减，再剂而愈。

按语：眩晕，乃少阳主症，由邪犯少阳，枢机不利，胆火上炎所致。临床上，凡属少阳枢机不利之眩晕，用本方和解必愈。

3. 治疗久咳

孙某某，女，47 岁，1970 年来诊。从小咳嗽至今，历 40 年，每年秋末发作，冬季较甚，夏季自愈。在发作期间，昼轻夜重，甚则难以入眠，痰多而稀，喉咙发痒，其神色形态无明显病容。窃思此病已数十年，患者服药较多，不见效果，一般治咳之剂均已用过，若不另想方药，恐难取效。忆起陈修园《医学实在易》治咳论中有云："胸中支饮咳源头，方外奇方勿漫求，更有小柴加减法，通调津液治优优。"考虑用此方较为合适，欣然疏方，以观其效。柴胡 9g，半夏 9g，黄芩 9g，党参 9g，五味子 9g，甘草 6g，生姜 9g，大枣 4 枚，水煎服。服上方 1 剂即能安然入睡，服 4 剂后咳嗽已去大半，继服数剂而咳止。

按语：本案所治，非读大书之人难以为之，堪为当今疑难杂症治疗之楷模也，值得诸同道细细玩味。

4. 治疗感冒

徐某某，女，34 岁。恶寒发热两天，体温在 38.5 ~ 39.5℃，曾用安乃近、青、氯霉素和激素等未解。症见：患者寒热交作，口苦恶心，欲吐不出，不思纳谷，心烦，舌苔白，脉弦而数。此乃外感邪郁少阳之候，当予和解法。处方：柴胡 20g，黄芩、半夏、党参、生姜各 10g，甘草 6g，大枣 10 枚。服 2 帖后，诸症悉退而愈。

按语：少阳证备，故以小柴胡汤和解表里，扶正祛邪。

【**现代药理研究**】现代药理研究表明小柴胡汤具有解热、抗炎、降血糖、抑制肿瘤细胞增殖等作用，可用于治疗发热、亚急性甲状腺炎、乙型肝炎、2 型糖尿病、肿瘤等疾病。

人参、大枣、黄芩药理作用见"半夏泻心汤"；半夏、生姜药理作用见"半夏厚朴汤"；柴胡药理作用见"鳖甲煎丸"；甘草药理作用见"白虎汤"。

小柴胡汤无显著毒副作用，未报道有明显的不良反应。

四十二、小承气汤

【方源】《伤寒论》第 208 条：阳明病，脉迟，虽汗出，不恶寒者，其身必重，短气，腹满而喘，有潮热者，此外欲解，可攻里也。手足濈然汗出者，此大便已硬也，大承气汤主之。若汗多，微发热恶寒者，外未解也，其热不潮，未可与承气汤。若腹大满不通者，可与小承气汤，微和胃气，勿令大泄下。

《伤寒论》第 209 条：阳明病，潮热，大便微硬者，可与大承气汤；不硬者，不可与之。若不大便六七日，恐有燥屎，欲知之法，少与小承气汤，汤入腹中，转矢气者，此有燥屎也，乃可攻之；若不转矢气者，此但初头硬，后必溏，不可攻之，攻之，必胀满不能食也。欲饮水者，与水则哕。其后发热者，必大便复硬而少也，以小承气汤和之。不转矢气者，慎不可攻也。

《伤寒论》第 213 条：阳明病，其人多汗，以津液外出，胃中燥，大便必硬，硬则谵语，小承气汤主之。若一服谵语止者，更莫复服。

《伤寒论》第 214 条：阳明病，谵语，有潮热，脉滑而疾者，小承气汤主之。因与承气汤一升，腹中转矢气者，更服一升；若不转矢气，勿更与之。明日不大便，脉反微涩者，里虚也，为难治，不可更与承气汤也。

《伤寒论》第 250 条：太阳病，若吐、若下、若发汗后，微烦，小便数，大便因硬者，与小承气汤和之，愈。

《伤寒论》第 251 条：得病二三日，脉弱，无太阳柴胡证，烦躁，心下硬。至四五日，虽能食，以小承气汤，少少与，微和之，令小安。至六日，与承气汤一升。若不大便六七日，小便少者，虽不受食，但初头硬，后必溏，未定成硬，攻之必溏；须小便利，屎定硬，乃可攻之，宜大承气汤。

《伤寒论》第 374 条：下利，谵语者，有燥屎也，宜小承气汤。

大黄四两，厚朴二两（炙，去皮），枳实三枚（大者，炙）。

上三味，以水四升，煮取一升二合，去滓，分温二服。初服汤，当更衣，不尔者，尽饮之；若更衣者，勿服之。

【方歌】小承气汤朴实黄，谵狂痞硬上焦强。益以羌活名三化，中风闭实可消详。

【功用】轻下热结。

【主治】痞满实而不燥的阳明腑实轻证。大便秘结，潮热谵语，脘腹痞满，舌苔老黄，脉滑而疾；以及痢疾初起，腹中胀痛，里急后重。

【方解】小承气汤方中大黄苦寒，泻热祛实，推陈致新；厚朴苦辛温行气除满；枳实苦微寒破气消痞，合为泻热通便、消痞除满之剂。本方即大承气汤去芒硝，减少枳实、厚朴用量而成，其泻热及攻下之力较大承气汤为弱，故名小承气。

【名家医案】

1. 李士材医案

一人伤寒至五日，下利不止，懊憹目胀，诸药不效，有以山药、茯苓与之，虑其泻脱也。李时珍云：六脉沉数，按其脐则痛，此协热自利，中有结粪，小承气倍大黄服之。果下结粪数枚利，懊憹亦痊。

2. 许叔微医案

治一人。病伤寒，大便不利，日晡潮热，两手撮空，直视喘急，更数医矣。许曰：此诚恶候，见之者九死一生，仲景虽有证而无治法。况已经吐下，难以用药，勉强救之，若得大便通而脉弦则可生。乃与小承气汤一剂，大便利，诸疾渐退，脉且微弦，半月愈。或问曰：下之而脉弦者生，此何谓也？许曰：仲景云，"寻衣妄撮，怵惕不安，微喘直视，脉弦者生，涩者死。微者但发热谵语者，大承气汤主之。"予观钱氏《小儿药证直诀》说："手循衣领及捻物者，肝热也。"此证在仲景列于阳明部。盖阳明者胃也。肝有热邪，淫于胃经，故以承气汤泻之，且得弦脉，则肝平而胃不受克，所以有生之理一也。

3. 蒲辅周医案

梁某，男，28岁。诊断为流行性乙型脑炎。体温40.3℃，脉象沉数有力，腹满微硬，吟声连续，目赤不闭，无汗，手足妄动，烦躁不宁，有欲狂之势，神昏谵语，四肢微厥，昨日下利纯青黑水，此虽病邪羁踞阳明，热结旁流之象，但未至大实满，而且舌苔秽腻，色不老黄，未可与大承气汤，乃用小承气汤法微和之。服药后，哕止便通，汗出厥回，神清热退，诸症豁然，再以养阴和胃之剂调理而愈。

4. 刘渡舟医案

陈某，男，12岁，端阳节吃凉粽子多枚，翌日胃疼腹胀，哭啼不止，其父买"一粒丹"成药服之不应，且疼痛转甚。切其脉沉滑有力，视其舌则黄白而腻，解衣视其腹膨胀如含瓦，以手按之，叫哭不已，问其大便，知已3日未行。辨证为食填太仓，胃肠阻滞，气机不利所致，处方：大黄9g，厚朴9g，枳实9g，藿香梗6g，生姜6g，服药后不到两小时，腹中气动有声，旋而作泄，味甚酸臭，连下两次，则腹痛止而思睡矣。转方用保和丸加减而愈。

5. 张意田医案

治董友之母，年将七旬，病已八日，脉亦软缓而迟滞，发热日晡益甚，舌苔黄厚，大便不行，畏寒呃逆。阅诸方咸以老年正气虚，用丁香柿蒂散与补阴之剂。夫脉来迟滞畏寒，阳邪入里也，舌苔黄厚，日晡热甚，阳明实也。此乃表邪未解，而陷里之热急，致气机逆塞，而发呃，法当下之，毋以高年为虑也。与小承气汤，服后大便转矢气，兼有心烦不宁之象，与一剂，临晚下黑屎数枚，二更战惧壮热，四更大汗，天明又便黑屎，然后呃止神清而睡，此实呃之证也，宜审之。

【名家方论】

1. 金·成无己《注解伤寒论》：大热结实者，与大承气汤；小热微结者，与小承气汤。以热不大甚，故于大承气汤去芒硝；又以结不至坚，故亦减厚朴、枳实也。

2. 明·许宏《金镜内台方议》：阳明者，三阳之盛也。太阳为阳之表，少阳为表里之中，阳明为阳之里，是以证属阳明者，皆为可下也。若大满大实者，属大承气汤。今此大热、大便硬，未至于大实，只属小承气汤也。以大黄为君，而荡除邪热；以枳实为臣，而破坚实；以厚朴为佐使，而调中除结燥也。

3. 清·钱潢《伤寒溯源集》：小承气者，即大承气而小其制也。大邪大热之实于胃者，以大承气汤下之；邪热轻者，及无太热，但胃中津液干燥而大便难者，以小承气微利之，以和其胃气，胃和则止，非大攻大下之剂也。以无大坚实，故于大承气中去芒硝；又以邪气未大结满，故减厚朴、枳实也。创法立方，惟量其缓急轻重而增损之，使无太过不及，适中病情已耳。若不量虚实，不揆轻重，不及则不能祛除邪气，太过则大伤元气矣。临证审之。

4. 清·王子接《绛雪园古方选注》：承气者，以下承上也，取法乎地，盖地以受制为资生之道，故胃以酸苦为涌泄之机，若阳明腑实，燥屎不行，地道失矣，乃用制法以去其实。大黄制厚朴，苦胜辛也；厚朴制枳实，辛胜酸也。酸以胜胃气之实，苦以化小肠之糟粕，辛以开大肠之秘结。燥屎去，地道通，阴气承，故曰承气。独治胃实，故曰小承气。

5. 清·柯韵伯《伤寒论注》：小承气汤味少性缓，制小其服，欲微和胃气也，故名曰小。大小承气二方煎法不同更有妙义，大承气用水一斗，先煮枳、朴，取五升，内大黄煮取二升，内硝者，以药之为性，生者锐而先行，熟者气纯而和缓。仲景欲使芒硝先化燥屎，大黄继通地道，而后枳、朴除其痞满，缓于制剂者，正以急于攻下也。若小承气则三物同煎，不分次第，而服只四合。此求地道之通，故不用芒硝之峻，且远于大黄之锐矣，故称其为微和之剂。

【现代用量参考】 大黄（酒洗）四两（12g），厚朴（去皮，炙）二两（6g），枳实（炙，大者）三枚（9g）。

【现代应用】

1. 治疗痢疾

患者，男，35岁。夏秋间因饮食不节，下利红白黏冻，一日夜20余次，腹痛作胀，胸闷拒按，里急后重，至数日而不能通，窘迫颇甚，壮热口渴，脉滑数有力，舌苔黄厚腻而干，口微臭。前医曾用葛根黄芩黄连汤两剂，病情未见挫减，按脉症合参，显系肠腑热结里实，遵《内经》"通因通用"之法，用小承气汤加味，大黄12g，厚朴6g，枳实9g，黄连3g。服1剂后，下痢转畅，里急后重减轻，身热稍退，复用原方再进1剂，诸症均安。

2. 治疗肠梗阻

常某，女，67岁。腹痛，大便不通，无矢气4天，X线透视可见数个液平面，腹肌紧胀，肠型明显，白细胞10×10^9/L，中性粒细胞81%，淋巴细胞19%，诊为肠梗阻，经保守治疗无效，准备手术，患者不愿手术，要求中医治疗。症见：痛苦病容，时而烦躁，潮热，腹痛腹胀，舌苔黄厚而干，脉沉数，此乃热结胃肠，腑气不通，治以泻热通里。处方：生大黄12g，厚朴9g，枳实9g，木香6g，赤芍10g，桃仁10g，代赭石30g，生栀子12g，丹皮10g。药后约1时许，解出羊粪样便3次，诸症减，后用竹叶石膏汤合益胃汤，调治1周而愈。

3. 治疗胃肠功能障碍

刘某，女，40岁。全身56%皮肤Ⅱ°～Ⅲ°火灼伤。入院后6天未解大便，发热，腹胀，体温38.1℃，腹微隆，无压痛，肠鸣音弱，舌红、苔薄，脉细弦。血常规见白细胞13.6×10^9/L。予以通腑泄热法，方用小承气汤加味。处方：生大黄 10g，枳实 10g，厚朴 10g，木香 10g，莱菔子 15g，白术 10g，当归 10g，粉甘草 10g。每日两次口服。服药当日即排大便 400g，后每两天排便 1 次，白细胞渐下降至正常，后经 4 次手术，痊愈出院。

按语： 胃肠功能障碍是危重症患者消化系统较常见的临床症状之一。危重症患者早期即可表现胃肠功能障碍，胃肠道内容物流动慢，代谢废物聚积时间长，细菌繁殖快，造成肠道内产气多，胃肠道压力若不能及时降低，肠蠕动无法恢复，使胃肠黏膜缺血、缺氧加重。当胃肠低血流灌注不能及时改善，胃肠黏膜损害进一步加重，胃肠分泌细胞逐渐丧失分泌功能，导致胃动素（MTL）分泌明显减少，胃肠运动减弱，出现腹胀、腹痛、肠鸣音减低，甚至呕血、便血等胃肠功能障碍或衰竭表现，引发或加重全身炎症反应综合征（SIRS）。

4. 治疗支气管炎

患者，男，70 岁。咳嗽、痰多黏稠 3 年余。胸部 CT 检查认为肺部感染，抗菌药物治疗后症状减轻，复查 CT 肺部感染已吸收。仍痰多质黏，日渐消瘦，其间做电子支气管镜检查提示支气管炎。痰多色白质黏，便秘，舌红、苔薄白，脉滑有力。证属痰热郁肺。治以清化痰热兼通腑泄肺。小承气汤加减：枳壳 10g，桔梗 10g，法半夏 9g，橘红 1g，浙贝母 15g，黄芩 10g，桑白皮 15g，杏仁 6g，款冬花 15g，防风 10g，苏叶 10g，冬瓜仁 45g，芦根 45g，生大黄 10g（后下），枳实 10g，厚朴 15g。7 剂。1 周后复诊，痰的黏稠度减轻，易咳出，痰量减少，大便逐渐通畅。守上方加玄参 15g，7 剂。治疗 1 个月，呼吸道症状逐渐消失。

按语： 本案为痰热郁肺病例，为什么多位医生治疗后效果不佳？一方面与前医忽视了在痰热郁肺基础上存在的阳明腑实证有关，另一方面也与前医清化痰热的药量偏少有关。本案一方面用浙贝母、黄芩、桑白皮和重剂冬瓜仁、芦根等清化痰热，另一方面用生大黄 10g 通腑泄肺。这个病例的难度在于两点：一是辨证准确，二是药量合适。

【**现代药理研究**】小承气汤具有止咳、止泻等作用，常用于治疗肠梗阻、手术后患者胃肠功能异常、便秘等消化系统疾病，以及儿科、妇科、呼吸系统疾病等。

大黄药理作用见"鳖甲煎丸"；枳实药理作用见"大柴胡汤"；厚朴药理作用见"半夏厚朴汤"。

小承气汤无显著毒副作用，未报道有显著不良反应。

四十三、小青龙汤

【方源】《伤寒论》第40条：伤寒表不解，心下有水气，干呕发热而咳，或渴，或利，或噎，或小便不利，少腹满，或喘者，小青龙汤主之。

《伤寒论》第41条：伤寒心下有水气，咳而微喘，发热不渴，服汤已，渴者，此寒去欲解也。小青龙汤主之。

麻黄（去节）、芍药、细辛、干姜、甘草（炙）、桂枝各三两（去皮），五味子（半升），半夏半升（洗）

上八味，以水一斗，先煮麻黄，减二升，去上沫，内诸药。煮取三升，去滓。温服一升。

【方歌】小青龙汤治水气，喘咳呕哕渴利慰，姜桂麻黄芍药甘，细辛半夏兼五味。

【功用】解表散寒，温肺化饮。

【主治】外寒内饮证。恶寒发热，头身疼痛，无汗，喘咳，痰涎清稀而量多，胸痞，或干呕，或痰饮喘咳，不得平卧，或身体疼重，头面四肢浮肿，舌苔白滑，脉浮。

【方解】本方主治外感风寒，寒饮内停之证。恶寒发热、无汗、身体疼重，乃风寒束表，卫阳被遏，营阴郁滞，毛窍闭塞引起，属风寒表实证无疑。素有水饮之人，一旦感受外邪，每致表寒引动内饮。《难经·四十九难》云："形寒饮冷则伤肺。"水寒相搏，内外相引，饮动不居，寒饮射肺，肺失宣降，则咳喘痰多而稀；饮停心下，阻滞气机，则胸痞；胃气上逆，则干呕；饮溢肌肤，则浮肿身重；舌苔白滑，脉浮，为外寒内饮之征。法当解表散寒，温肺化饮。

【名家医案】

1. 刘渡舟医案

柴某某，男，53岁，患咳喘十余年，冬重夏轻，经过许多大医院均诊为

"慢性支气管炎"，就诊时，患者气喘憋闷，耸肩提肚，咳吐稀白之痰，每到夜晚则加重，不能平卧，晨起则吐痰盈杯盈碗，背部恶寒。视其面色黧黑，舌苔水滑，切其脉弦，寸有滑象。断为寒饮内伏，上射于肺之证，为疏小青龙汤：麻黄9g，桂枝10g，干姜9g，五味子9g，细辛6g，半夏14g，白芍9g，甘草10g。服7剂，咳喘大减，吐痰减少，夜能卧寐，胸中觉畅，后以桂苓五味甘草汤加杏、夏、姜正邪并顾之法治疗而愈。

按语： 本案咳喘吐痰，痰色清稀，背部恶寒，舌苔水滑，为寒饮内扰于肺，肺失宣降所致。与小青龙汤证机相符，服本方则使寒邪饮去，肺气通畅而咳喘自平。

2. 陈玉铭医案

林某某，女，7岁。剧烈阵咳，数十声连续不绝，咳至面色青紫，腰背弯曲，涕泪俱下，须吐出黏痰方告平息。过一两小时，咳声复起，如此反复发作，一昼夜二三十次，绵延月余，累服土霉素等无效。脸有浮肿，食欲不振，严重时咳嗽则吐，舌白喉干，脉紧而滑。因拟小青龙汤与之：麻黄1.5g，桂枝3.4g，细辛1.5g，半夏3g，五味子2g，百部3g。守方不变，共服7剂痊愈。

按语： 痰饮内停之喘咳，其辨证眼目是咳至吐出黏痰方息，面有浮肿，舌白脉弦而滑等，故与小青龙汤温化之，投之神效。

3. 刘景棋医案

马某，男，59岁，胸憋气短，微咳，心前区经常疼痛，背部发凉疼痛已4年。发作时，出汗，口渴，服硝酸甘油后始能缓解，心电图检查为心肌劳损。舌红苔薄白，左脉沉弦，右沉。诊断：胸痹。辨证：饮犯胸膺，胸阳被遏。治则：解表散寒，温化痰饮。处方：麻黄9g，桂枝9g，白芍9g，甘草9g，干姜9g，细辛9g，半夏9g，五味子9g，1剂。服药后稍有烦躁，两小时后缓解，心前区疼痛亦随之消失。年后复查未加重。

按语： 寒饮相搏，阻于胸府，胸阳痹阻，而病胸痹。用小青龙汤温化寒饮，治本之措也。据报道，冠心病患者表现有痰饮证候者，本方有较好疗效。

4. 张育清医案

吴某，女，49岁，患者自汗已3年，不分冬夏，稍动则汗出浸衣，甚以为苦，医作表卫不固，迭进益气固表药，乏效。诊得患者汗出清冷，背部常有恶寒感，头晕，乏力，口中和，胃纳一般，二便自调，舌苔薄白滑，脉沉弦。证属饮邪阻肺，治节失职，汗孔开阖失司。治拟温肺化饮，小青龙汤加味：麻黄、细辛各 3g, 桂枝 8g, 白芍 12g, 干姜、五味子各 7g, 茜草 5g, 麻黄根、法半夏各 10g。服 2 剂, 汗出减少。再进 2 剂, 自汗止。续服玉屏风散, 以善其后。

按语: 自汗以卫阳不固者多, 然本案久服益气固表之剂乏效, 因究肺主皮毛, 汗出不时, 乃腠理开阖不利之故。今肺有饮邪内阻, 治节失职, 不主宣发, 致汗孔开阖失常。予小青龙汤温肺化饮, 以绝病本, 加麻黄根一味, 不仅收敛止汗治标, 而且与麻黄相配, 一开一阖, 以助腠理开阖复常。辨治得当, 顽疾尽拔。

5. 王新昌医案

赵某, 男, 48 岁, 半年来经常在饭后 2 ~ 3 小时发生呕吐, 呕吐物为涎沫夹杂食物残渣, 遇寒加重, 时发时止, 伴脘腹闷胀, 吸气纳呆, 消瘦乏力, 头晕心悸。舌质淡红、苔白稍腻, 脉沉细。钡餐透视: 胃蠕动增强, 幽门钡剂通过缓慢。西医诊为幽门不全性梗阻。病机为寒犯胃腑, 水饮内结, 宜温阳化饮: 桂枝 9g, 白芍 12g, 甘草 6g, 干姜 8g, 麻黄 6g, 细辛 3g, 半夏 15g, 五味子 9g, 枳壳 12g, 厚朴 12g。两煎合约 250mL, 一日分 3 ~ 4 次空腹服之。3 剂后呕吐基本消失, 惟腹胀明显, 上方加炒莱菔子 30g, 砂仁 6g, 连服 6 剂, 诸症尽愈。半年后随访, 未再发作。

按语: 本案呕吐虽无表证, 但却遇寒加重, 伴脘闷纳呆, 苔白腻, 脉沉细, 本寒饮伏聚于胃脘之证, 故每受外寒引动而发, 以小青龙汤温化内伏之寒饮, 则呕吐得止。

6. 张育清医案

李某, 男, 50 岁, 自诉昨晚起腹泻, 至今晨已 7 次, 泻物如水下注, 无臭秽, 腹中雷鸣, 脐中隐痛, 微恶风, 头晕, 泛恶, 小便量少、色清, 舌苔薄白, 脉弦细。肺与大肠相表里, 此属风寒犯肺, 致大肠传导失司之证。治拟温肺散寒, 以复大肠传导之职, 小青龙汤主之。处方: 麻黄、干姜、五味子各 7g, 桂枝、法半夏各 10g, 白芍 12g, 细辛、甘草各 5g, 1 剂。药后, 微汗出, 风寒去, 泻止而愈。

按语: 本案辨证从肺与大肠相表里考虑。风寒闭肺, 肺气不宣, 则下走大肠, 使其传导失职; 且肺失宣降, 不能通调水道, 水液不走膀胱而偏渗于大肠, 故见大便下注如水。治以小青龙汤温肺散寒, 待风寒去, 肺治节有权, 大肠传导复职, 则泄泻自止。此下病上取之理也。

7. 罗国良医案

戴某，女，30 岁。病恶寒发热无汗，卧床 2 日。询病史 1 年来常吐痰涎，咳引胸痛。病者前额肌肤灼热而躯体覆以棉被，脉紧而滑。余以为当务之急，乃解表散寒，温肺化饮为大法，投以小青龙汤：麻黄、桂枝、半夏、干姜、白芍、五味子各 10g，细辛 4.5g，甘草 5g。1 剂。次日到患者家中，迎见患者在厅堂打扫，与卧床就诊时判若两人。其述服药后汗出热退喘平，思食，服稀粥已两次。当晚并见月经，经量中等。

按语：本案，以其病史及脉证，乃痰饮为思也。追其病初，必有感寒，寒湿不化，聚而成痰成饮，阻塞冲任，使胞络闭阻而月事不行。《金匮要略》云："妇人之病，因虚积冷结气，为经水断绝。"《妇科大全》亦有"痰涎壅滞而经不行"者。小青龙汤发汗解表，温化寒饮，辛开通闭，故在饮去表解之时，月经亦随之而愈。

【名家方论】

1. 明·许宏《金镜内台方议》：以麻黄为君，桂枝为臣，芍药行荣，而散表邪。干姜细辛半夏之辛为使，而行水气止呕咳，以五味子之酸而敛肺之逆气，以甘草之甘而和为佐。

2. 明·方有执《伤寒论条辨》：夫风寒之表不解，桂枝麻黄甘草所以解之；水寒之相搏，干姜半夏细辛所以散之；然水寒欲散而肺欲收，芍药五味子者，酸以收肺气之逆也。然则是汤也，乃直易于散水寒也。其犹龙之不难于翻江倒海之谓欤？夫龙，一也，于其翻江倒海也，而小言之；以其兴云致雨也，乃大言之。

3. 清·张锡驹《伤寒直解》：麻黄桂枝所以散未解之表，配芍药以疏经气，甘草干姜助中土以制水邪，半夏生当夏半，细辛一茎直上，皆能从阴达阳以升散其水气，曲直作酸，五味助春生之木气以透达其水寒，是以东方初生之木，潜藏始蛰之龙，能行泄蓄聚之水，故名曰小青龙，非若行云施雨之大青龙也。若渴者，水蓄于下，火郁于上，去半夏之燥，加瓜蒌根引水液而上升；利者，水寒在下，火不得下交，芫花性虽寒，然用花萼之在上者，如鸡子大熬令赤色以象心，导火气之下交也；水得寒气冷必相搏，其人即噎，故加附子；小便不利少腹满者，土虚而不能制水，故加茯苓以补中土；喘者，水气上逆而射肺，故加杏仁以疏肺气。水逆于里而不逆于表，故皆去麻黄。

4. 清·王子接《绛雪园古方选注》：小青龙汤，治太阳表里俱寒，方义迥于大青龙之治里热也。盖水寒上逆，即涉少阴，肾虚不得已而发表，岂可不相绾照，独泄卫气，立铲孤阳之根乎？故于麻桂二汤内，不但留芍药之收，拘其散表之猛，再复干姜、五味摄太阳之气，监制其逆，细辛、半夏辛滑香幽，导诸药深入少阴，温散水寒从阴出阳。推测全方，是不欲发汗之意，推原神妙，亦在乎阳剂而以敛阴为用。偶方小制，故称之曰青龙。

5. 清·徐灵胎《伤寒论类方》：此方专治水气。盖汗为水类，肺为水源，邪汗未尽，必停于肺胃之间，病属有形，非一味发散所能除，此方无微不到，真神剂也。

6. 清·陈修园《长沙方歌括》：此伤寒太阳之表不解而动其里水也，麻桂从太阳以祛表邪，细辛入少阴而行里水，干姜散胸前之满，半夏降上逆之气，合五味之酸，芍药之苦，取酸苦涌泄而下行，既欲下行而仍用甘草以缓之者，令药性不暴，则药力周到，能入邪气水饮互结之处而攻之，凡无形之邪气从肌表出，有形之水饮从水道出，而邪气水饮一并廓清矣。

【现代用量参考】 麻黄（去节）三两（9g），芍药三两（9g），细辛三两（3g），干姜三两（6g），炙甘草三两（6g），桂枝（去皮）三两（9g），五味子半升（9g），半夏（洗）半升（9g）。

【现代应用】

1. 治疗肺胀（肺炎）

张某，女，26岁，患者8天前郊游归来，当晚即发热、头痛，服感冒灵后症减。次日发热38.5℃，伴咳嗽、气促、头痛，即到当地医院诊治。血常规：白细胞12 600/mm^3，中性粒细胞82%，淋巴细胞16%；胸透示右下肺炎。肌注青霉素、链霉素、口服四环素等药1周无效。来诊时发热38.8℃，头痛，神疲乏力，咳嗽转频，气促、憋闷，胸部胀痛，痰多质稀，舌淡、苔心微黄，脉浮滑略数。予小青龙加石膏汤：炙麻黄、甘草、干姜、桂枝各6g，细辛5g，石膏（打碎先煎半小时）45g，五味子10g，法半夏、杏仁、芍药各12g，苡仁15g。服1剂，热减，咳喘皆减，仍觉闷痛。连服3剂，热退神爽，咳喘已平，胸痛亦消，唯口淡，偶有稀白痰。前方去石膏，续进3剂，诸症若失，唯纳食欠佳。胸透双肺野清，右下肺炎病灶影完全消散；白细胞6 800/mm^3，中性粒细胞68%，淋巴细胞26%。予陈夏六君丸调理善后，病去人安。

按语： 本案患者感受外邪，胸闷咳喘，痰多质稀，脉浮滑数内饮，兼有郁热，故用小青龙加石膏汤取效。

2.治疗悬饮（胸膜炎、胸腔积液）

陈某，女，59岁，咳喘痰多反复发作4月余。症见：神疲乏力，咳嗽痰多，质稀色白，卧则气短，右胸胁疼痛，咳唾转侧左侧亦有引痛，口渴喜热饮，舌淡偏暗、苔白略滑，脉细滑。体温37.5℃，脉搏96次/分，呼吸22次/分，血压100/60mmHg。右胸稍隆起，叩诊过清音，左下肺呈浊音；右侧语颤强，左侧语颤减弱，双肺呼吸音减弱，以左侧为甚；右下肺闻及湿性啰音。痰培养：肺炎双球菌，白细胞11 400/mm³，中性粒细胞77%，淋巴细胞22%。胸透示：双肺纹理增粗，左胸膜增厚粘连，左肋膈角变钝，见有移动性液体，左膈活动受限，右肋膈角稍钝，密度增高，左上肺陈旧性肺结核。中医诊为悬饮。属饮停胸胁，脉络受阻，肺气不利。治以温肺化饮，拟小青龙汤加减：炙麻黄、五味子、桂枝各10g，干姜、炙甘草各6g，细辛3g，法半夏、杏仁各12g，白芍、桃仁、云茯苓、丝瓜络各15g，煎服，每日1剂。服药3剂，咳嗽、胸痛等症明显减轻，咯痰少，可平卧。以此方加减进服20余剂，呼吸平顺，卧起行走自如，咳嗽、胸痛等症均愈，出院时查各生理常数均正常。为巩固疗效，带本方数剂，加用理中丸以调理善后。

按语：悬饮之证，多用十枣汤收功。然本案患者病久不愈，正气不支，攻之必不堪任，因证属寒饮内停，故径用小青龙汤温肺化饮，竟收全功。

3.治疗类风湿关节炎

王某，男，31岁。患肢体关节疼痛两年余，曾在当地医院诊断为"风湿性关节炎"，经中西药治疗，效不明显，时轻时重，于1990年6月12日来我院就诊。经详细检查，诊断为"类风湿关节炎"。症见双手腕、手第一指关节、右脚跖骨处肿胀、疼痛，活动受限，遇冷水后加重，二便调，舌淡红、苔白润，脉弦细。此乃痛痹之顽证，着力温通除湿，以小青龙汤化裁：麻黄6g，生姜15g，赤、白芍各15g，细辛10g，姜半夏10g，五味子10g，桂枝15g，羌活12g，独活12g，附子12g（先煎），木瓜15g，木防己10g，炙甘草12g，6剂，每日1剂。服药后，关节肿胀明显减轻，继服16剂，病愈，以后未再复发。

按语：本案患者为寒气胜之痛痹，从其舌脉之象，又知有饮邪内停，寒饮搏击，侵于经络关节而发痛痹。用小青龙汤在于温寒化饮，寒去饮化则经脉自通。当然，本方虽温散有余，但祛风通经不足，故加二活、附子、木瓜、防己等以弥小青龙之不足也，终令病愈。可见，小青龙非只用于寒饮咳喘之疾，经过辨证加减，其用广泛。

4. 治疗遗尿

龚某，男，66岁，素有慢性气管炎及习惯性便秘史。3个月前有口鼻气臭，头目昏眩，心下痞满不舒，咳吐涎沫不止。近期始小便次数增多，夜间遗尿，有时达3～4次，经多处治疗无效。近日又因外感风寒，咳嗽加重，不能平卧，遗尿一夜达8次，形体消瘦，面色㿠白，喘息气急，唇口发绀，咳吐白色泡沫痰涎。舌淡、苔白厚滑，脉浮弦。证属外感风寒，寒饮犯肺。治宜解表蠲饮，拟小青龙汤。处方：麻黄、桂枝、甘草各5g，姜半夏、白芍各10g，细辛、五味子、干姜各3g，水煎分两次热服。3剂后，身微汗出，咳喘大减，夜间遗尿减至3次。原方连进7剂，诸症皆消。续服肾气丸月余善后，随访年余未复发。

按语：素有寒饮内盛，复加风寒外引，外寒内饮，郁遏于肺，肺失宣肃，不能通调水道，令膀胱开阖失司，而致遗尿。用小青龙汤温肺以固肾，化饮以制水，为下病上治之法也。

5. 治疗慢性哮喘

郑某，女，25岁。患慢性哮喘14年，怀孕4个月。症见：咳嗽短气而喘，痰多色白，咽喉不利，时发喘息哮鸣。面色淡而少华，目眶、口唇呈青乌色。胸中闷胀，少气懒言，咳声低弱，咳时则胸部牵引小腹作痛，食少不思饮，溺短不清，夜间咳喘尤甚，难以平卧入寐。舌苔白滑厚腻，舌质含青色，脉弦滑、沉取则弱而无力。此系风寒伏于肺胃，久咳肺肾气虚，阳不足以运行，寒湿痰饮阻遏而成是证。法当开提肺寒，补肾纳气，温化痰湿治之，方用小青龙汤加附片。附片100g，杭芍10g，麻黄10g，北细辛6g，干姜30g，桂枝20g，五味子5g，半夏10g，甘草10g。服两剂后，咳吐大量清稀白痰，胸闷，气短及喘咳均已较轻，能入睡四五小时，食思见增，唇舌转红，仍微带青色，厚腻白苔退去其半。然阳气未充，寒湿痰饮尚未肃清，继以温化开提之剂治之。方用四逆、二陈合方加麻、辛、桂。附片200g，干姜40g，茯苓30g，法半夏15g，麻茸10g（蜜炙），广陈皮10g，北细辛8g，上肉桂10g（研末，泡水兑入），甘草10g。服上方后喘咳皆有减少。治法不变，仍用此方，随症加减药味及分量，共服20余剂后哮喘、咳嗽日渐平息。再服10余剂，病遂痊愈，身孕无恙，至足月顺产一子，娩后母子均健康。

按语：本案患者怀孕4个月，附片、半夏皆为禁忌，但只要炮制煎煮得法，去除毒性，因病施用，孕妇服之亦无妨碍。妇人怀孕，身为疾病所缠，易伤胎气而不固。因证立方用药，务使邪去而正安，此实为安胎、固胎之要义。

【**现代药理研究**】现代医学研究证实，小青龙汤具有化痰止咳、抗炎﹨解热平喘、抗过敏、调节免疫、抗癌及其他作用。现代临床上主要用以治疗呼吸系统多种病症，如慢性气管炎、肺气肿、肺心病、支气管哮喘、支气管肺炎、大叶性肺炎、结核性胸膜炎、慢性鼻炎等。

麻黄药理作用见"葛根汤"；细辛药理作用见"当归四逆汤"；五味子药理作用见"厚朴麻黄汤"；甘草药理作用见"白虎汤"；半夏药理作用见"半夏厚朴汤"；白芍药理作用见"鳖甲煎丸"。

小青龙汤无显著毒副作用，未报道有显著不良反应。

四十四、旋覆代赭汤

【方源】《伤寒论》第161条：伤寒发汗，若吐若下，解后心下痞硬，噫气不除者，旋覆代赭汤主之。

旋覆花三两，人参二两，生姜五两，代赭石一两，甘草三两（炙），半夏半升（洗），大枣十二枚（擘）。

上七味，以水一斗，煮取六升，去滓，再煎取三升，温服一升，日三服。

【方歌】旋覆代赭用人参，半夏干姜大枣临，重以镇逆咸软痞，痞硬噫气力能禁。

【功用】降逆化痰，益气和胃。

【主治】胃气虚弱，痰浊内阻。心下痞硬，噫气不除。

【方解】本方的特点是用旋覆花和代赭石共为君药，生姜、半夏为臣药，甘草、人参、大枣为佐使药。旋覆花性温、入肺经，可下气、除嗳气，治疗有痰喘嗽。诸花皆升，旋覆独降。旋覆花质地虽轻，用量却大；代赭石质地虽重，用量却小。原方中旋覆花用量是代赭石的3倍。代赭石入胃、肝经，性寒，因重镇力强，与旋覆花共同降逆；又因性寒，用量少于旋覆花。代赭石为金石之药，过量易耗伤正气，如用药后自觉胃脘部胀闷难透，没有食欲，可能为代赭石用量偏重。生姜温胃降逆，是呕家圣药，在这里又可以行水、输布津液，同时又治疗胃气痞硬导致的食积。

【名家医案】

1. 喻嘉言医案

治一人膈气，粒食不入，始吐清水，次吐绿水，次吐黑水，次吐臭水，呼吸将绝。一昼夜，先服理中汤六剂，不令其绝，来早转方，一剂而安。《金匮要略》云：噫气不除者，旋覆代赭汤主之。吾于此病分别用之者有二道：一者以黑水为胃底之水，此水且出，则胃中之津久已不存，不敢于半夏以燥其胃也。一者以将绝之气，止存一丝，以代赭石坠之，恐其立断，必先以理中分理阴阳，使气易于降下，然后以代赭得以建奇奏绩，乃用旋覆花一味煎汤调代赭末二匙与之，才入口即觉气转入丹田矣。困倦之极，服补药二十剂，将息，二月而愈。

按语：治病之道，须明标本缓急。本案因胃虚之极而见呕吐反胃，故先予理中汤固其中气，待中气建立，再予旋覆代赭汤以降胃逆。前后两方，次第井然，丝丝入扣，终令危笃之疾得奏奇验。

寥笙注：本案为中气虚，浊气不降，痰饮上泛而膈气之证。患者中气虚极，止存一丝，喻氏分别虚实缓急，先用理中汤分理阴阳，使浊气下降，清气上升，然后用旋覆花煎汤调赭石末服之以降气镇逆，病得转危为安。喻氏未用全方，亦获良效，运用之妙，在乎人耳。

2. 易巨荪医案

同邑吕叔骏，明经，通医学，其长女适郑孝廉玉山之子丙戌五月在外家，忽患吐血，每吐则盈盆盈斗，气上冲不得息。眩晕，无胃，举室仓皇，其三婿梁镜秋茂才荐予往诊。予曰："冲任脉起于血海，挟脐而上，冲气上逆故血随而上逆也。"拟旋覆代赭石汤以炮姜易生姜，以五味子易大枣，嘱其连服两剂，复以柏叶汤一剂睡时先服。是晚气顺血止，又叔骏弟妇吕六吉之妻，丙戌十月，偶食寒凝。心下痞硬，气上冲作呕，亦以旋覆代赭石汤，重用生姜、半夏获愈。

己丑十月，甘竹黄某之女，病久咳，吐白痰，潮热，月事来则上逆吐血，数月不效。予曰："久咳牵动冲气上逆，故血随而上逆，然吐血当月事时又属倒经。"拟旋覆代赭石汤去生姜、大枣，加炮姜、五味子以降冲止血，又合四乌贼骨一芦茹丸以畅达其血归原，血止后以二加龙骨退热。桂苓甘术加姜辛味以治痰止咳，三十余剂收功。

3. 胡希恕医案

（1）白某，男，48岁，1965年1月17日初诊。胃脘痛胀、心下堵闷已3年，经检查诊为"十二指肠溃疡""胃下垂"，经多治不效。据现症有噫气呕吐、口干不思饮，苔白腻，脉沉弦细。知为胃虚有饮，故以益胃化饮治之，与旋覆代赭汤加味：旋覆花10g（包），生赭石10g，党参10g，生姜15g，炙甘草6g，半夏15g，大枣4枚，乌贼骨15g，川贝母10g。结果：服3剂知，6剂诸症减轻。

（2）白某，男，32岁，初诊日期1965年12月21日。胃脘痛反复发作已1年，近1个月来加重，食前食后皆痛，常噫气，呕吐，心下痞，烧心，时脘腹胀满，苔白，脉弦细。X线钡剂检查确诊为十二指肠球部溃疡、胃下垂。与旋覆代赭汤合茯苓饮加乌贝散：旋覆花三钱，党参三钱，生姜五钱，代赭石三钱，炙甘草二钱，半夏五钱，大枣四枚，茯苓四钱，白术三钱，陈皮三钱，枳壳三钱，乌贼骨三钱，川贝二钱。结果：上药服 3 剂胃脘痛减，噫气、呕吐减。服 6 剂胃脘痛已，他症已不明显。

4. 刘渡舟医案

魏生诊治一妇女，噫气频作而心下痞闷，脉来弦滑，按之无力。辨为脾虚肝逆、痰气上攻之证。为疏：旋覆花 9g，党参 9g，半夏 9g，生姜 3 片，代赭石 30g，炙甘草 9g，大枣 3 枚。令服 3 剂，然效果不显，乃请余会诊。诊毕，视方辨证无误，乃将生姜剂量增至 15g，代赭石则减至 6g，嘱再服 3 剂，而病竟大减。

魏生不解其故。余曰：仲景此方的剂量原来如此。因饮与气搏于心下，非重用生姜不能开散。代赭石能镇肝逆，使气下降，但用至 30g 则直驱下焦，反掣生姜、半夏之肘，而于中焦之痞则无功，故减其剂量则获效。可见经方之药量亦不可不讲求也。魏生称谢。

5. 黄阳生医案

刘某某，男，28 岁，1981 年 3 月 12 日初诊。咽中不适，如有物梗阻，咽之不下，咯之不出，有时咳出少量灰色黏痰，舌苔薄白，脉缓。属梅核气，乃气滞痰郁所致。治以利气开郁，化痰散结。用旋覆代赭汤加味：旋覆花 100g（纱布包煎），代赭石 150g，半夏 50g，沙参 50g，生姜 20 片，大枣 20 枚，甘草 50g，茯苓 30g。头煎用水 5 斤，煎取 3 斤；再煎用水 3 斤，煎取 2 斤；两次煎汁合一，装入开水壶中，当茶，随时饮之，一日服完。药仅两帖，其病若失。

按语：痰气郁结于胸膈之上，故觉咽中不适，如有物梗阻。方中旋覆花下气消痰，代赭石重镇降逆，半夏降逆化痰，又加茯苓健脾，配姜、枣以绝生痰之源，沙参养阴清咽。煎药当茶饮，意在使药力连贯。

【名家方论】

1. 明·方有执《伤寒论条辨》：解谓大邪已散也。心下痞硬，噫气不除者，正气未复，胃气尚弱而伏饮为逆也。旋覆、半夏蠲饮以消痞硬，人参、甘草养正以益新虚。代赭以镇坠其噫气，姜枣以调和其脾胃。然则七物者，养正散余邪之要用也。

2. 清·汪琥《伤寒论辨证广注》：此噫气比前生姜泻心汤之干噫不同，是虽噫而不致食臭，故知其为中气虚也。与旋覆代赭石汤以补虚、散痞、下逆气。

3. 清·柯韵伯《伤寒附翼》：此方乃泻心之变剂，以心虚不可复泻心，故去芩、连、干姜辈苦寒辛热之品。心为太阳，通于夏气。旋覆花开于夏，咸能补心而软痞硬；半夏根成于夏，辛能散结气而止噫。二味得夏气之全，故用之以通心气。心本苦缓，此为贼邪伤残之后，而反苦急，故加甘草以缓之。心本欲收，今因余邪留结，而反欲散，故倍生姜以散之。虚气上逆，非得金石之重为之镇坠，则痞硬不能遽消，而噫气无能顿止。代赭秉南方之赤色，入通于心，坚可除痞，重可除噫，用以为佐，急治其标也。人参、大枣，补虚于余邪未平之时，预治其本也。扶正祛邪，神自安。若用芩、连以泻心，能保微阳之不灭哉？旋覆、半夏作汤，调代赭末，治顽痰结于胸膈，或涎沫上涌者最佳。挟虚者加人参甚效。

4. 清·尤在泾《伤寒贯珠集》：伤寒发汗，或吐或下，邪气则解，而心下痞硬，噫气不除者，胃气弱而未和，痰气动而上逆也。旋覆花咸温，行水下气；代赭石味苦质重，能坠痰降气；半夏、生姜辛温；人参、大枣、甘草甘温，合而用之，所以和胃气而止虚逆也。

【现代用量参考】旋覆花 9g，人参 6g，生姜 15g，代赭石 3g，炙甘草 9g，洗半夏 9g，大枣 4 枚。

【现代应用】

1. 治疗胃食管反流

连某，男，5 岁，2015 年 10 月 11 日因反复咳嗽半年余来我科就诊。既往曾就诊于呼吸内科，经胸片、肺功能等检查无异常，各种检查提示重度胃食管反流，给予制酸、促胃动力等药物治疗后，咳嗽较前明显缓解，但仍夜间咳嗽，伴嗳气、纳呆，家长遂转诊我科。现症见：阵发性单声咳嗽，夜间明显，痰少色白，纳呆，进食后嗳气明显，偶感中上腹不适，寐可，二便调。舌淡红、苔薄白、脉平。此乃胃失和降，循经犯肺，肺失清肃，气逆作咳而为病。治当降气止咳、理气和胃。方用旋覆代赭汤加减：旋覆花 9g，代赭石 15g，姜半夏 6g，枇杷叶 9g，苦杏仁 6g，郁金 6g，海螵蛸 15g，枳壳 9g，甘草 5g。7 剂，水煎服，每日 1 剂，分 2 ~ 3 次服用，并嘱其少食甜食及肥甘厚味之品，睡前避免进食等。2015 年 10 月 18 日二诊：咳嗽基本缓解，仍感纳欠、进食嗳气，前方去枇杷叶、郁金、枳壳，加山楂 6g，苍术 6g，继进 14 剂。2015 年 11 月 2 日三诊，诸症消失，予香砂六君丸加减理气健脾继续调理两周，随访 3 个月未见反复。

2. 治疗呃逆

患者，女，59 岁，主诉：反复呃逆伴泛酸 1 年余，于 2019 年 6 月 23 日初诊。患者 1 年来出现呃逆，伴泛酸，胃脘部胀满疼痛，嘈杂，于当地医院就诊行胃镜检查提示：慢性胃炎，反流性食管炎。口服奥美拉唑肠溶胶囊、莫沙必利、多潘立酮等药物治疗，停药后症状反复。刻下症见：呃逆，泛酸、嗳气频频，胃脘部胀痛，食后尤甚，不思饮食，小便调，大便黏滞不爽。舌淡红、苔白，脉细滑。中医诊断：呃逆病，中虚气逆、湿浊阻滞证；治疗法则：理气和胃，降逆止呃，健脾祛湿。予旋覆代赭汤加减口服，处方：旋覆花 40g，代赭石 20g，竹茹 30g，炒苏子 20g，海螵蛸 40g，枳实 30g，炒白术 30g，茯苓 40g，党参 20g，鸡内金 50g，炒槟榔 30g，甘草 6g，加生姜 4 片。9 剂，水煎服。二诊：患者呃逆减轻，时有泛酸、嗳气，胃纳增加，近期睡眠欠佳，二便可，舌淡、苔薄白，脉细；患者逆气渐平，湿浊渐化，治宜补气调中安神，故以首方加合欢皮 30g、炒柏子仁 20g 以养血安神，6 剂，水煎服。

3. 治疗心肌梗死

侯某，男，82 岁。初诊日期：2017 年 12 月 17 日。患者于 2017 年 12 月初进餐后突发胸痛，诊为急性下壁心肌梗死，由天津某三甲医院 CCU 收治。住院期间出现呃逆频作，昼夜不能歇止等症，曾接受胃复安等多种西药治疗，但症状未见缓解。后又经中医针灸及中药汤剂治疗，但症状仍同以前。就诊时患者神清，但精神不振；呃逆昼夜不止 10 余日；胸闷，无胸痛；咳嗽，咳痰清稀，量多，咳嗽频剧时伴呕吐痰涎；纳少，夜寐差，二便尚可；舌暗、苔白滑，脉弦细少力。诊断：呃逆；辨证：脾胃虚寒，痰饮中阻；治法：降逆化痰，益气和胃。方予旋覆代赭汤加减，处方：旋覆花 20g，代赭石 10g，党参 10g，炙甘草 10g，半夏 10g，生姜 10g，大枣 5 枚，神曲 10g，莱菔子 20g，丁香 6g，枳壳 10g，厚朴 10g，鸡内金 15g，砂仁 6g。每日 1 剂，水煎服。3 剂后患者呃逆较前缓解，但仍间断发作，每次持续 3 ~ 4 小时或半日不等，咳嗽、呕吐如前，苔仍白滑。前方改半夏 30g，生姜 20g。药后患者症状尽去。随访两个月未见复发。

4. 治疗肿瘤化疗后呕吐

恶心呕吐是肿瘤化疗患者的重要并发症，有效控制该症状可提高患者生活质量、完成化疗目标。临床上将发生于化疗 24 小时之内的呕吐称为急性呕吐，而将发生于化疗后 24 小时的称为迟发性恶心、呕吐。目前常见的止呕药胃复安及 5-HT₃ 受体拮抗剂（枢丹等），对迟发性恶心、呕吐的疗效较差，临床如联用旋覆代赭汤可增强疗效。方药组成：旋覆花 9g，炒党参 6g，生姜 15g，姜半夏 12g，代赭石 3g，生姜 15g，大枣 12 枚，甘草 9g。

【现代药理研究】该方可改善患者胃、食管黏膜炎症。旋覆花含有黄酮类和萜类化合物，具有明显的抗菌、抗炎、抗氧化及促进胃肠道蠕动作用，能显著缓解胃食管反流的症状。

半夏、甘草、生姜是广泛用于治疗胃肠道疾病的中药，具有抗炎、调节胆汁分泌和改善胃肠黏膜损伤的作用。

代赭石含有镁离子，其可在胃肠道内形成一定的渗透压，维持胃肠道内的水分充足，促进胃道的规律性蠕动。

大枣和人参含有小檗碱和人参皂苷，对胃食管反流具有一定的治疗作用。中药中的这些成分可单独或协同作用以增强治疗效果。

旋覆代赭汤无显著毒副作用，未报道有明显的不良反应。

四十五、泽泻汤

【方源】《金匮要略·痰饮咳嗽病脉证并治第十二》：心下有支饮，其人苦冒眩，泽泻汤主之。

泽泻五两，白术二两。

上二味，以水二升，煮取一升，分温再服。

【方歌】泽泻汤中用白术，健脾燥湿水饮逐，头昏目眩胃纳差，小便不利宜煎服。

【功用】利水逐饮，健脾燥湿。

【主治】痰饮支饮证及饮停心下。头晕目眩，小便不利，纳差，舌淡苔白腻，脉濡滑。

【方解】方中泽泻气味甘寒，生于水中，得水阴之气而能利水。白术甘温，补脾制水，使水气下行，浊阴不再上冒清阳，二药一补一泻，使脾运恢复，则冒眩自止。

【名家医案】

1. 吴鞠通医案

陈某，五十一岁。人尚未老，阳痿多年。眩冒昏迷，胸中如伤油腻状，饮水多则胃不快，此伏饮眩晕症也。先与白术泽泻汤逐其饮，再议缓治湿热之阳痿。处方：冬于术二两，泽泻二两，煮三杯，分三次服。已效而未尽除，再服原方十数帖而愈。

按语：眩晕是本方的主治目标。且本方所治的眩晕应当同时伴有形体肥胖，浮肿，舌体胖大、边有齿痕等水饮病的客观指征。吴鞠通辨方证，抓方证的特异证"眩冒昏迷，胸中如伤油腻状，饮水多则胃不快"，辨识为泽泻汤证。方证相应，故取效显著。

2. 曹颖甫医案

管（右住南阳桥花场）咳吐沫，业经多年，时眩冒，冒则呕吐，大便燥，小溲少，咳则胸满，此为支饮，宜泽泻汤。泽泻一两三钱，生白术六钱。本案病者管妇年三十余，其夫在上海大场莳花为业。妇素有痰饮病，自少已然。每届冬令必发，剧时头眩，不能平卧。师与本汤，妇服之一剂，既觉小溲畅行，而咳嗽大平。续服五剂，其冬竟得安度。明年春，天转寒，病又发。师仍与本方，泽泻加至二两，白术加至一两，又加苍术以助之，病愈。至其年冬，又发。宿疾之难除根，有如是者！

按语： 患者素有痰饮，头眩，不能平卧，咳则胸满，冒则呕吐，水饮上冲的表现比较明显，诊其为支饮。虽然有呕、咳吐沫、咳则胸满，非常像干呕、吐涎沫、呕而胸满的吴茱黄汤证，但其大便燥、小便少，寒象不明显，且眩晕是她的主症，因此处以泽泻汤。

3. 魏以伦医案

燕某，女，10岁。患者喜唾1年。诊其形神俱佳，苔脉如常，余无所苦。询之，曰：不吐则唾液增多，亦无五味之变。嘱其忍住，须臾则清唾盈口，视之实乃清水。乃易《金匮》泽泻汤为散治之。处方：福泽泻60g，焦白术20g，共研细末，开水冲服，每次10g，日服两次。一料药尽，吐唾减少，但觉口干，恐有渗利燥湿太过之嫌，减量续服，两料药尽，喜唾竟止。

按语： 单纯喜唾证，历代方书鲜见记载。根据《内经》五液主病，"肾为唾"。此为下焦水饮上乘，脾不化湿而然。病关脾肾，当以渗利水饮，健脾燥湿为法。渗利下焦水饮泽泻为最，《本草求真》称其"专入膀胱肾，……功专利水除湿"。白术"专入脾"，功能"燥湿实脾"。二者相伍，渗湿健脾，功专力宏，故取效为捷。

4. 刘渡舟医案

朱某某，男，50岁，湖北潜江县（现潜江市）人。头目冒眩，终日昏昏沉沉，如在云雾之中。两眼懒睁，双手颤抖，不能握笔写字。迭经中西医治疗，病无起色，颇以为苦。视其舌肥大异常，苔呈白滑而根部略腻，切其脉弦软。疏《金匮》泽泻汤：泽泻24g，白术12g。服第一煎，未见任何反应。患者对其家属说：此方药仅两味，吾早已虑其无效，今果然矣。孰料第二煎后，覆杯未久，顿觉周身与前胸后背絷絷汗出，以手拭汗而黏，自觉头清目爽，身感轻快之至。又服3剂，继出微汗少许，久困之疾从此而愈。

按语：《内经》云："阳气者，精则养神，柔则养筋。"心下有支饮，清阳被遏，不能养神，则头目冒眩，懒于睁眼；阳气不能充于筋脉，则两手发颤。舌体胖大异常，为心脾气虚，水饮浸渍于上的一个确诊。当急渗在上之水势，兼崇中州之土气，以泽泻汤单刀直入，使饮去阳达，药专力宏，其效为捷。

【名家方论】

1. 清·徐彬《金匮要略论注》：肾为水之源，泽泻味咸入肾，故以之泻其本而标其行。白术者，壮其中气，使水不复能聚也。然以泽泻泻水为主，故曰泽泻汤。

2. 清·程云来《金匮要略直解》：《内经》曰：清阳出上窍，支饮留于心膈，则上焦之气浊而不清，清阳不能走于头目，故其人苦冒眩也。白术之甘苦，以补脾则痰不生，泽泻之甘咸，以入肾则饮不蓄。小剂之治支饮之轻者。

3. 清·李用粹《证治汇补》：治饮水太过，肠胃不能传送。

4. 清·尤在泾《金匮要略心典》：水饮之邪，上乘清阳之位，则为冒眩。冒者，昏冒而神不清，如有物冒蔽之也；眩者，目眩转而乍见玄黑也。泽泻泻水气，白术补土气而胜水也。

【现代用量参考】泽泻15g，白术6g。

【现代应用】

1. 治疗头痛

沙某，女，19岁，知青。自幼体弱，下乡劳动期间，曾多次汗后用冷水洗头，以致头痛绵绵不休，久治不愈。主诉：食欲欠佳，瘦弱面黄，肢困乏力，舌淡苔白，脉弱无力，头痛如裹。证属脾虚湿遏所致之头痛。法当健脾祛湿，拟泽泻汤加川羌、甘草以治之，症情单纯，不须多味，防其抵牾。处以：泽泻15g，白术15g，川羌活9g，甘草3g，3剂，水煎服。二诊：头痛已减，嘱其再进3剂。病愈。

按语：素体脾虚，又受外湿，欲用发散之品以止其痛，但湿尚存，加之脾虚不运，湿何能祛，痛焉能止？以泽泻汤渗利水湿，崇土健脾，以绝后患。

2. 治疗心律失常

张某，男，69岁。10年前患浮肿病后，常有心慌、心悸之感，若饮食偶有不适，下肢即轻度浮肿，四肢乏力。西医诊为"心律失常"。症见：面色㿠白，舌淡体胖、苔薄白，脉濡缓、有结代，心音低钝，心率80次/分，心律不齐。证属脾虚湿滞，阻遏心阳之怔忡。以泽泻汤加味：泽泻120g，白术120g，桂枝

45g，共为细末，每日两次，每次开水送下 7～9g。患者服药20天后，症有好转，浮肿全消，心率78次/分，律整，唯舌质尚淡、食少，说明脾虚尚未完全恢复，故继拟泽泻汤加重白术用量。处以：泽泻 90g，白术 120g。服法如前，尽剂后心律整，食纳增，无心悸不适。随访数载，一如常人。

按语： 水停心下，遏阻心阳，致发怔忡。病久饮恋，以散剂缓图之较好。

3. 治疗体虚感冒

李某，男，54岁。多年来反复感冒，常出现头痛、鼻塞、流涕、恶风、发热等感冒症状，苦不堪言。症见：形体消瘦，气短乏力，饮食量少，舌淡红、苔薄白，脉浮数无力。诊断为体虚感冒（营卫不和）。泽泻 20g，焦白术 15g，牛膝 10g，每日 1 剂，用 1 500mL 开水泡于保温瓶中频频服尽。10 日为 1 个疗程。上方治疗两个疗程，各种症状消失，随访 3 年多来未再发生感冒，体质也明显增强。

按语： 头痛、鼻塞、流涕等表证明显者，加生姜 3 片，冰糖 15g。其治疗机制，可能与足太阳膀胱经主一身之表有关，泽泻汤利水渗湿，牛膝亦有利水通淋之功，合之以振州都，使膀胱气化蒸腾于表，以御外邪，从而预防感冒的复发。

4. 治疗化脓性中耳炎

蒋某，男，17岁。双侧耳道流脓 3 年余，时好时发，感冒后加重，多方医治无效。处方：白术 50g，泽泻 25g，柴胡 10g。1 剂后症状明显减轻，续进 5 剂，痊愈。随访两年，未复发。

按语： 脾虚湿停，郁于肝胆经脉。故重用白术以健脾除湿，泽泻淡渗利湿，使湿有去道。柴胡入肝、胆，为引经药，以使药力直达病所矣。

5. 治疗妊娠眩晕

朱某，35岁，因继发不孕 3 年就诊。经过两个月治疗之后，末次月经3月23日来潮，尿妊娠试验阳性，β-绒毛膜促性腺激素 3 710.56mIU/mL，孕酮 74.4nmol/L。头晕如坐舟车 6 天，口淡恶心，倦怠，大便软，纳可。舌淡红、苔薄白，脉细滑。治法：健脾渗湿。方剂：泽泻汤加味。泽泻 15g，炒白术 10g，薏苡仁 20g，茯苓 10g，防风 10g，党参 12g，神曲 10g，5 剂。二诊：2006 年 5 月 11 日。头晕已除，B 超检查提示宫内活胎，孕 6 周多。恶心呕吐，口淡多涎，嗜寐。舌淡红、苔薄腻，脉细软。治法：温胃健脾，降逆止呕。方剂：桂枝甘草汤合小半夏加茯苓汤加味。桂枝 6g，炙甘草 6g，半夏 12g，生姜 6 片，茯苓 12g，党参 12g，5 剂。

按语： 本案为早孕之后发生的眩晕，属于《素问·六元正纪大论》中的"掉眩"，且伴有恶阻、倦怠、大便软等症状，此症状与《灵枢·海论》的"髓海不足，则脑转耳鸣，胫酸眩冒，目无所见，懈怠安卧"迥然不同，属于脾虚湿阻饮停，清阳不升者，用泽泻汤健脾利湿，加薏苡仁、茯苓、党参、神曲健脾益气。《素问·阴阳应象大论》说："清阳出上窍，浊阴出下窍。"防风者提升清阳，使清阳出于上窍，泽泻者渗湿，使浊阴出于下窍，清浊分明，眩晕自止。

【现代药理研究】泽泻汤具有利尿、降压调脂、改善代谢、抗动脉粥样硬化、抗炎、抗肿瘤、保肝、免疫调节等作用。临床多用于治疗梅尼埃病、良性阵发性位置性眩晕、椎－基底动脉供血不足等眩晕病，以及高血脂、中耳炎等疾病。

泽泻药理作用见"肾气丸"；白术药理作用见"附子汤"。

【使用禁忌及注意事项】本方渗利作用较强，不宜常服。

四十六、真武汤

【方源】《伤寒论》第82条：太阳病，发汗，汗出不解，其人仍发热，心下悸，头眩，身瞤动，振振欲擗地者，真武汤主之。

《伤寒论》第316条：少阴病，二三日不已，至四五日，腹痛，小便不利，四肢沉重疼痛，自下利者，此为有水气，其人或咳，或小便利，或下利，或呕者，真武汤主之。

茯苓、芍药、生姜各三两（切），白术二两、附子一枚（炮，去皮，破八片）。

上五味，以水八升，煮取三升，去滓，温服七合，日三服。

【方歌】真武汤壮肾中阳，茯苓术芍附生姜，少阴腹痛有水气，悸眩瞤惕保安康。

【功用】温肾阳，利水气。

【主治】肾阳不足，水气泛滥。

【方解】方中君以大辛大热的附子，温肾助阳以化气行水，暖脾抑阴以温运水湿。茯苓、白术健脾益气，利水渗湿，合附子可温脾阳而助运化，同为臣药。佐以辛温之生姜，配附子温阳散寒，伍苓、术辛散水气，并可和胃而止呕。配伍酸收之白芍，其意有四：一者利小便以利水气，《本经》言其能"利小便"，《名医别录》亦谓之"去水气，利膀胱"；二者柔肝缓急以止腹痛；三者敛阴舒筋以解筋肉瞤动；四者防止附子燥热伤阴，亦为佐药。全方泻中有补，标本兼顾，共奏温阳利水之功。

【名家医案】

1. 许叔微医案

乡人京姓之子年近三十，初得病身微汗，脉弱恶风。医者误以麻黄汤汗之，汗遂不止。发热心痛，多惊悸，夜间不得眠卧，谵语不识人，筋惕肉瞤，振振动摇。医者以镇心惊风药治之。予视之曰，强汗之过也。仲景云，脉微弱，汗出恶风者，不可服青龙汤。服之则筋惕肉瞤者，为逆也。唯真武汤可救之。仲景云："太阳病，发汗，汗出不解，其人仍发热，心下悸，头眩，身瞤动，振振欲擗地者，真武汤主之。"予三投而大病除。次以清心丸、竹叶汤解余毒，数日差。

按语：发汗太过，损伤阳气。《素问·生气通天论》云："阳气者，精则养神，柔则养筋。"今阳气虚不能温煦筋脉肌肉，同时筋脉受水气浸渍，而致筋惕肉瞤。病属阳虚水停，故用真武汤温阳利水而愈。

2. 孙兆医案

治一人，患伤寒，发热，汗出多，惊悸，目眩，身战掉。众医有欲发汗者。有作风治者，有欲以冷药解者。延孙诊之。曰：太阳经病得汗而不解，若欲解，必复作汗，肾气不足，汗不来，所以心悸、目眩、身战。遂与真武汤，三服，微汗自出，即解。盖真武汤，附子、白术和其肾气，肾气得行，故汗得来。仲景说："尺脉弱者，营气不足，不可发汗。"以此知肾气怯则难汗也。茯苓12g，白术9g，白芍9g，生姜9g，熟附片9g。

按语：本案属汗多亡阳证。患者未经发汗，以发热汗出，有似太阳中风证，故医有欲发汗者；以惊悸，身战掉，有欲作肝风治者；以发热汗出而表不解，似阳明经证，有欲以冷药解者，盲人摸象，未得其真。众医不知患者尺脉弱，发热，汗出多，非表邪发热，乃虚阳浮散于外，阳微不能卫外而为固，阴虚不能藏精而为守也；身战掉，目眩，惊悸，乃肾阳虚不能制水，水气上冲，清阳不升所致。孙氏诊为真武汤证，独排众议，遂与真武汤三服而愈。以肾主五液，太阳经病得汗而不解，系肾气不足，真武汤附子、白术和其肾气，肾气得行，故复作微汗而解。太阳与少阴相表里，实则太阳，虚则少阴，其中盈虚消长，其机至微，医者务须着眼。

3. 滑伯仁医案

治一人，七月内病发热。或令其服小柴胡汤，必二十六剂乃安。如其言服之，未尽二剂，则升散太过，多汗亡阳，恶寒甚，肉瞤筋惕，乃请滑诊视。脉细欲无，曰：多汗亡阳，表虚极而恶寒甚也；肉瞤筋惕，里虚极而阳不复也。以真武汤，进七八服而愈。茯苓9g，炒白术6g，白芍6g，生姜9g，熟附片3g。

按语：本案为过汗亡阳证。患者病发热，因发汗不如法，多汗亡阳，脉细欲无，肉瞤筋惕，恶寒尤甚，皆为阳虚之症。真武汤为温剂，壮元阳以消阴翳。方用熟附片大辛大热，以温经散寒；白术甘温、茯苓甘淡，以扶脾利水；白芍味酸微寒，生姜味辛温，《内经》说："湿淫所胜，佐以酸辛。"除湿正气，故用芍药、生姜为佐也。本方以温阳为主，导水为辅，以肾阳虚，水气内动故也。

4. 刘渡舟医案

李某，男，32岁。患头痛病，每在夜间发作，疼痛剧烈，必以拳击头始能缓解。血压正常，心肺正常。西医检查未明确诊断，头痛不耐烦时，只好服止痛药片。问如何得病？答：夏天开车苦热，休息时先痛饮冰冻汽水或啤酒，每日无间，至秋即觉头痛。问头痛外尚有何症？答：两目视物有时黑花缭乱。望面色黧黑，舌淡质嫩、苔水滑，脉沉弦而缓。此证乃阳虚水泛上蔽清阳所致，以其色脉之诊可以确定。为疏：附子12g，生姜12g，桂枝12g，茯苓24g，白术9g，炙甘草6g，白芍9g。其服6剂获安，又服苓桂术甘汤4剂巩固疗效而愈。

5. 吴孚先医案

治赵太学。患水气咳嗽而喘，误作伤风，投以风药，面目尽肿，喘逆愈甚。曰：风起则水涌，药之误也。以真武汤温中镇水，诸恙悉平。熟附片9g，白术12g，白芍9g，茯苓12g，生姜9g。

按语： 本案为水气咳喘证。患者咳喘，前医误认伤风为病，投风药而咳喘加剧，且增面目尽肿，辨证错误，病随药变，信不诬也。本病原非真武汤证，因误服风药，风起水涌，肾水上泛，故咳喘加剧，面目尽肿。吴氏用本方温中镇水，诸恙悉平，故治病必求其本也。真武汤功能温肾行水，壮元阳以消阴翳，逐留垢以清水源，为镇摄之温剂，用治慢性肾炎之肾阳虚衰，不能化气行水之水肿，颇有功效，故得温阳行水汤之名。

【名家方论】

1. 金·成无己《伤寒明理论》：真武，北方水神也，而属肾，用以治水焉。水气在心下，外带表而属阳，必应发散，故治以真武汤。青龙汤主太阳病，真武汤主少阴病。少阴，肾水也，此汤可以和之，真武之名得矣。茯苓味甘平，白术味甘温。脾恶湿，腹有水气，则脾不治；脾欲缓，急食甘以缓之。渗水缓脾，必以甘为主，故以茯苓为君，白术为臣。芍药味酸微寒，生姜味辛温，《内经》曰：湿淫所胜，佐以酸辛。除湿正气，是用芍药、生姜酸辛为佐也。附子味辛热，《内经》曰：寒淫所胜，平以辛热，温经散湿，是以附子为使也。水气内渍，至于散则所行不一，故有加减之方焉。若咳者加五味子、细辛、干姜，咳者，水寒射肺也，肺气逆者，以酸收之，五味子酸而收也。肺恶寒，以辛润之，细辛、干姜辛而润也。若小便利者去茯苓，茯苓专渗泄者也。若下利者去芍药，加干姜。

酸之性泄，去芍药以酸泄也去细辛之性散，加干姜以散寒也。呕者，去附子，加生姜，气上逆则呕，附子补气，生姜散气，两不相损，气则顺矣。增损之功，非大智孰能贯之。

2. 明·方有执《伤寒论条辨》：真武者，北方阴精之宿，职专司水之神，以之名汤，义取之水。然阴寒甚而水泛滥，由阳困弱而土不能制伏也。是故术与茯苓燥土胜湿，芍药附子利气助阳，生姜健脾以燠土，则水有制而阴寒退，药与病宜，理必至愈。

3. 清·张璐《伤寒缵论》：真武汤方本治少阴病水饮内结，所以首推术、附，兼茯苓、生姜之运脾渗水为务，此人所易明也。至用芍药之微旨，非圣人不能。盖此证虽曰少阴本病，而实缘水饮内结，所以腹痛自利，四肢疼重，而小便反不利也。若极虚极寒，则小便必清白无禁矣，安有反不利之理哉！则知其人不但真阳不足，真阴亦已素亏，或阴中伏有阳邪所致，若不用芍药顾护其阴，岂能胜附子之雄烈乎？即如附子汤、桂枝加附子汤、芍药甘草附子汤，皆芍药与附子并用，其温经固营之法，与保阴回阳不殊，后世用药，能获仲景心法者几人哉！

4. 清·柯韵伯《伤寒附翼》：若兼咳者，是水气射肺所致，加五味之酸温，佐芍药以收肾中水气；细辛之辛温，佐生姜以散肺中水气，而咳自除。若兼呕者，是水气在胃，因中焦不和，四肢亦不治，此病不涉少阴，由于太阴湿化不宣也，与治肾水射肺者不同法，不须附子以温肾水，倍加生姜以散脾湿，此为和中之剂，而非治肾之剂矣。若小便自利而下利者，是胃中无物，此腹痛因于胃寒，四肢因于脾湿，故去芍药之阴寒，加干姜以佐附子之辛热，即茯苓之甘平者亦去之，此为温中之剂，而非利水之剂矣。

【现代用量参考】茯苓 15 ~ 20g，芍药 12 ~ 15g，生姜 10 ~ 15g，白术 12 ~ 15g，附子 12 ~ 30g（先煎 20 分钟）。

【现代应用】

1. 治疗震颤

郑某，女，64 岁。6 年来双下肢节律性发作震颤。初起时约半年发作一次，近来发作加剧，每半个月即发作一次。颤抖时间短则数十秒，长则几分钟。就诊时恰好发病，身坐椅上，双腿上下震颤不已，足跟叩击地面咚咚直响，不能自制，约 1 分钟乃止。筋脉拘紧，肢体麻木，难以行步。舌胖大边有齿痕，脉沉。观其所服方药，不外大小活络丸、羚角钩藤汤、地黄饮子之辈。余思《伤寒论》有真武汤治"振振欲擗地"之训，乃试投真武汤温阳化气、行水通络。处方：白附片、白术各 15g，茯苓、白芍、生姜各 30g，苡仁 50g，桂枝 12g，2 剂，水煎服。二诊：服上方后，已 1 个月未发。效不更方，仍投上方 2 剂。而后患者未来诊治，半年后偶一见之，云服完药后即未再发。随访至今，未再发作。

按语：《素问·至真要大论》云："诸风掉眩，皆属于肝。"盖水能生木，水旺则木茂，水少则木枯，水淫则木浸。本案脾肾阳虚，水气内停，水邪淫则浸木，入于经则振振身摇。真武汤温以化气，气化则阳通，阳通则水行，水行则经利，经利则震颤自止矣。

2. 治疗颈椎病

陈某，男，41 岁。头晕、左肩背痛 3 个月余，经 X 线摄片提示第 6 颈椎增生。症见：头晕，心悸，左肩背痛，左手拘急痛，肘上下部亦酸痛，夜尿较频，舌苔白根腻，脉沉滑。左肩背痛，左手拘急痛，肘上下部亦酸痛，表证。此属少阴太阴合病，寒湿痹阻，阳虚水气上犯，为真武汤方证。处方：茯苓 12g，白芍 10g，生姜 10g，白术 10g，炮附子（先煎）6g。结果：上药服 3 剂，头晕减。前方加桂枝 10g，炙甘草 10g，增炮附子为 10g。服 1 周，肩背痛减。继渐增附子用量至 15g，服两个月诸症皆消。

3. 治疗眼睑跳动

李某，女，56 岁。左眼上下眼睑跳动 3 年余。近月来病情加剧，一日之间惕动发作数十次，每次 3～5 分钟，跳动时畏惧视物，以手覆压。视力不减，无羞明眵泪，食、便正常，惟素易怒易郁，情绪不稳，舌淡、苔白润，脉寸浮尺沉。推论病机，当属肾水冻结，木失所荣，阳虚风动。拟用真武汤增减。处方：制附片 6g，白芍 20g，茯苓、谷芽各 15g，白术、僵蚕、防风各 10g。5 剂。服用第 3 剂后，跳动大减，尽剂而病告愈。又拟柴芍六君子汤 5 剂善后，随访 7 个月病未复发。

按语：肾水冻结，目失所荣，阳虚风动。方中用附片微量，恰如春日迟迟，使冰冻缓缓而解，泽土荣木；白芍重用，直取涵木息风。谷芽以助茯苓，白术复苏土运制水泛滥；僵蚕、防风从标而治。共奏阳气健运，水润木荣，其风自息之效。

4. 治疗水肿

赵某，女，40 岁。初患病时，因头面四肢肿，恶寒发热。症见：颜面苍白，舌质淡胖、苔薄白而滑润，面浮身肿，腰以下为甚，按之凹陷不起，胸闷气短，腰冷痛酸重，四肢不温，畏寒神疲，溺清白而少，口渴不欲饮，脉沉细无力。此乃真阳衰极、土不制水所致。药用：附子 25g，白术 25g，茯苓 25g，白芍 20g，干姜 20g，肉桂 7.5g，水煎 300mL 成 100mL，日 3 次服。连服 3 剂，浮肿消退大半，查其舌体渐小，四肢微温，溺量增多，脉虽沉较前有力。此乃虚焰渐退，正气渐复之佳象。按上方去附子、肉桂，加干姜 15g，连服 6 剂而愈。

按语：肾主水，为胃之关。肾气从阳则开，从阴则阖。阳过盛则关门大开，水直下而为消；阴过盛则关门常阖，水不通而为肿。盖火能生土，土能制水，故温阳化气，实乃治阴水浮肿之要法。本案病久不愈，又见畏寒神疲，四肢不温，舌胖苔滑，脉沉无力等阴盛阳衰，土不制水之象，故治以真武汤益火回阳，化气行水。

5. 治疗下肢痿软（癔症性瘫痪）

田某，女，25 岁。时值隆冬时节，与其夫发生口角，遂独寐于寒处，翌晨起床双下肢酸软不能支持身体，勉强走一步，即突然摔倒在地。他人扶持上身行走时，则双下肢弛软不能抬起。脑电图、血流图、血常规、血沉均正常。诊见患者神志清醒，语言流利，双上肢活动自如，手指握力正常，可以端坐，惟双下肢独自行走困难，软弱不能支撑上身，而他人扶持行走，双下肢不但不能抬步，反呈后拖状态，足掌呈下垂状，触其膝以下冰冷，舌质正常，苔白，尺脉沉紧。病属郁证，乃心火郁于上，水寒凝于下。法当温阳化湿，除痹通络。处以真武汤：附子 30g，白术 30g，赤芍 45g，茯苓 45g，生姜 45g。煎服法同上。药仅 3 剂而诸症悉除。

按语：因精神刺激而使心火内郁，致心阳不能下温肾水；又因卧于寒湿，致使寒凝于下，内外相合而发病。《素问·痿论》云："心气热，则下脉厥而上，上则下脉虚，虚则生脉痿，枢折挈，胫纵而不任地也。"今患者既有心气郁，又有寒湿盛，但病之重心在于寒湿袭下，故予真武汤温开肾水，化湿通络。湿去络通，肾水上济心火，以达自身之阴阳平衡。

【现代药理研究】真武汤具有强心、利尿、抗炎、改善肾功能等作用。临床用于治疗心力衰竭、慢性肾小球肾炎、肾病综合征、糖尿病肾病等疾病。

附子、白术、茯苓药理作用见"附子汤"；生姜药理作用见"半夏厚朴汤"；白芍药理作用见"鳖甲煎丸"。

【使用禁忌及注意事项】孕妇忌服。

禁止过量服用，过量有毒性反应，偶尔出现口干、便结等现象。

四十七、枳实薤白桂枝汤

【方源】《金匮要略·胸痹心痛短气病脉证治第九》：胸痹，心中痞，留气结在胸，胸满，胁下逆抢心，枳实薤白桂枝汤主之。

枳实四枚，厚朴四两，薤白半斤，桂枝一两，瓜蒌实一枚（捣）。

上五味，以水五升，先煮枳实、厚朴，取二升，去滓，内诸药，煮数沸，分温三服。

【方歌】枳实薤白桂枝汤，厚朴瓜蒌合成方；通阳理气又散结，胸痹心痛皆可尝。

【功用】通阳散结，祛痰下气。

【主治】胸阳不振，痰气互结之胸痹。胸满而痛，甚或胸痛彻背，喘息咳唾，短气，气从胁下冲逆，上攻心胸，舌苔白腻，脉沉弦或紧。

【方解】本方证因胸阳不振，痰浊中阻，气结于胸所致。胸阳不振，津液不布，聚而成痰，痰为阴邪，易阻气机，结于胸中，则胸满而痛，甚或胸痛彻背；痰浊阻滞，肺失宣降，故见咳唾喘息，短气。胸阳不振，则阴寒之气上逆，故有气从胁下冲逆，上攻心胸之候。治当通阳散结，祛痰下气。方中瓜蒌味甘性寒入肺，涤痰散结，开胸通痹；薤白辛温，通阳散结，化痰散寒，能散胸中凝滞之阴寒，化上焦结聚之痰浊，宣胸中阳气以宽胸，乃治疗胸痹之要药，共为君药。枳实下气破结，消痞除满；厚朴燥湿化痰，下气除满，二者同用，共助君药宽胸散结，下气除满，通阳化痰之效，均为臣药。佐以桂枝通阳散寒，降逆平冲。诸药配伍，使胸阳振，痰浊降，阴寒消，气机畅，则胸痹而气逆上冲诸证可除。

【名家医案】

1. 李敬孝医案

程某，女，43岁。胸骨右侧闷痛，心前区无异常，气短，持续性阻塞感，胸脘痞闷，两胁胀满，呃逆，呃逆后自觉略舒适，舌淡红、苔薄白，脉细。诊断为：胸痹。证属胸阳不振，气郁血滞。治疗当温阳通脉，行气化郁兼以活血。处方：瓜蒌 20g，枳实 15g，薤白 30g，厚朴 15g，桂枝 15g，三七粉 5g。二诊，胸部闷痛感消失，偶有刺痛，自觉轻松，气短太息则舒。予处方：当归 20g，桃仁 15g，生地 10g，红花 10g，枳壳 15g，赤芍 15g，柴胡 10g，川芎 15g，桔梗 15g，枳实 20g，薤白 25g，桂枝 20g，厚朴 20g，瓜蒌 25g。电话回访患者诉诸症消失，嘱其调情志，慎起居。

按语：患者痹阻满闷不适感由胸部扩展到中焦胃脘及两胁之间，胁下之气逆而上冲，而成上中焦合病，证候偏于实证。主因胸阳不振，气结于胸，气郁而兼有血滞故闷痛中伴有刺痛。胸阳不振，津液不布，聚而成痰，痰为阴邪，易阻气机，结于胸中，则胸满闷而痛；痰浊阻滞，肺失宣降，故见短气；胸阳不振则阴寒之气上逆，故有气从下冲逆，而成呃逆之候，呃逆后气稍畅达，故觉舒适。诸药配伍，使胸阳振，痰浊降，阴寒消，气机畅，则胸痹诸症可除。二诊，患者胸闷消失但仍有刺痛，考虑为瘀血所致，方用瓜蒌薤白桂枝汤合血府逐瘀汤加减以宽胸行气，活血散瘀。

2. 赖良蒲医案

刘某，男，36 岁。1984 年秋，胸中闭塞，心痛彻背，背痛彻心，气逆痞满，四肢无力，脉象沉迟，舌苔薄白。诊断：上焦之清阳不宣，中焦之浊阴上逆。治法：主以宣畅心阳，通降胃浊之法，用加味枳实瓜蒌薤白桂枝汤主之。附片 9g，桂枝 6g，茯苓 12g，法半夏 6g，枳实 6g，瓜蒌实 1 枚，薤白 9g，生姜 3 片。水煎服。1 剂见效，4 剂痊愈。

按语：此案是否心绞痛，不能断定。枳实薤白桂枝汤疗效也不如速效救心丸快捷。假如真的是心绞痛，枳实薤白桂枝汤就是更好的治法，因为速效救心丸只有暂时缓解之效。

3. 王希军医案

周某，女，53 岁。胸闷 1 月余。症见：入睡困难，夜间 2 点易醒，舌质淡、苔白腻，脉细滑。治以枳实薤白桂枝汤加减：桂枝 12g，薤白 20g，厚朴 15g，炒枳实 10g，乌梅 40g，人参 10g，瓜蒌 30g，7 剂，每日 1 剂。二诊：服后胸闷、失眠好转。大便质黏不畅，舌苔微黄腻，脉濡。原方加黄连 9g，炒枳实调至 12g，人参调至 15g，10 剂，每日 1 剂。三诊：胸闷、易醒明显好转，大便质黏好转。

按语：患者 1963 年 10 月出生，火运不济，下半年少阴君火在泉，发病于 2016 年因水运太过凝结在少阴心经，阴乘阳位，引发胸痹，早晨 2 点为厥阴病欲解时，故选枳实薤白桂枝汤以通阳行气散结，加人参以补火益气，加乌梅以补厥阴。患者二诊见大便质黏和失眠，考虑湿热内蕴，加黄连以清少阴君火，取黄连茯苓汤之意。

4. 李兴云医案

蒋某，女，44 岁。周身疼痛 3 月余，听力、记忆力下降。平素怕冷，稍口干口苦，纳可，眠差，大便可，夜尿多，每晚 3 ~ 5 次。经行时疼痛加重。舌暗淡、苔薄白，脉细。起初考虑为肾阳虚，予金匮肾气丸加石菖蒲、酸枣仁、柏子仁。投以 12 剂。二诊：诉周身疼痛如常，不得其解。问诊时患者答曰：生不如死，每逢痛甚，心胸亦胀满痛甚，有心慌、心悸，难以忍受，故萌死念。顿悟：此乃病之主症也，患者心胸胀满疼痛甚于周身疼痛，又伴心慌、心悸。此胸阳不振之候也。予以枳实薤白桂枝汤合生脉散：枳实 15g，薤白 20g，桂枝 10g，厚朴 10g，瓜蒌皮 5g，瓜蒌子 5g，生晒参 15g，麦冬 10g，五味子 5g，7 剂。三诊：诸症明显好转，心中甚为舒畅。守原方，桂枝加至 15g，以巩固疗效。

按语：患者起初以身痛前来就诊，一派肾阳虚之象，未诉胸闷、心慌的证候。殊不知中医之整体观。患者有胸胀满疼痛，又伴心慌、心悸，此乃胸阳不振，痰浊中阻，气结于胸中，故见胸胀满疼痛，心慌、心悸。胸阳不振，则津液不布，聚而成痰，易阻气机，不能濡养四肢百骸，故见周身疼痛；胸阳不振，则阴寒之气不化，故有怕冷，夜尿多。用枳实薤白桂枝汤通阳散结。又因患者有乏力、口干等症，考虑久病伤气伤阴，宜补气养阴，故合生脉散。

【名家方论】

1. 清·徐彬《金匮要略论注》：胸痹而加以心中痞，胸满，似痞与结胸之象，乃上焦阳微，而客气动膈也。经云：留气结在胸，即客气也。更胁下逆抢心，是无独上焦虚而中焦亦虚，阴邪得以据之，为逆为抢。故于薤白、瓜蒌，又加枳、朴以开其结，桂枝行阳以疏其肝。人参汤亦主之者，病由中虚，去其太甚，即可补正，以化邪也。

2. 清·魏念庭《金匮要略方论本义》：心中痞气，气结在胸，正胸痹之病状也，再连胁下之气，俱逆而抢心，则痰饮水气，俱乘阴寒之邪，动而上逆，胸胃之阳气，全难支拒矣。故以枳实、厚朴开郁温中，薤白、桂枝升阳益胃，微用瓜蒌实而不用根，以甘代苦，使作先驱，引阳入阴。犹必先后煮治，以融和其气味，俾缓缓荡除其结聚之邪也。

3. 清·吴谦《医宗金鉴》：心中，即心下也。胸痹病，心下痞气，闷而不通者虚也。若不在心下，而气结在胸，胸满连胁下，气逆撞心者，实也。实者用枳实薤白桂枝汤主之，倍用枳、朴者，是以破气降逆为主也。虚者用人参汤主之，是以温中补气为主也。由此可知痛有补法，塞因塞用之义也。

4. 清·黄元御《金匮悬解》：胸痹心中痞塞，浊气留结在胸，胸膈壅闷，胁下气逆上抢于心，是皆胆胃逆升，浊阴不降之故也。枳实薤白桂枝汤，枳实、薤白破壅塞而消痞结，瓜蒌、桂枝涤浊瘀而下冲气也。

5. 清·唐宗海《金匮要略浅注补正》：用药之法，全凭乎证，添一证则添一药，易一证亦易一药。观仲景此节用药，便知义例严密，不得含糊也。但解胸痛，则用瓜蒌薤白白酒汤；下节添出不得卧，是添出水饮上冲也，则添用半夏一味以降水饮；再下一节又添出胸痞满，则加枳实以泄胸中之气，胁下之气亦逆抢心，则加厚朴以泄胁下之气。仲景凡胸满均加枳实，凡腹满均加厚朴，此条有胸满胁下逆抢心证，故加此二味，与上两方又不同矣。

6. 清·陈修园《金匮方歌括》：枳实、厚朴泄其痞满，行其留结，降其抢逆；得桂枝化太阳之气而胸中之滞塞自开；以此三药与薤白、瓜蒌之专疗胸痹者而同用之，亦去痰莫如尽之旨也。

【现代用量参考】枳实 12g，厚朴 12g，薤白 9g，桂枝 6g，瓜蒌实 12g。

【现代应用】

1. 治疗心律失常、房室传导阻滞

卢某，男，67 岁。有多年心律失常、房室传导阻滞病史。刻诊：心悸，心胸引痛，胸闷，胸中有压迫感，因受凉或情绪异常加重或诱发，手足不温，咽中如有痰阻，舌质淡、苔白腻，脉沉弱。辨为心气郁证与阳虚证，治当行气解郁，温补心阳，给予枳实薤白桂枝汤与四逆汤合方加味。方取枳实 4g，厚朴 12g，薤白 24g，全瓜蒌 15g，桂枝 3g，干姜 5g，生川乌 5g，生半夏 12g，红参 10g，白术 10g，炙甘草 6g。6 剂，每日 1 剂，分三服。二诊心痛略有减轻，先后以前方 30 剂续服；后改为散剂，每次 6g，每日 3 次，治疗 1 年。随访两年，一切尚好。

按语：根据心胸引痛、依情绪异常加重辨为气郁，再根据心痛因受凉加重辨为阳虚，又依咽中如有痰阻、苔白腻辨为阳虚生痰，以此辨为心气郁证与阳虚证；方以枳实薤白桂枝汤行气解郁，以四逆汤温阳散寒，加生半夏燥湿化痰利咽，红参、白术健脾益气助阳。方药相互为用，以奏其效。

2. 治疗间质性肺疾病、肺源性心脏病

唐某，男，72 岁，有多年间质性肺疾病、肺源性心脏病病史。刻诊：咳喘，心悸，心胸憋闷，动则加甚，下肢水肿，面色萎黄，倦怠乏力，潮热，盗汗，五心烦热，舌红少苔，脉虚弱。辨为肺气阴两虚证与心气郁证，治当益气养阴，行气解郁，给予麦门冬汤与枳实薤白桂枝汤合方加味。方取麦冬 170g，姜半夏 24g，红参 10g，粳米 10g，大枣 12 枚，炙甘草 6g，枳实 4g，厚朴 12g，薤白 24g，全瓜蒌 15g，桂枝 3g，泽泻 30g，阿胶 10g。6 剂。第 1 次煎 35 分钟，第 2 次煎 30 分钟，合并药液。每日 1 剂，分三次服。二诊：盗汗减少，咳喘减轻，以前方 6 剂。三诊：心悸、胸闷及倦怠乏力好转，以前方 6 剂。四诊：下肢水肿减轻，以前方 6 剂。五诊：咳喘较前又有好转，以前方 6 剂。六诊：水肿基本消退，以前方 6 剂。七诊：诸症得以缓解，以前方治疗 30 余剂。之后，为了巩固疗效，以前方变汤剂为散剂，每次 10g，每日 3 次。随访 1 年，一切正常。

按语：根据咳喘、倦怠辨为气虚，再根据五心烦热、舌红少苔辨为阴虚，依心胸憋闷辨为气郁，又依下肢水肿辨为水气内停，以此辨为肺气阴两虚证与心气郁证。方以麦门冬汤益气养阴，以枳实薤白桂枝汤宽胸行气涤痰，加泽泻渗利水气，阿胶补血益阴。方药相互为用，以奏其效。

3. 治疗冠心病

胡某，女，60 岁。胸背痛 1 个月，伴胸闷，脘腹部胀满，无腹痛，失眠，舌暗红、苔白厚，脉细。诊断为：胸痹。证属胸阳不振，饮阻气滞。处方：瓜蒌 20g，枳实 15g，薤白 25g，厚朴 15g，桂枝 15g，半夏 20g，黄连 5g，远志 20g，5 剂。4 月 15 日复诊，服药后胸背痛好转，舌红、苔白厚，脉细。处方：上方加竹茹 25g，7 剂。三诊，患者胸背痛消失，气短，倦怠，予瓜蒌 20g，枳实 15g，薤白 25g，厚朴 15g，桂枝 15g，半夏 20g，生晒参 25g，干姜 5g，炒白术 20g，7 剂，共为细末，炼蜜为丸，每丸 9g，每日 3 次。

按语：此病例属胸阳不振则上焦不通，上焦不通则气阻，气阻则饮停之饮阻气滞之证，病位在上焦，治疗当温阳化饮、行气消痞。用枳实薤白桂枝汤为基础方，薤白、桂枝辛温通阳、温阳化饮、通痹散寒，瓜蒌宽胸理气，半夏降逆化饮，枳实、厚朴行气消痞，该患之证兼有饮阻气滞成郁化热上扰心神，故失眠，方中加黄连清心火、远志宁心安神且有化痰作用。三诊，患者胸背痛症状消失，但仍有上焦阳虚症状，仲景云"胸痹，心中痞，留气结在胸，胸满，胁下逆抢心，枳实薤白桂枝汤主之，人参汤亦主之"。现两方合一，为丸剂调理，以缓缓

图之。

4. 治疗哮喘

王某，女，19岁。去春某日，午后剧烈劳作于稻田，归家便喘息短气，胸脘胀满，每呼吸五六息，必抬肩张口一深呼吸，自觉呼吸二气欲断。阴天或傍晚少腹胀满，喘息尤甚。常自汗出，胃纳一般，二便尚可，月经正常。舌淡红润无苔，六脉微弱似无。此哮喘证也，据脉证分析，似属大气下陷所致，拟升陷汤加味：黄芪15g，白术10g，知母10g，升麻3g，柴胡6g，桔梗10g，桂枝3g，2剂。二诊：哮喘不减。时值阴天，喘息较前尤甚，自觉气不归根。又询知腰脊酸困，体倦乏力，脉象微弱，改从肾不纳气着手。拟：山药15g，芡实15g，龙牡各15g，党参15g，白芍15g，五味子6g，沉香3g（冲），3剂。三诊：症不见轻。仍喘息抬肩，声高息涌，胸胀气粗，气憋不能成寐，稍用力即呼吸停顿，饭后喘息尤剧，且胸痛彻背，心下拒压。至此，方悟为脉所惑，此乃《金匮要略》所谓之胸痹证也。胸痹一证，为胸阳不振，阴寒所乘，弥漫胸膈，致气机阻滞，升降失调，故而喘息短气，胸痛彻背。治宜宣阳通痹，化气行滞。拟枳实薤白桂枝汤加味：枳实10g，薤白10g，桂枝6g，瓜蒌15g，半夏10g，苍术10g，厚朴10g，2剂。四诊：喘息短气大减，胸背疼痛亦轻，感觉舒畅轻松，如释重负。仍自汗畏冷，不能多食，多食则胸脘胀满。腹诊心下仍觉不舒，脉反较前有力。汗出恶寒者，阳虚之症也。原方加附子4.5g，3剂。五诊：症状基本消失，原方续服3剂而愈。

按语： 饱食后劳作于稻田，湿邪侵袭，阻滞于胸膈，致喘息胸满，心痛彻背；湿为阴邪，蒙蔽胸阳，故阴天、午后喘息较甚；阴盛则阳虚，故见冷汗如露。治宜宣阳展阳为主，理气行滞佐之，有如拨云驱雾，天空自得晴朗。故用附子、桂枝、薤白之属宣阳通痹，枳实、厚朴、半夏行气化滞。因六脉微弱，视为虚喘，或大气下陷，或肾不纳气。两次补益不效，更加证明证实而非虚。本案杂治一年不效者，想必皆因脉微之故也。《灵枢·海论》云："气海有余者，气满胸中，悗息面赤；气海不足，则气少不足以言。"今患者胸满气粗，声高息涌，气长而有余，而非声低息微；且虚喘者喜温喜按，得食可减，而非拒压、食后更甚，故而舍脉从症。

5. 治疗荨麻疹

患者，男，34岁。荨麻疹，全身红色风团，瘙痒、喘、咳泡沫痰落地即化为水。舌诊：舌淡胖，颗粒苔、色白水滑，舌尖边略红。脉诊：浮、短小无力、缓、有紧之象。证属寒热虚实夹杂，枳实薤白桂枝汤加减：枳实 12g，厚朴 12g，薤白 15g，桂枝 3g，瓜蒌 20g，4 剂。服后症状好转，守上方加服两剂，痊愈。

按语：红色风团、痒当属热，咳泡沫痰落地即化为水当属寒饮（如果是真热当是黄痰），脉浮当属表或上焦，由此想到《金匮要略·胸痹心痛短气病脉证治第九》曰：胸痹，心中痞，留气结在胸，胸满，胁下逆抢心，枳实薤白桂枝汤主之；人参汤亦主之。枳实薤白桂枝汤病机：阳明气实，寒热夹杂。典型脉诊：浮紧细小而无力。

【现代药理研究】 枳实薤白桂枝汤能够降低血清总胆固醇含量，有效抑制血小板聚集，还可改善心肌缺血、修复血管内皮功能。临床可以用来治疗不稳定性心绞痛、心肌梗死、反流性食管炎、慢性支气管炎、代谢性疾病等，联合低分子肝素可用来治疗肺栓塞。

薤白具有增强免疫力、保护心肌损伤、降脂、抗肿瘤等作用。治疗冠心病心绞痛、心肌梗死等心血管疾病常用 10～30g；治疗胃痛、溃疡性结肠炎、肠梗阻、痢疾、月经不调、食管狭窄等常用 8～20g；治疗中风、梅尼埃病、便秘等常用 10～15g；治疗哮喘、肺纤维化、支气管炎、肺炎等呼吸系统疾病时常用 10～20g。

瓜蒌具有扩张冠脉、改善心肌缺血、保护内皮细胞、抗血栓、抗炎、抗氧化等作用。临床用来治疗冠心病心绞痛、心律失常、心功能衰竭、脑梗死、肺源性心脏病、慢性阻塞性肺疾病等。

枳实药理作用见"大柴胡汤"；桂枝药理作用见"鳖甲煎丸"；厚朴药理作用见"半夏厚朴汤"。

枳实薤白桂枝汤无显著毒副作用，未报道有显著不良反应。

四十八、炙甘草汤

【方源】《伤寒论·辨太阳病脉证并治下》：伤寒脉结代，心动悸，炙甘草汤主之。

甘草四两（炙），生姜三两（切），人参二两，生地黄一斤，桂枝三两（去皮），阿胶二两，麦门冬半升（去心），麻仁半升，大枣三十枚（擘）。

上九味，以清酒七升，水八升，先煮八味，取三升，去滓，纳胶烊消尽，温服一升，日三服。一名复脉汤。

【方歌】炙甘草汤参姜桂，麦冬生地火麻仁，大枣阿胶加酒服，虚劳肺痿效如神。

【功用】滋阴养血，益气温阳，复脉定悸。

【主治】

1. 阴血不足，阳气虚弱证。脉结代，心动悸，虚羸少气，舌光少苔，或质干而瘦小者。

2. 虚劳肺痿。咳嗽，涎唾多，形瘦短气，虚烦不眠，自汗盗汗，咽干舌燥，大便干结，脉虚数。

【方解】方中重用生地黄为君药，滋阴养血。臣以炙甘草益气养心；麦冬滋养心阴；桂枝温通心阳，与生地黄相伍，可收气血阴阳并补之效。佐以人参补中益气；阿胶滋阴养血；麻仁滋阴润燥；大枣益气养血；生姜辛温，具宣通之性，合桂枝以温通阳气，配大枣以益脾胃、滋化源、调阴阳、和气血。用法中加酒煎服，清酒辛热，可温通血脉，以行药势。诸药配伍，阴血足而血脉充，阳气旺而心脉通，气血充足，阴阳调和，则悸定脉复，故本方又名"复脉汤"。虚劳肺痿为阴阳气血诸不足。本方滋阴养血，益气温阳，故可用治阴阳气血俱虚之虚劳肺痿。

【名家医案】

1. 罗谦甫医案

至元庚辰六月中，许伯威五旬有四，中气本弱，病伤寒八九日。医者见其热甚，以凉剂下之，又食梨三四枚，伤脾胃，四肢冷，时昏愦，请予治之。诊其脉动而中止，有时自还，乃结脉也。亦心动悸，呃噫不绝，色青黄，精神减少，目不欲开，倦卧恶人语，予以炙甘草汤治之。成无己云：补可去弱。人参、大枣甘，补不足之气；桂枝、生姜辛，益正气，五脏痿弱，荣卫涸流，湿以润之；麻仁、阿胶、麦冬、地黄之甘，润经益血，复脉通心。加桂枝、人参，急扶正气，减生地黄，恐损阳气，锉一两服之，不效。予再思脉病对，莫非药陈腐而不效乎？再于市铺选尝气味厚者，再煎服之，其病减半，再服而愈。凡药昆虫草木，生之有地；根叶花实，采之有时。失其地，性味少异；失其时，气味不全。又况新陈不同，精粗不等，倘不择用，用之不效，医之过也。《内经》云：司岁备物，气味之专精也。修合之际，宜加意焉。

2. 谢映庐医案

吴某某，20岁。咳嗽多痰，微有寒热，缠绵数月，形体日羸，举动气促，似疟非疟，似损非损。温凉补散杂投，渐至潮热，时忽畏寒，咳嗽食少，卧难熟睡。因见形神衰夺，知为内损，脉得缓中一止，直以结代之脉而取法焉。此阳衰阴凝之象，营卫虚弱之证。谛思结代之脉，仲景原有复脉汤法，方中地黄、阿胶、麦冬正滋肾之阴以保全；人参、桂枝、大枣、生姜、清酒，正益心之阳以复脉。用以治之，数月沉疴，1个月而愈。

按语： 久病痰嗽，耗气伤阴；又温凉杂投，夺气衰形。痼疾不去，又加新恙，渐成虚劳。潮热、畏寒、少寐、痰嗽、脉象结代，诸症迭现，此心之阴阳两虚之候。惟宜炙甘草汤滋阴和阳，以复脉气。世人惟知仲景为治伤寒之祖，抑知更为治虚劳之祖乎？

3. 雷丰医案

须江毛某，患伤寒之病，壮热不退，计半月来，前医当汗不汗，当下不下，调治失法，变为神昏谵语，循衣摸床，舌苔黄燥，脉来沉实，此伤寒误治之变证也。速宜攻下之剂，荡热保津，倘以硝、黄为砒鸩者，则不可救。即以大承气汤加生地、石膏，煎一大剂，午后服头煎，未见动静，薄暮服次煎，至四更时分，得硬屎数十枚，谵语渐少，手足渐定，肌肤微汗，身热退清，神识亦稍省矣。次日复邀丰诊，脉形仍实不柔，舌苔尚少津液，此余热未净也，当守原方，再服一帖。其兄恐药力太过。丰曰：必要脉象转柔，舌苔转润，里热始尽，否则余邪复聚，遂难治矣。复将原方煎服，服下又得硬屎数枚。其兄急来问曰：次煎可服否？丰曰：往诊再议。幸得脉转平缓，舌苔亦见有津，改用仲景炙甘草汤除去桂枝、姜、枣，加入柏子、茯神，连服数煎，得全瘳耳。

4. 武叔卿医案

陆星农孙女。武叔卿曰：血闭于阴经，营卫行之不通则发热。脉始由足少阴肾，生于足阳明胃，主于手少阴心。少阴之气不与阳明交合，阳明之气不与少阴相合，上下不交，血液不生，经脉不通，是以心悸脉代，经来身热，治以炙甘草汤。

5. 钱艺医案

王旭升少子吉观。年方壮盛，乙酉正月患足心作痛，形肉日削，脉形细数。余骇曰：此痿废之症也。乘此始萌，宜谨调之。彼口是而腹非之，迫至五月，身类伊圣，履肖禹王，眉锁春山，面丰五岳，急往苏郡名医调治。费马吴辈皆咸云：痿已成矣，纵难药治。立方大抵不越二仙膏加味，服至百剂尚无寸功。遂旋家，延邵聿修诊治，用虎潜丸料十余剂，如水投石。九月初，速余再诊，诊得善食而瘦，足软难行，筋骨酸痛，脉更细数，乃宗《内经》"治痿独取阳明"之训，用仲圣炙甘草汤去姜、桂、麻仁，重加石斛、百合、桑枝、玉竹等味，不下八十剂而可出外行走矣。

按语： 天下万物不外乎理，就今之痿证而言，《内经·痿论》曰：治痿者独取阳明。何也？即此一问，则知此为治痿病之总纲矣。凡人身中血脉、精髓、筋骨、皮肉，出胎之后全赖后天阳明谷味资生，苟或失其姿荣，则筋骨皮肉皆为不用，痿证成矣。若不治胃，而治肾，是逐末忘本，治不循理，无怪乎其不效之与增剧也。今治胃获效，乃遵《经》治病，何神之有？聊记数言，以告后学，知治病不可不遵《经》旨也者。

【名家方论】

1. 金·成无己《注解伤寒论》：补可以去弱，人参、甘草、大枣之甘，以补不足之气；桂枝、生姜之辛，以益正气。《圣济经》曰：津耗散为枯，五脏痿弱，荣卫涸流，温剂所以润之。麻仁、阿胶、麦门冬、地黄之甘，润经益血，复脉通心也。

2. 明·方有执《伤寒论条辨》：脉结代而心动悸者，虚多实少，譬如寇欲退散，主弱不能遣发而反自彷徨也。人参、甘草、麦冬益虚以复结代之脉；地黄、阿胶、麻仁，生血以宁动悸之心。桂枝和荣卫以救实，姜枣健脾胃以调中，清酒为长血气之助，复脉乃核实义之名。然则是汤也，必欲使虚者加进，而驯至于实，则实者自退散，而还复于元之意也。

3. 清·叶天士《温热论》：舌淡红无色者，或干而色不荣者，当是胃津伤而气无化液也，当用炙甘草汤，不可用寒凉药。

4. 清·张璐《伤寒绪论》：汗后舌干微黄黑而无积苔，心烦动悸不宁，小便难，炙甘草汤。

5. 清·柯韵伯《伤寒附翼》：厥阴伤寒，则相火内郁，肝气不舒，血室干涸，以致营气不调，脉道涩滞而见结代之象。凡厥阴病，则气上冲心，故心动悸，此悸动因于脉结代，而手足不厥，非水气为患矣。不得甘寒多液之品，以滋阴而和阳，则肝火不息，而心血不生。心不安其位，则悸动不止；脉不复其常，则代结何以调。故用生地为君，麦冬为臣，炙甘草为佐，大剂以峻补真阴，开来学滋阴之一路也。反以甘草名方者，藉其载药入心，补离中之虚以安神明耳。然大寒之剂，无以奉发陈蕃秀之机，必须人参桂枝，佐麦冬以通脉；姜枣佐甘草以和营；胶、麻佐地黄以补血；甘草不使速下，清酒引之上行，且生地、麦冬，得酒力而更优也。

6. 清·王子接《绛雪园古方选注》：炙甘草汤，仲景治心悸，王焘治肺痿，孙思邈治虚劳，三者皆是津涸燥淫之证。《至真要大论》云：燥淫于内，金气不足，治以甘辛也。第药味不从心肺，而主乎肝脾者，是阳从脾以致津，阴从肝以致液，各从心肺之母以补之也。人参、麻仁之甘以润脾津，生地、阿胶之咸苦以滋肝液，重用地、冬浊味，恐其不能上升，故君以炙甘草之气厚，桂枝之轻扬，载引地、冬上承肺燥，佐以清酒芳香入血，引领地、冬归心复脉，仍使以姜、枣和营卫，则津液悉上供于心肺矣。喻嘉言曰：此仲景伤寒门中之圣方也。仲景方每多通利，于此处特开门户，重用生地，再借用麦冬手经药者，麦冬与地黄、人参气味相合，而脾胃与心经亦受气相交。脉络之病，取重心经，故又名复脉。

7. 清·吴仪洛《成方切用》：人参、麦冬、甘草、大枣益中气而复脉；生地、阿胶助营血而宁心；麻仁润滑，以缓脾胃；姜、桂辛温，以散余邪；加清酒以助药力也。《圣济经》云：津液散为枯，五脏痿弱，营卫涸流，湿剂所以润之。麻仁、阿胶、麦冬、地黄之甘，润经益血，复脉通阳也。

8. 清·田宗汉《医寄伏阴论》：本方亦名复脉汤，为滋阴之祖方也，其功固在地黄、麦冬、人参、甘草等一派甘寒纯静之品，而其妙全在姜、桂、白酒耳。

盖天地之机，动则始化，静则始成，使诸药不得姜、桂、白酒，动荡其间，不能通行内外，补营阴而益卫阳，则津液无以复生，枯槁无以复润，所谓阳以相阴，阴以含阳，阳生于阴，柔生于刚，刚柔相济，则营卫和谐，营卫和则气血化，气血化则津液生，津液生则百虚理，脉之危绝安有不复者乎？兹阴邪已退，而燥涸复起，若非本方滋阴和阳，不足以化生津液而润枯槁。

9. 清·陈修园《长沙方歌括》：方中人参、地黄、阿胶、麦冬、大枣、麻仁皆柔润之品以养阴，必得桂枝、生姜之辛以行阳气而结代之脉乃复。尤重在炙甘草一味，主持胃气以资脉之本原，佐以清酒，使其捷行于脉道也。其煮法用酒七升，水八升，只取三升者，以煎良久，方得炉底变化之功。

【现代用量参考】 甘草（炙）四两（12g），生姜（切）三两（9g），人参二两（6g），生地黄一斤（50g），桂枝（去皮）三两（9g），阿胶二两（6g），麦冬（去心）半升（10g），麻仁半升（10g），大枣（擘），三十枚（10 枚）。以清酒七升，水八升，先煮八味，取三升，去滓，内胶烊消尽，温服一升，日三服（现代用法：水酒各半煎服，阿胶烊化）。

【现代应用】

1. 治疗窦性心律不齐

患者，男，20 岁，两年前因患感冒而致大汗，汗后出现心跳气短，复又因过度劳累而大汗淋漓，遍体如洗，继则胸闷、气短、心律不齐，时有间歇。心电图示：窦性心律不齐，Ⅱ度房室传导阻滞。治疗两个多月，不见好转。刻诊：自觉怦怦心跳，心脏停搏时顿感胸闷，少顷即复，每日数次，难以忍受，饮食、二便如常，脉偶有停止、三五不定、止而难还，舌绛、苔薄白。中医诊断：心悸（心阴阳两虚）。治则：通阳复脉，滋阴养血。处方：炙甘草 12g，桂枝 10g，生姜 10g，酸枣仁 12g，麦冬 12g，生地黄 30g，党参 12g，阿胶（烊化）10g，大枣（去核）4 枚。10 剂，水煎，每日 1 剂，分 2 次服。药后症状减轻，效不更方，连服 46 剂而愈。

按语： 中医称心律不齐为心悸。伤寒当以汗解，如汗不得法，或汗之太过都能导致此证。汗为心之液，过汗损伤心液，以致气血衰微不能养心以主血脉，加之邪阻脉络，则出现结代脉。营血亏虚，心失所养，真气内馁，脏神不宁，所以心脏动悸。上例感冒后两次大汗致心悸、胸闷不适，即符合上述病机，故治以炙甘草汤原方。此七分阴药当中佐以三分阳药，是因为阴主静，血不能骤生，借阳药才能激发阳药推动血入于心，心得血养，才能主血脉，使结代脉去，动悸之症止。

2. 治疗窦性心动过缓

刘某，女，52岁，2002年10月就诊。诉心悸，憋气3个月余，近1周加重，伴有乏力，气短，舌淡、苔白，脉沉迟无力。心电图示：窦性心动过缓，心率49次/min，诊断：心肌缺血。中医辨证为心气不足，心阳不振，立法益气温阳复脉，拟方炙甘草汤加减治疗。处方：炙甘草20g，太子参15g，桂枝10g，干姜15g，黄芪、麦冬、生地、茯苓、当归各10g，大枣5枚。每日1剂，水煎服。7剂后，症状减轻。14剂后，心率升至56次/min，1个月后症状消失，随访半年，未再复发。

按语：患者心气不足，心阳不振，阴血不充，因而心脉鼓动无力。该方中炙甘草、太子参、茯苓、黄芪补气健脾；桂枝、干姜温阳复脉，共助血脉鼓荡之力；麦冬、生地、当归、大枣养阴和阳，使血脉畅流不息。炙甘草、太子参、干姜须重用方才有效，可以振奋心力及心阳之衰疲，而达到复脉之功。

3. 治疗室性早搏

患者杨某，男，52岁，2004年2月6日就诊。两年前开始出现胸闷、心悸，两个月前因事生气后症状加重，诊断为室性早搏。近2天来动则气喘，心慌气短，饮食睡眠差。曾服乙胺碘呋酮片0.2g，每日3次，用药3天后，早搏略有减少，但有恶心、头晕。症见：患者痛苦面容，心慌、心跳明显，动则气喘，忐忑不安，面色萎黄，舌质紫暗、苔薄白、少津。脉结代达每分钟15次。既往有糖尿病病史。体格检查：体温36.7℃，脉搏112次/min，呼吸23次/min，血压140/80mmHg。期前的QRS波群形态畸形，其QRS间期>0.12，心电图：室性早搏。辨证为气阴两虚，阴阳失调，治宜益气养阴，补血复脉。用炙甘草汤加减：炙甘草、党参、麦冬、制香附各15g，生地20g，桂枝7g，火麻仁、阿胶（烊化）各12g，生姜9g，大枣20枚，清酒10mL调服。3剂，每日1剂，水煎分3次服。二诊早搏减为每分钟2~3次，原方5剂继服。三诊自述早搏停止，舌淡、苔薄白少津，脉细。心电图正常。再以该药制成丸剂，每日3次，每次6g，服用1个月。上述药服毕，诸症消除，心电图及实验室检查均属正常。随访半年，至今早搏未发作。

按语：本病属于中医"心悸""怔忡"范畴。炙甘草汤为仲景专治"脉结代、心动悸"之主方，具有滋养、强化、调整机体反应性的作用，通过益心气、养心血而奏复脉之功。若寒热夹杂，阴阳互损者，可寒热并用，如附子、黄连或附子、麦冬、生地同用。本例属气血不足、心阳不振所致。原方桂枝三两，临床观察多用解表、少用重在通阳，故用至7g左右深感得心应手。

【现代药理研究】炙甘草汤常用于心律失常、冠心病、病毒性心肌炎、病态窦房结综合征及甲状腺功能低下等中医辨证属阴血不足，阳气虚弱者。

麻子仁药理作用见"麻子仁丸"；桂枝、阿胶药理作用见"鳖甲煎丸"；生姜药理作用见"半夏厚朴汤"；甘草药理作用见"白虎汤"；人参、大枣药理作用见"半夏泻心汤"；麦冬药理作用见"麦门冬汤"；地黄药理作用见"百合地黄汤"。

【使用禁忌及注意事项】

（1）湿阻中满、呕恶及水肿胀满者禁服，以免加重身体不适的症状。

（2）炙甘草不宜与京大戟、芫花、甘遂、海藻同用，以免导致一些毒副作用。

（3）炙甘草不可与鲤鱼同食，否则会中毒。

（4）炙甘草不宜与猪肉和排骨同食，以免导致消化不良等毒副作用，危害身体健康。

四十九、猪苓汤

【方源】《伤寒论·辨阳明病脉证并治》：若脉浮，发热，渴欲饮水，小便不利者，猪苓汤主之。

《伤寒论·辨少阴病脉证并治》：少阴病，下利六七日，咳而呕渴，心烦不得眠者，猪苓汤主之。

猪苓（去皮）、茯苓、泽泻、阿胶、滑石（碎）各一两。

上五味，以水四升，先煮四味，取二升，去滓，内阿胶烊消，温服七合，日三服。

【方歌】猪苓汤用猪茯苓，泽泻滑石阿胶并，小便不利兼烦渴，利水养阴热亦平。

【功用】育阴清热利水。

【主治】阴虚水热互结证。小便不利，发热，口渴欲饮，或心烦不寐，或兼有咳嗽、呕恶、下利，舌红苔白或微黄，脉细数。又治血淋，小便涩痛，点滴难出，小腹满痛者。

【方解】伤寒之邪传入于里，化而为热，与水相搏，遂成水热互结，热伤阴津之证。水热互结，气化不利，热灼阴津，津不上承，故小便不利、发热、口渴欲饮；阴虚生热，内扰心神，则心烦不寐；水气上逆于肺则为咳嗽，流于胃脘则为呕恶，注于大肠则为下利；舌红苔白或微黄、脉细数为里热阴虚之征。治宜利水清热养阴。方中以猪苓为君，取其归肾、膀胱经，专以淡渗利水。臣以泽泻、茯苓之甘淡，益猪苓利水渗湿之力，且泽泻性寒兼可泄热，茯苓尚可健脾以助运湿。佐入滑石之甘寒，利水、清热两彰其功；阿胶滋阴润燥，既益已伤之阴，又防诸药渗利重伤阴血。

【名家医案】

1. 叶天士医案

治魏某。初诊脉数，淋浊愈后再发，腹胀便不爽，余滴更甚。与萆薢、猪苓、泽泻、通草、海金沙、丹皮、黄柏、晚蚕沙。复诊：滞浊下行痛缓，改养阴通腑。阿胶、生地、猪苓、泽泻、山栀、丹皮。

按语：本案属淋浊阴虚证。患者病程已久，此为愈后再发，阴分亦虚，故叶氏用猪苓汤化裁。腹胀便不爽，当是小腹胀，小便涩而不爽利，余滴更甚，故用分清导浊，清理下焦湿热为治。药后滞浊下行痛缓，故又以猪苓汤加减育阴利水，佐以疏肝泄热之丹栀治之。猪苓汤为阳热伤阴，水气不能上敷下达，功能育阴利水，清湿热升肾水。

2. 郑重光医案

瓜镇侯公邂，深秋患伤寒，始自以为疟，饮食如常，寒热渐甚，至七日方迎余至，则阳明证矣。服药五日，渐变神昏谵语，胸腹满痛，舌干不饮水，小便清长，转为蓄血证，遂用桃仁承气汤，下黑血碗许，即热退神清。次日忽小便不通，犹有点滴可出，用五苓散不效，乃太阳药也。病者素清癯，年近六十，脉细而涩，此蓄血暴下，阴气必虚，经曰："无阴则阳无以化。"原病阳明蓄血，仍用阳明之猪苓汤，汤中阿胶是滋阴血者也。猪苓汤加桂枝、芍药。甫一剂，小便如涌泉矣。

按语：阳明蓄血，治用下法，本为正治。然下之太过，蓄血陡跌，阴气必虚，阳无阴助，无力气化，而致小便癃闭，反用五苓散温而通之，则阳气欲鼓，而阴不和之，虽鼓而无力也，故小便不惟不得通，反碍阴津复原，续见脉细而涩，阴虚之象更明。惟宜猪苓汤滋而行之，待阴来复，则气白化，水自行也。难怪赵羽皇评述道："仲景制猪苓汤，以行阳明、少阴二经水热，然其旨全在益阴，不专利水。"确为独到之论。

3. 胡希恕医案

王某，男，30岁。患前列腺炎已6个月余。现症：腰痛，时小腹痛，或睾丸坠胀痛，时尿道涩痛，大便时尿道口有乳白色黏液流出，尿频而量少，尿色红黄，口干思饮，舌苔白根腻，脉弦滑。证属湿瘀阻滞，治以利湿化瘀，予以猪苓汤加生薏苡仁、大黄：猪苓9g，泽泻12g，滑石15g，生薏苡仁30g，生阿胶9g，大黄3g。只服两剂，症大减，因腰痛明显，上方加柴胡桂枝干姜汤，服15天，症状基本消失。

按语：胡先生常用猪苓汤加减治疗肾盂肾炎、膀胱炎、急慢性前列腺炎等泌尿系感染，其主要辨证依据是口渴，即属内热者。本例虽有腰痛，但无明显表证，而有口干思饮、尿道涩痛、尿黄等，以湿热夹瘀为着，故以猪苓汤加生薏苡仁、大黄，利湿化瘀，使邪去症已。

4.岳美中医案

高某，女性。慢性肾盂肾炎反复发作，发作时有高热、头痛、腰酸、腰痛、食欲不振、尿意窘迫、排尿少，有不快与疼痛感。尿检查：混有脓球，上皮细胞，红、白细胞等。尿培养：有大肠杆菌。中医诊断：属淋病范畴。此为湿热侵及下焦。治宜清利下焦湿热，拟用猪苓汤：猪苓 12g，茯苓 12g，滑石 12g，泽泻 18g，阿胶 9g（烊化兑服）。水煎服 6 剂后，诸症即消失。

【名家方论】

1.金·成无己《注解伤寒论》：甘甚而反淡，淡味渗泄为阳，猪苓、茯苓之甘，以行小便；咸味涌泄为阴，泽泻之咸，以泄伏水；滑利窍，阿胶、滑石之滑，以利水道。

2.明·许宏《金镜内台方议》：猪苓汤与五苓散二方，大同而异者也。但五苓散中有桂术，兼治于表也，猪苓汤中有滑石，兼治于内也。今此脉浮发热本为表，又渴欲饮水，小便不利，乃下焦热也。少阴下利不渴为寒，今此下利渴，又咳又呕，心烦不得眠，知非虚寒，乃实热也。故用猪苓为君，茯苓为臣，轻淡之味，而理虚烦、行水道；泽泻为佐，而泄伏水；阿胶、滑石为使，镇下而利水道者也。

3.明·吴昆《医方考》：伤寒少阴下利而主此方者，分其小便而下利自止也。伤寒渴欲饮水，小便不利，而主此方者，导其阳邪由溺而泄，则津液运化，而渴自愈也。又曰：猪苓质枯，轻清之象也，能渗上焦之湿；茯苓味甘，中宫之性也，能渗中焦之湿；泽泻味咸，润下之性也，能渗下焦之湿；滑石性寒，清肃之令也，能渗湿中之热。四物皆渗利，则又有下多亡阴之惧，故用阿胶佐之，以存津液于决渎尔。

4.清·柯韵伯《伤寒来苏集》：二苓不根不苗，成于太空元气，用以交合心肾，通虚无氤氲之气也。阿胶味厚，乃气血之属，是精不足者，补之以味也。泽泻气味轻清，能引水气上升，滑石体质重坠，能引火气下降，水升火降，得既济之理矣。且猪苓、阿胶，黑色通肾，理少阴之本。茯苓、滑石白色通肺，滋少阴之源。泽泻、阿胶咸先入肾，培少阴之体。二苓、滑石淡渗膀胱，利少阴之用，五味皆甘淡，得土中冲和之气，是水位之下，土气承之也，皆滋阴益气之品，是君火之下，阴精承之也。以此滋阴利水而升津，诸症自平矣。

5. 清·吴谦《医宗金鉴》：引赵羽皇云：仲景制猪苓一汤，以行阳明、少阴二经水热。然其旨全在益阴，不专利水。盖伤寒表虚，最忌亡阳，而里虚又患亡阴。亡阴者，亡肾中之阴，与胃家之津液也。故阴虚之人，不但大便不可轻动，即小水亦忌下通，倘阴虚过于渗利，则津液反致耗竭。方中阿胶质膏，养阴而润燥；滑石性滑，去热而利水。佐以二苓之渗泄，既疏浊热而不留其壅瘀，亦润真阴而不苦其枯燥，是利水而不伤阴之善剂也。故利水之法，于太阳而用五苓者，以太阳职司寒水，故加桂以温之，是暖肾以行水也。于阳明、少阴而用猪苓者，以二经两关津液，特用阿胶、滑石以润之，是滋养无形以行有形也。利水虽同，寒温迥别，唯明者知之。

6. 清·张秉成《成方便读》：治太阳病里热不解，热传阳明，渴欲饮水，小便不利，恐津液内亡，转成胃实之证，以及湿热伤阴，须补阴利湿，并用为治者。夫太阳、阳明，其位最近，且论传变之次第，亦皆太阳传入阳明。阳明者，胃也。胃者，土也，万物所归，无所复传。但阳明一经，最虑者亡津液，津液一伤，即成胃实不大便之证，故仲景治阳明，处处以存阴救阴为务。如此之证，热在膀胱，久而不解，则热伤津液，于是渴欲饮水；传胃之象已形，而小便仍不利，膀胱之邪，依然不化，若不先治其本，则热势终不得除。故以二苓、泽泻分消膀胱之水，使热势下趋；滑石甘寒，内清六腑之热，外彻肌表之邪，通行上下表里之湿。恐单治其湿，以致阴愈耗而热愈炽，故加阿胶养阴息风，以津液，又为治阴虚湿热之一法也。

【现代用量参考】猪苓（去皮）、茯苓、泽泻、阿胶、滑石（碎）各9g。

【现代应用】

1. 治疗肝硬化腹水

孔某，男，36岁。反复腹胀，纳差伴下肢浮肿7年，加重1个月。症见：脘腹胀满，恶心厌油，大便稀溏，口干口苦不欲饮，腰酸耳鸣，午后低热，鼻衄牙宣，尿少浮肿，自服利尿剂无效。1978年曾行"脾切除术"，肝脏活检提示"小节性肝硬化"。体检：体温37.7℃，神志清楚，面色晦暗，血缕红痣。腹部膨隆，腹壁静脉暴露，腹围88cm，肝肋下未触及，移动性浊音（＋），两下肢中度凹陷性水肿。舌红少苔，脉沉细数。肝功能：锌浊度16单位，A/G为2.8g/4.6g。证属鼓胀，肝肾阴虚，水湿内停兼血瘀。治以补养肝肾，育阴利水，少佐活血化瘀。以猪苓汤加味：猪苓 10g，泽泻 10g，阿胶 10g，滑石 10g，云苓皮 20g，丹参 15g，鳖甲 15g，丹皮 10g，生熟地各 10g，赤白芍各 10g，当归 10g，山萸肉 15g，水煎服，每日 1 剂。配合静脉滴注新鲜血浆。治疗两个月，诸症消失，水肿、腹水消退，肝功能正常，A/G 为 4.3g/2.0g，临床痊愈出院。

按语：鼓胀乃临床大证，成因复杂，寒热杂错，虚实兼挟。本案病程延久，邪亦不去，必化热伤阴，由肝累及于肾，肾阴亏虚，"阳无阴以化"，则水气难行。故本案在腹胀、浮肿、小便不利反复发作的同时，伴有低热、鼻衄、腰酸耳鸣、口干、舌红少苔、脉沉细数等肝肾阴虚之象，符合猪苓汤证之发病机制，故以猪苓汤合六味地黄汤化裁，以补益肝肾，育阴利水。方证相对，虽为顽证，亦指日愈矣。

2. 治疗咳嗽

王某，男，60 岁。素日体弱，嗜烟，因感冒咳嗽月余。症见：咳嗽白痰略黄，咯而不爽，口微渴，胸闷，舌红无苔而津多，脉细而濡，吾始认为表邪入里化热，耗伤肺胃之阴，与沙参麦门冬汤加减治之。药后非但诸症不减反见气短，咳痰黏腻稠白，不欲食，大便溏，细思良久，乃水热互结之咳嗽耳，宜润燥清热利水，处以猪苓汤：阿胶 30g，猪苓 12g，茯苓 10g，泽泻 6g，滑石 24g。服上方两剂后，诸症大减，舌苔红润，脉细缓。再拟调理脾肺之剂而愈。

按语：患者咳嗽月余，见舌红无苔，有阴伤之象无疑。咳嗽伴有黄痰，胸闷不开，有痰热内存也，故单润其燥，必有实实之弊，原证非但未痊，反增下利、不食、咯痰黏腻等新症。虽此，仍为阴虚加痰湿热为患，与猪苓汤滋行并施，正为对法，投之果如所期。

3. 治疗尿血

梁某，男，30 岁。忽觉小便次数及量明显减少，尿如洗肉水样，身无浮肿、无黄染、无涩痛。检查小便常规，发现红细胞（+++），白细胞（+），蛋白（+），曾做 X 线腹部平片、尿沉淀均无异常。现症见：小便短少，肉眼血尿，如洗肉水样，伴咽干，气短乏力，动则汗出。舌质淡、苔白干，脉细弱。诊为血尿，证属阴虚、气不摄血。拟滋阴补气，止血利尿为治，用猪苓汤加味：猪苓 12g，茯苓 12g，滑石 15g，泽泻 12g，阿胶 12g（烊化），女贞子 15g，旱莲草 20g，党参 15g，白术 12g。连服 4 剂，尿色转淡，诸症减轻；照上方连服 16 剂，症状消失，尿检正常。后嘱以六味地黄丸与补中益气丸交替早晚各服 1 次，每次 9g，共服 1 个月以巩固疗效，追踪 1 年余，未再复发。

按语： 一般而言，尿血的部位在肾与膀胱，其病机主要责之于热伤脉络及脾肾不固。本案尿血虽经多次检查原因不明，辨证求因，乃为阴虚有热，夹有脾肾气虚之证，故治以猪苓汤，合二至九滋阴清热，加党参、白术以益气摄血。

4. 治疗慢性肾炎

崔某，男，14 岁。自诉患慢性肾炎，眼睑及面部微肿，胫跗俱肿，腰酸体疲，下午两颧潮红，小便短少，舌微红，脉细数。尿常规：蛋白（＋＋），红细胞（＋），白细胞（＋）。方用猪苓汤：猪苓 12g，茯苓 12g，泽泻 12g，滑石 24g，阿胶 12g（烊化）。清水煎服。服上方 9 剂，症状好转，尿常规未见异常。停药 7 天后，病又复发，尿蛋白（＋）。再服猪苓汤 6 剂，痊愈。随访两年，未有复发。

按语： 水肿兼见腰酸体疲，两颧潮红，舌红，脉细数者，乃阴虚水肿无疑。为肾阴不足，肾气不充，水气因而不行，故以猪苓汤滋阴而利水，扶正祛邪也。

【**现代药理研究**】猪苓汤能够改善肾功能，对肾脏局部炎症也可起到改善作用，猪苓汤还具有抗菌、利尿等功效，对肾结石的形成可起到抑制作用。临床用于治疗肾病综合征、急慢性肾炎、肾结石及肾积水等疾病。

滑石可保护皮肤、黏膜，内服时可以保护胃肠黏膜而发挥镇吐、止泻功效，还可阻止毒物在胃肠道的吸收，并具有抗菌作用。

猪苓药理作用见"五苓散"；泽泻药理作用见"肾气丸"；茯苓药理作用见"附子汤"；阿胶药理作用见"鳖甲煎丸"。

【**使用禁忌**】肾虚、口渴者禁用。

五十、竹叶石膏汤

【方源】《伤寒论》第397条：伤寒解后，虚羸少气，气逆欲吐，竹叶石膏汤主之。

竹叶二把，石膏一斤，半夏半升（洗），麦门冬一升（去心），人参三两，甘草二两（炙），粳米半升。

上七味，以水一斗，煮取六升，去滓，内粳米，煮米熟，汤成去米。温服一升，日三服。

【方歌】竹叶石膏汤人参，麦冬半夏竹叶灵，甘草生姜兼粳米，暑烦热渴脉虚寻。

【功用】清热生津，益气和胃。

【主治】伤寒、温病、暑病余热未清，气阴两伤证。身热多汗，心胸烦闷，气逆欲呕，口干喜饮，虚羸少气，或虚烦不寐，舌红苔少，脉虚数。

【方解】方中石膏清热生津，除烦止渴，为君药。人参益气生津；麦冬养阴生津清热，二者气阴双补，共为臣药。君臣相合，清补并行。半夏降逆和胃止呕，其性虽温，但与倍量之麦冬相伍，则温燥之性去而降逆之用存，且亦使人参、麦冬补而不滞；竹叶清热除烦；粳米、甘草养胃和中，与半夏相合可防石膏寒凉伤胃，与人参相伍可益脾养胃，共为佐药。甘草调和诸药，兼为使药。诸药相伍，共奏清热生津、益气和胃之效。本方由白虎汤去知母，加竹叶、半夏、麦冬、人参组成，正如《医宗金鉴》所言："以大寒之剂，易为清补之方。"

【名家医案】

1.缪仲醇医案

治章衡阳热病，病在阳明，头痛壮热，渴甚且呕，鼻燥不得眠，其脉洪大而实。仲醇故问医师曰：阳明症也。曰：然。问投何药，曰：葛根汤。仲醇曰：非也。曰：葛根汤非阳明经药乎？曰：阳明之表剂有二，一为白虎，一为葛根汤，不呕吐而解表，用葛根汤。今吐甚，是阳明之气逆也，葛根外散，故用之不宜，宜白虎加麦冬竹叶，名竹叶石膏汤。石膏辛能解肌镇坠，下胃家痰热，肌解热散则不呕，而烦躁壮热皆解矣。遂用大剂与之。又嘱曰：此时投药，五鼓瘥；天明投，朝餐瘥，已而果然。

按语： 本案为火邪太甚，正尚未虚，此伤寒表邪失于汗解，初传阳明，寒邪化之证。患者脉来洪大而实，非病后余热未清，气液两伤之候。本案用竹叶石膏汤加减，以火热太甚，所以不用原方之人参、甘草，仍取白虎汤中之知母苦寒，以泻火生津；不用半夏者，虑其燥也，是用古法而不泥古方，斯为苦用古方者。

2. 王孟英医案

赵子善患疟，畏冷不饥。孟英诊之，脉滑数，苔黄溲赤，脘闷善呕。投竹叶石膏汤加减，以清伏暑而瘥。

3. 李进爵医案

孙某，女，33 岁。咳嗽，气粗，口渴多饮已 1 周。脉来数而有力，舌赤苔微腻。身热不已，咳嗽兼喘，痰少而黏稠，呼气烘热，面赤，烦渴引饮，小便赤涩，咽喉干痛。处方：竹叶 15g，生石膏 60g，党参 6g，麦冬 9g，半夏 6g，生甘草 3g，知母 6g，川贝母 6g，粳米 15g（荷叶包），雪梨汁一杯（冲服），并嘱多食雪梨。二诊，身热烦渴大减，咳嗽已稀，小便转清。原方石膏减为 30g。服药 1 剂，尚有咳嗽，改用止咳化痰药调治。

按语： 肺热咳嗽，见大渴引饮，小便赤涩，咽喉干痛，有津气损伤之虞，故用竹叶石膏汤以清热生津止逆。

4. 刘渡舟医案

张某某，男，71 岁。因高血压心脏病，服进口扩张血管药过量，至午后低热不退，体温徘徊在 37.5 ~ 38℃之间，口中干渴，频频饮水不解，短气乏力，气逆欲吐，汗出。不思饮食，头之前额与两侧疼痛。舌红绛少苔，脉来细数。辨证属于阳明气阴两虚，虚热上扰之证。治当补气阴，清虚热，方用竹叶石膏汤：竹叶 12g，生石膏 40g，麦冬 30g，党参 15g，炙甘草 10g，半夏 12g，粳米 20g。服 5 剂则热退，体温正常，渴止而不呕，胃开而欲食。惟余心烦少寐未去，上方加黄连 8g，阿胶 10g，以滋阴降火。又服 7 剂，诸症得安。

按语： 本案发热于午后，伴见口渴欲饮，短气乏力，不思饮食，舌红绛少苔，脉来细数，属于"阳明气津两伤"无疑。胃虚有热其气上逆，故见气逆欲吐。正与竹叶石膏汤证机相合，用之即效。

5. 王琦医案

患者，女，56岁。患糖尿病多年，近来自觉神疲乏力，口渴引饮，溲多。诊得脉细数，舌红少津，身形消瘦。凭证参脉，系胃热内盛，气津俱损，宜清胃热，益气阴，方用竹叶石膏汤加味：竹叶12g，生石膏30g，麦冬12g，法半夏6g，甘草3g，北沙参12g，天花粉12g，淮山药18g，粳米一撮。服3剂后，口渴显著减轻。续服3剂，后未再复诊。

按语：消渴证临床以气阴两虚者最为多见，故竹叶石膏汤为其常用方剂，《类聚方广义》明确指出本方"治消渴食饮不止，口舌干燥"。本案脉证所现，概为胃热灼津，气阴两伤。故以本方加花粉、淮山药以清热生津，益气和胃。

【名家方论】

1. 金·成无己《注解伤寒论》：辛甘发散而除热，竹叶、石膏、甘草之甘辛，以发散余热。甘缓脾而益气，麦门冬、人参、粳米之甘，以补不足。辛者散也，气逆者，欲其散，半夏之辛，以散逆气。

2. 明·吴昆《医方考》：伤寒瘥后，虚羸少气、气逆欲吐者，此方主之。伤寒由汗、吐、下而瘥，必虚羸少气。虚则气热而浮，故逆而欲吐。竹叶、石膏、门冬之寒，所以清余热；人参、甘草之甘，所以补不足；半夏之辛，所以散逆气；用粳米者，恐石膏过寒损胃，用之以和中气也。

3. 明·汪昂《医方集解》：此手太阴、足阳明药也。竹叶、石膏辛寒以散余热；人参、甘草、麦冬、粳米之甘平以益肺安胃，补虚生津；半夏之辛温以豁痰止呕，故去热而不损其真，导逆而能益其气也。又方：竹叶、石膏、木通、薄荷、桔梗、甘草，亦名"竹叶石膏汤"，治胃实火盛而作渴。

4. 清·尤在泾《伤寒贯珠集》：大邪虽解，元气未复，余邪未尽，气不足则因而生痰，热不除则因而上逆，是以虚羸少食，而气逆欲吐也。竹叶石膏汤乃白虎汤之变法，以其少气，故加参麦之甘以益气，以其气逆有饮，故用半夏之辛以下气蠲饮，且去知母之咸寒，加竹叶之甘凉，尤以胃虚有热者为有当耳。

5. 清·吴谦《医宗金鉴》：是方也，即白虎汤去知母，加人参、麦冬、半夏、竹叶也。以大寒之剂，易为清补之方，此仲景白虎变方也。经曰：形不足者，温之以气；精不足者，补之以味。故用人参、粳米，补形气也。佐竹叶、石膏，清胃热也。加麦冬生津；半夏降逆，更逐痰饮；甘草补中，且以调和诸药也。

6. 清·王子接《绛雪园古方选注》：竹叶石膏汤，分走手足二经，而不悖于理者，以胃居中焦，分行津液于各脏，补胃泻肺，有补母泻子之义也。竹叶、石膏、麦冬泻肺之热，人参、半夏、炙草平胃之逆，复以粳米缓于中，使诸药得成清化之功，是亦白虎、越婢、麦冬三汤变方也。

7. 清·徐大椿《伤寒论类方》：此仲景先生治伤寒愈后调养之方也。其法专于滋养肺胃之阴气，以复津液。盖伤寒虽六经传遍，而汗、吐、下三者，皆肺胃当之。又《内经》云："人之伤于寒也，则为病热。"故滋养肺胃，岐黄以至仲景不易之法也。后之庸医则用温热之药峻补脾肾，而千圣相传之精义，消亡尽矣。

【现代用量参考】竹叶 6g，石膏 50g，半夏 9g，麦冬 20g，人参 9g，甘草 6g，粳米 10g。

【现代应用】

1. 治疗食管癌

患者，男，73 岁。反复呃逆 5 个月，食管癌放疗后 4 个月。刻诊：纳欠佳，偶有呃逆，烦热少气，眠差易醒，盗汗，便秘，小便偏少，舌红、苔黄燥，脉细数。辨证：胃热上逆，气津两伤。治法：清热和胃，益气生津。处方：淡竹叶、制半夏、茯苓、太子参、蒲公英、夏枯草、粳米、天花粉各 12g，荷叶 9g，生石膏 20g，麦冬 15g，炙甘草 6g。7 剂，水煎服，日 1 剂，早晚分服。二诊：诸症本已好转，数日前滋补之物进食过多，又见呃逆，食入难化，微烦，舌红、苔微黄而厚，脉细。辨证：食积伤胃，阴虚内热，胃虚气逆。治法：健脾消食，理气降逆，养胃生津。处方：淡竹叶、制半夏、茯苓、太子参、夏枯草、石斛、八月札、粳米、白术各 12g，麦冬 15g，荷叶、六神曲、郁金各 9g，炙甘草 6g。服药 14 剂后呃逆明显缓解。

按语：患者老年男性，素体偏虚，加之病后纳食差，故精气虚衰，可见虚羸少气。其后又行放、化疗干预，此可视为火热毒邪，所谓"壮火食气""热盛伤阴"，故其可耗气伤阴。而患者脾胃本虚，胃阴易损。胃阴亏而热则致气机上逆，发为呃逆，是中焦虚弱又余热未清之胃热气逆、气津两伤证，治以清热和胃，益气生津，方用竹叶石膏汤加减。竹叶石膏汤加蒲公英、夏枯草、天花粉清热解毒，加太子参补中益气。二诊患者诸症好转，但因久病新瘥，脾胃之气不足，消谷之力尚弱，滋补太过而伤及脾胃，食积于胃，胃气失和而见气机逆乱，中焦虚弱则阴津化生不足，阴不足则阳有余，同时食积亦可化热伤阴，故发为津亏气逆证。治以健脾益气，理气降逆，养胃生津。处方仍以竹叶石膏汤为基本方加减，因热毒渐消，故去石膏，加荷叶、石斛加强养阴，加八月札、郁金调理气机。整个治疗过程均注重扶正培本，用方常加入太子参、白术、茯苓等，可扶助机体正气，从而改善免疫功能，阻止肿瘤发展与转移。

2. 治疗小儿肺炎

李某，女，4岁。咳嗽月余，近日气促鼻煽，喉间痰鸣，体温常在37.5～38.6℃，X线摄片检查示：两肺纹理增粗。西医诊为肺炎。症见：精神萎靡，食欲不振，口干渴，日渐消瘦，舌红、苔薄黄，脉细数。证为热邪闭肺，气津两伤。治宜清肺生津，益气和胃。拟竹叶石膏汤加味。处方：石膏20g，麦冬15g，甘草3g，生晒参、地龙、麻黄、法半夏各6g，苦杏仁8g，淡竹叶、重楼各10g，每日1剂。两剂后症情明显好转，热退，气促鼻煽消失，咳喘减轻，食欲转佳。守方加减续服4剂，痊愈。

按语： 小儿肺炎病机有风邪犯肺、痰热闭肺、正虚邪恋，累及脾胃，内窜心肝、阳气虚衰等。此例为热邪闭肺，气阴两伤，故投以竹叶石膏汤为治，方中以淡竹叶、石膏为君，清肺经之邪热；人参、麦冬益气养阴，合麻、杏宣肺止咳；地龙、重楼清肺化痰；半夏、甘草调和胃气。诸药合用，切中病机，故药到病除。

【现代药理研究】 竹叶石膏汤具有解热、抗炎、抗感染、抗肿瘤、降血糖等作用，常用来治疗发热、感染性疾病、肿瘤、糖尿病等。

竹叶有抗炎、抗过敏、抑制病毒、抗氧化物、保护心脑血管、抗衰老、抗疲劳、提高机体免疫力等作用，常用来治疗病毒性心肌炎、高脂血症、慢性荨麻疹等。

半夏药理作用见"半夏厚朴汤"；麦冬药理作用见"麦门冬汤"；石膏、甘草药理作用见"白虎汤"。

【使用禁忌及注意事项】 内有痰湿或阳虚发热患者，均应忌用。

参考文献

［1］国家中医药管理局. 国家中医药管理局关于发布《古代经典名方目录（第一批）》的通知 [R]（2018-04-13）[2022-12-14].http://www.natcm.gov.cn/kejisi/zhengcewenjian/2018-04-16/7107.html

［2］张机. 金匮要略方论 [M]. 北京：人民卫生出版社，1956.

［3］刘渡舟，武岩. 新编伤寒论类方 [M]. 太原：山西人民出版社，1984.

［4］许济群. 方剂学 [M]. 上海：上海科学技术出版社，1985.

［5］陈明，张印生. 伤寒名医验案精选 [M]. 北京：学苑出版社，1998.

［6］王绵之. 王绵之方剂学讲稿 [M]. 北京：人民卫生出版社，2005.

［7］张仲景. 金匮玉函经 [M]. 北京：中医古籍出版社，2010.

［8］许叔微. 中国医学大成（第四册）：伤寒九十论 [M]. 上海：上海科学技术出版社，1990

［9］陈明，刘燕华，李方. 刘渡舟验案精选 [M]. 北京：学苑出版社，1996.

［10］杨枝青，毕丽娟. 陆渊雷医案 [M]. 上海：上海科学技术出版社，2010.

［11］熊寥笙. 伤寒名案选新注 [M]. 成都：四川人民出版社，1981.

［12］中医研究院. 岳美中医案 [M]. 北京：人民卫生出版社，1978.

［13］岳美中，陈可冀. 岳美中全集（上）[M]. 北京：中国中医药出版社，2012.

［14］魏之琇. 续名医类案 [M]. 北京：人民卫生出版社，1957.

［15］许霞，张玉才. 孙文垣医案 [M]. 北京：中国中医药出版社，2009.

［16］李克绍. 李克绍医学全集：李克绍伤寒解惑论 [M].2 版. 北京：中国医药科技出版社，2018.

［17］张乃修，国华. 张聿青医案 [M]. 北京：中国医药科技出版社，2014.

［18］周小琳，瓮恒. 仲景病案学 [M]. 郑州：河南科学技术出版社，2015.

［19］徐江雁，沈娟，杨建宇. 国医大师验案良方：脾胃卷 [M]. 北京：学苑出版社，2010.

［20］徐衡之，姚若琴. 宋元明清名医类案正编（下）[M]. 天津：天津市古籍书

店，1988.

[21] 吕志杰，傅延龄，李家庚.张仲景医学全集：张仲景方剂学 [M].3 版.北京：中国医药科技出版社，2018.

[22] 赵守真.治验回忆录 [M].北京：人民卫生出版社，1962.

[23] 门纯德.名方广用 [M].北京：科学技术文献出版社，1990.

[24] 胡希恕.胡希恕医论医案集粹 [M].2 版.北京：中国中医药出版社，2018.

[25] 施仁潮.施仁潮说中医经典名方 100 首 [M].北京：中国医药科技出版社，2019.

[26] 范开礼，徐长卿.范中林六经辨证医案选增订本 [M].北京：学苑出版社，2011.

[27] 叶天士，孙玉信，赵国强.临证指南医案 [M].上海：第二军医大学出版社，2006.

[28] 张灿玾.国医大师张灿玾 [M].北京：中国医药科技出版社，2011.

[29] 曹颖甫.经方实验录 [M].北京：中国医药科技出版社，2019.

[30] 何廉臣.重印全国名医验案类编 [M].上海：上海科学技术出版社，1959.

[31] 禄保平.跟国家级名老中医毛德西做临床 [M].北京：中国中医药出版社，2022.

[32] 俞震.古今医案按 [M].北京：中国医药科技出版社，2020.

[33] 姚建平，李青雅.中医实用经典 100 方 [M].郑州：河南科学技术出版社，2016.

[34] 王付.历代经方方论 [M].北京：人民军医出版社，2013.